本书出版得到"江苏高校优势学科建设工程资助项目（A Project Funded by the Priority Academic Program Development of Jiangsu Higher Education Institutions）"的资助

王灿晖学术思想与临证经验荟萃

刘　涛　主　编

U0307875

中国中医药出版社

·北京·

图书在版编目（CIP）数据

王灿晖学术思想与临证经验荟萃 / 刘涛主编 .—北京：中国中医药出版社，
2017.9

ISBN 978-7-5132-4397-1

Ⅰ.①王…　Ⅱ.①刘…　Ⅲ.①温病—中医临床—中国—现代
Ⅳ.① R254.2

中国版本图书馆 CIP 数据核字（2017）第 193796 号

中国中医药出版社出版

北京市朝阳区北三环东路 28 号易亨大厦 16 层
邮政编码　100013
传真　010 64405750
河北省武强县画业有限责任公司印刷
各地新华书店经销

开本 710×1000　1/16　印张 11.75　字数 205 千字
2017 年 9 月第 1 版　2017 年 9 月第 1 次印刷
书号　ISBN 978 - 7 - 5132 - 4397 - 1

定价　49.00 元
网址　www.cptcm.com

社 长 热 线　010-64405720
购 书 热 线　010-89535836
维 权 打 假　010-64405753

微信服务号　zgzyycbs
微商城网址　https://kdt.im/LIdUGr
官 方 微 博　http://e.weibo.com/cptcm
天猫旗舰店网址　https://zgzyycbs.tmall.com

如有印装质量问题请与本社出版部联系（010-64405510）
版权专有　侵权必究

编 委 会

主　编　刘　涛

副主编　王　琦　　李宗保　　朱益敏　　赖明生　　翟玉祥

编　委　王　琦　　王文林　　王贾靖　　田文熙　　尹　伟
　　　　　冯丽谦　　李宗保　　朱　虹　　朱益敏　　刘　枭
　　　　　刘　涛　　刘得华　　张　赓　　张荣春　　张振利
　　　　　陈　艳　　陈　楠　　陈莹莹　　陈茂刚　　胡艳艳
　　　　　赵安然　　高　昀　　谢　苗　　赖明生　　廖华君
　　　　　翟玉祥

序

　　王灿晖（1937 - ），男，从医、执教60年。为全国著名中医学家，中医温病及内科学专家，人事部、卫生部、国家中医药管理局确定的全国第二批名老中医药专家师承学习指导教师，"十一五"国家科技支撑计划项目"名老中医临床经验、学术思想传承研究"指导老师，全国著名中医药专家工作室指导老师，江苏省首批国医名师，江苏省第二中医院呼吸病国家重点专科学科带头人，南京中医药大学教授、博士研究生导师。在长期的学术研究中王灿晖教授强调基础理论应与临床运用紧密结合，使基础理论能够有效地指导临床实践，在实践中体现其真正的价值，并且在实践中得到充实和发展，而临床实践只有在理论的指导下，才能准确地辨病识证，灵活运用治法方药，从而提高临床疗效。与此同时，王灿晖教授还主张温病学理论与内伤杂病理论应紧密结合，他认为许多内伤杂病在其病变的某些阶段均可表现出温病的属性，因此在临床上可运用温病的理论分析病机，进而采用温病的治法进行治疗。此外，王灿晖教授还重视中西医理论和方法相结合，提倡继承前人经验与创制新法相结合。在临床实践中，思路活泼，视野开阔，重视运用正确的思维方法进行分析研究，注重从个别案例中发现一般规律、总结诊疗经验，探索治疗思路；用药清新灵活，讲究实效，每以一二味药物的变化，治疗难治之疾。重视人体的整体机能状态对局部病变的影响，善于运用综合治疗措施，调理整体机能的状态；同时也注重局部病变对全身机能状态的影响，在诊疗多系统、多脏器的复杂病变中，强调要抓住病变的关键，祛除主要的病理因素，从而促使全身机能状态的恢复。在温病学的理论和实践方面具有深厚的造诣，是现代温病学科的创始人之一，对温病学的的学科性质、地位和发展方向赋予了新的认识，使之更加适应现代温病学的发展需要。他从传统和现代、理论和实践的结合上阐明了温病的概念，界定了温病的内涵和外延，分析了温病的病因实质，提出了温病辨证论治的基本规律和具体思路方法，丰富和发展了温病学理论，为现代温病学科的创立、建设和发展作出了重要的贡献。

　　"名老中医"是将中医药学基本理论、前人经验与当今实践相结合，解决临床疑难问题的典范，代表着当前中医学术和临床发展的最高水平，是当代中医药学术发展的杰出代表，他们的学术思想和临证经验是中医药学术特点、理论特质的集中体现，与浩如烟海的中医古籍文献相比，更加鲜活，更具可视性。因此，名老中医学术思想的总结不仅能丰富中医学的理论体系，还能为中医学的学术进步产生巨大的推动作用；同时名老中医经验的传承亦是培养造就新一代名中医的重要途径之一。加强对名老中医专家学术思想和宝贵经验的抢救、保留和整理，是中医学继承工作重要的组成部分；研究如何学习传承名老中医的学术经验，使他们的经验能被更多的后学者所学所用，从他们的成功经验中迅速提高中医理论水平和临床诊疗能力，是更快地培养造就名医，实施名医战略，培养造就新一代名医的有效措施；研究名老中医的成材规律，提高名老中医学术经验的可重复性、可学习性、可推广性，具有较强的科研示范意义，对中医学理论特别是传统中医学理论研究和中医人材的培养造就，具有广泛的指导意义。希望《王灿晖学术思想与临证经验荟萃》的出版发行，能够为名老中医学术思想的传承工作做出贡献。

刘涛

2017. 5. 1

目 录

CONTENTS

第一章
医事传略

　　王灿晖为全国著名中医学家，中医温病及内科学专家，国家人事部、卫生部、中医药管理局确定的全国第二批名老中医药专家师承学习指导教师，十一五国家科技支撑计划项目"名老中医临床经验、学术思想传承研究"指导老师，全国著名中医药专家工作室指导老师，江苏省国医名师，江苏省第二中医院呼吸病国家重点专科学科带头人，南京中医药大学教授、博士研究生导师。曾任国家中医药管理局及江苏省政府重点学科温病学学科和中医临床基础学科带头人，国务院学位委员会中医学科评议组成员，国家中医药管理局研究生工作专家指导委员会成员，中华中医药学会感染病分会主任委员，江苏省中医药管理局专家咨询委员会委员，南京中医药大学专家咨询委员会及校学术委员会副主任委员，第八届、第九届全国政协委员，享受政府特殊津贴。

　　王灿晖出身于中医世家，幼承家学，研习医药，后师从南通名医欧阳福保先生，修业四载，悬壶济世。两年后考入江苏省中医进修学校医科进修班学习，1958 年毕业并留校任教，从事温病学的教学、科研和内科临床工作。他投身中医事业六十余载，博极医源，精研医理，勤奋实践，治学严谨，学验宏富，造诣精深。在教学、科研、临床工作中勇于探索，善于创新，成果斐然，为中医学特别是温病学的发展作出了重要贡献。

一、学医经历

　　1937 年王灿晖出生于江苏东部海滨城镇如东。这里美丽富饶，人文荟萃，医学发达。王家于此世代为医，享有盛誉，每日求诊者络绎不绝。王灿晖自幼即受家学熏陶，喜爱医药，常常流连于药局，辨识药材，了解药性，虽无人从旁指拨，但不久即熟悉数十种中药的性状、功效，知晓丸、散、膏、丹之用。伯父见其天资聪慧，悟性颇佳，遂招之于旁，传授医理，自此以后王灿晖即开始学医生涯，白日随伯父抄方侍诊，习诊法，观脉象，察组方，研用药。晚上则由伯父授其医理，教之医道。日复一日，潜心求学，伯父见其学习刻苦，博闻强记，善于理解，学业日渐长进，欣喜之余，也生几丝惆怅，一家之学，难免有所偏颇不足之处，要想成就人才，必须博学诸家，采撷众长，精雕细琢，遂送其投南通名医欧阳福保先生门下。欧阳先生乃一方名士，医术高明，医理精深，对学生要求非常严格，重视基础理论的学习，强调理论的灵活运用，经常督促检查学生的学习情况。王灿晖勤奋刻苦，认真学习，不管风雨寒暑，每日必鸡鸣而起，读经文、背汤头、记药赋；夜晚则研习医著、录记笔记、撰写心得、整理脉案，三更方眠。夏日酷暑炎热，学习时汗透衣衫、浸湿本籍，王灿晖常双足浸置于一桶清水中，既可降暑清凉，又能挡蚊虫叮咬；冬日严寒冰雪，学习时手冻足僵，持笔艰难，须不时起身，活动肢体，生热暖身。对于先生所授之课程，细心领会，掌握精髓，前后贯穿，综合理解，灵活运用。

王灿晖在学习中讲究"四勤"。眼勤：多读书，勤观察。王灿晖求知欲旺，学习并不满足于先生授课之内容，常于课余诊暇，博览群书，上至《内》《难》《伤寒》《金匮》《肘后》《外台》《千金》《圣惠》以及金元诸家学说，下至明清医家及近代医林著作，莫不涉及。口勤：多请教，善提问。在学习中每遇疑难费解之处，总是虚心向先生求教，直至弄懂为止。每当学有心得，也必向先生和同学阐述，以求补充和斧正，加深理解。手勤：王灿晖在研读前人著作和同仁撰述时，一有所得，每必顺手载入笔记或录成卡片，在自己学有心得时，也必随手录之，即便在休息、餐时，偶有所悟必认真摘记，并把平时摘录之笔记、卡片，不论其文字多少，内容如何，一概珍视，分类收藏，以冀涓涓细流汇成千里长河，磊磊泥沙积为万仞高山。脑勤：精于思索，多有所悟。王灿晖读书决不囫囵吞枣，一知半解，学业务求理解透彻掌握精髓，常为一个观点，遍征诸书，求师询友，以求甚解，并在此基础上，勤于思考，发其原旨，提出自己的学习体会和见解。如此，冬去春来、寒暑交替，学业大进。欧阳先生赏识其才思敏捷，感叹刻苦钻研的学习精神，将自身之医技毫无保留，悉数授予。王灿晖在先生处修业四年，尽得其传，卒业后即悬壶桑梓，仁术济世。

王灿晖独立临床行医以后，遵循先生之训诫"医乃仁术，用之精良，则可活人救人；用之粗陋反害人杀人。为医者须精于医道，详察患情，活用方药"。深信学无止境，不进则退之理，往往日间应诊，晚间拨灯夜读，著述心得，从不间断，对医术精益求精，每日诊后均要回顾一日的诊疗所得，取得哪些收获，还有什么不足，务求心中有数。对待病人态度和蔼，服务热情，诊病严肃认真，一丝不苟，诊察详细，唯恐遗漏。即使轻症小恙，也绝不掉以轻心，而是悉心诊治。如遇疑难顽症更是殚心积虑，思量再三，力使辨证妥切，方药对证，并常于诊余休息之时，为某一疑难病证苦苦思索，废寝忘食，甚至亲临病者家门，询问病情变化，了解药物疗效，调整处方用药，使病家倍受感动。对于贫穷患者，常常免收诊金，并施舍药材，被人们誉为"医术高超，品术端正"之良医，声望日起。

新中国成立初起，国家百废俱兴，为了拯救传统医药，继承和发展中医事业，提高人民的卫生健康水平，党和政府在各地陆续开展了中医教育，王灿晖闻之，甚为欣喜，深感此为进一步深造的良机，遂毫不犹豫，闭门停诊，一心温课，凭借其扎实的功底，牢固的基础，丰富的临床实践，一举中的，金榜题名，于1957年考入江苏省中医进修学校医科进修班学习深造，时年王灿晖年方弱冠，在同期入学的学生中，是成绩最好、年龄最小的学生。入学后，王灿晖如鱼得水，在知识的海洋中遨游，尽情地吸吮知识的乳汁。王灿晖治学严谨，认为"业精于勤，荒于嬉"，欲为良医，首当刻苦学习，精通医理，而博览群书，广闻多学则是学习的重要手段，故酷爱读书，凡能涉猎之医书，均要畅读为快，对于中医的经典原著，更是仔细研习。他常说："读书百遍，其义自见。"认为一本书只读一遍，其真正的价值往往不易理解透彻，许多地方常会被忽略过去，如果被忽略之处恰是全书的精华所在，那就太可惜了，特别是对经典著作及各家各派的代表著作反复精读，乃是古往今来有所建树的医家卓有成效的途径之一，并主张对经典原文要在熟读的基础上加以背诵，因为这些经文都是在长期的医疗实践中反复揣摩，悟出的真谛，总结出来的规律，记住它、背诵它，有益于吃透精神，触发思路，从熟生巧。故王灿晖对《内经》《伤寒》《金匮》《温热论》《温病条辨》等著作的重要原文和许多注家的重要之注，均能全文背诵，朗朗上口。除此以外，在学习中他还广闻博收。他常谓："书本上的知识是现成的，只要刻苦学习，均能掌握，而蕴藏于人群中的知识和经验则是不易察觉的，必须放下架子，谦虚多问，细心观察，广闻善采，才能有所收获"。因此，王灿晖很善于学习书本上没有的知识，首先是向老师求教，学习先生的理论思想，掌握其治疗思路和独特的处方用药规律。再者向同道请教，他深信"三人行必有吾师"之理，每遇同道中在某一方面有所特长和经验者，总要向其虚心学习，得其所传。再者向民间学习，搜集民间流传的单方验方。王灿晖认为：民间的单方验方多是从群众的生产和生活实践中提炼总结产生的，不容忽视，若能从理论上加以提高，在适应证方面加以鉴别，准确地运用于临床，常能获得奇效。在勤奋学习的基础上，精于思考，勇于探索，善于发挥是王灿晖治学的显著特点，他认为读书当广，研习应细，首先明意析理，得其要领，然后方能探幽发微，学有所悟，并指出读书的目的并不仅仅在于掌握知识，学会方法，而是要在此基础上总结归纳其中的要点和规律，提出自己的观点和见解，只有这样才能真正学有所得，学有所为。如对于《伤寒论》中"脉结代，心动悸，炙甘草汤主之"原文的认识，王灿晖在分析、研究了炙甘草汤的组方原则，用药特点后指出：炙甘草汤适用于气阴两虚之脉结代，心动悸，对于阳气不足或阴寒凝滞者则不能使用。体现了王灿晖既遵经重古，又不泥古不化，拘于教条，对前人之说除细加阐发，明其机理外，常参合自意，提出新见，对其加以补充和发展的治学方法。经过一年系统而刻苦地学习，王灿晖以优异的成绩毕业并留校从事教学、临床和科研工作。

综上所述，王灿晖在其成材之路中，除了得益于深厚的家学、名师的指点、系统的高等院校学习外，更主要依靠其自身的勤奋自学，刻苦钻研和出色的悟性。

二、学术成就

1. 现代温病学的创始人之一

王灿晖是国内著名的中医药专家，特别是在温病学领域享有盛誉，温病学说自古以来即盛行于江苏地区，在江苏有着深厚的基础。五十年代期间，在南京中医药大学（当时为南京中医学院）初创之际，王灿晖和孟澍江、沈凤阁等温病学家充分利用这一优势着手创建温病学学科体系，为了适应中医高等教育的需要，他们对古今温病学文献进行了系统的整理和研究，并在此基础上编写了符合高等教育规律的首版《温病学》教科书，首次系统而全面地阐述了温病学的基本知识、基础理论和临床运用，对温病学中的一些疑难问题如新感、伏气学说，伤寒与温病的关系问题等都予以明确的解释，并注重现代的理论知识与传统的中医理论相结合，王灿晖对温病学的学科性质、地位和发展方向赋予了新的认识，使之更加适应现代温病学的发展需要，从传统和现代、理论和实践的结合上阐明了温病的概念，界定了温病的内涵和外延，分析了温病的病因实质，提出了温病辨证论治的基本规律和具体思路方法，丰富和发展了温病学理论，为现代温病学科的创立、建设和发展作出了重要的贡献。自五十年代以来先后主编了1～5版《温病学》全国高等中医药院校统编教材，在各中医药院校使用过程中收到了很好的教学效果，在他们的不懈努力下，温病学科从无到有，从小到大，逐步发展成熟，在全国有着重要的影响，成为首屈一指的重点学科，并于 80 年代初即先后被国务院批准为硕士、博士学位授予点。后来随着老一辈温病学家孟澍江、沈凤阁教授相继退出教学、科研工作第一线，王灿晖承担起承上启下、继往开来进一步发展温病学科的重任。作为学科的带头人，王灿晖辛勤工作，精心设计学科的发展规划和奋斗目标，他提出温病学科应在文献整理、临床研究和科学实验三方面全方位发展，形成古典温病学、临床温病学、实验温病学三个分支体系。在王灿晖及其同事们的共同努力下，1993 年温病学学科被江苏省政府首批批准为省属重点学科，随后又被国家中医药管理局批准为局级重点学科，多次受到省政府和省教委的嘉奖。为了适应研究生研究的要求王灿晖主持编写了《温病学之研究》一书，集中反映了当代温病学各领域研究的新进展、新成果、新方法，于 2000 年被国务院学位委员会确定为全国唯一的中医学类硕士研究生推荐教材。

2. 学验俱丰的临床大家

王灿晖非常重视临床实践，60 年来坚持不懈，长期从事临床工作，积累了丰富的诊疗经验，形成了鲜明的临床特色，不仅在诊治温病方面有着独特的经验和方法，而且在内伤杂病方面也有很丰富的体会，在临床实践中，王灿晖强调基础理论应与临床运用紧密结合，使基础理论能够有效地指导临床实践，在实践中体现其真正的价值，并且在实践中得到充实和发展，而临床实践只有在理论的指导下，才能准确地辨病识证，灵活运用治法方药，从而提高临床疗效。与此同时，王灿晖还主张温病学理论与内伤杂病理论应紧密结合，他认为许多内伤杂病在其病变的某些阶段均可表现出温病的属性，因此在临床上可运用温病的理论分析病机，进而采用温病的治法进行治疗。此外，王灿晖还重视中西医理论和方法相结合，提倡继承前人经验与创制新法相结合。

王灿晖于 1994 年被评为江苏省名中医，1997 年被人事部、卫生部、中医药管理局确定的全国第二批名老中医药专家师承学习指导教师，指导的 2 位学术继承人以优异的成绩结业。2008 年科技部"十一五"支撑计划"王灿晖名老中医临床经验、学术思想传承研究"（2007BAI10B01 - 033）课题立项，对王灿晖的学术思想和临床经验进行了深入系统的整理挖掘，整理了临床病案 2000 多份，提炼出临床经验用方 6 首，撰写了 2 万字王灿晖临床经验总结报告，1.5 万字学术思想研究报告，1.0 万字王灿晖成才因素分析报告，摄制了王灿晖临床工作和学术报告的影像资料。继此项目完成后 2010 年国家中医药管理局拨款 50 万元启动"全国名老中医药专家王灿晖传承工作建设项目"，于江苏省第二中医院建立了"王灿晖名医工作室"。设立 30m^2 面积王灿晖临床经验示教诊室，面积 30m^2 的示教观摩室，诊室安装了音像录制和同步传输系统，示教观摩室配备同步传输接收系统，同时还建立了面积 70m^2 王灿晖资料室。期间培养了 10 名硕士研究生，3 名博士研究生，发表了多篇王灿晖临床经验研究论文，出版了 30 万字的专著《王灿晖温病学讲稿》。王灿晖的临床经验分别收载于《中国名老中医药专家学术经验集》和《南京中医药大学中医学专家集》。

3. 中医药学科发展的设计者

王灿晖分别于 1992 年和 1997 年连续担任第三、第四届国务院学位委员会中医学科评议组委员，国家中医药管理局研究生工作专家指导委员会成员，江苏省中医药管理局专家咨询委员会委员，为中医学的发展把握方向，开展顶层设计。在担任国务院学位委员会委员期间，多次赴全国各地调研，为中医药学的发展献计献策，强调中医药的发展必须充分发挥自身的优势和特点，重视经典理论对中医学发展的重要指导作用，扭转了一段时间中医药发展轻视经典原著理论的倾向，得到了中医界的广泛赞誉。

4. 学科建设和发展的引领者

王灿晖长期担任国家中医药管理局、江苏省政府重点学科—温病学、中医临床基础学科的学科带头人，为学科的建设和发展作出了重要的贡献，在学科的发展方向方面他提出学科的发展应立足于传统经典理论的基础，借鉴现代科技知识和技术，着力探究学科理论的本质和机理，重视理论对实践的指导作用。1997 年被江苏省政府评为"优秀学科带头人"。

为了开展全国中医药防治感染病的学术研究和学术交流工作，多年来王灿晖担任了中华中医药学会感染病分会主任委员，主持中华中医药学会感染病分会的日常工作，多次举办全国性的学术交流活动，为加强全国从事感染病防治工作的有关人员的联系，为全国的感染病防治工作做了大量的工作。特别是在 2003 年 SARS 流行期间，王灿晖对"非典"病因病理、辨证论治提出了诸多指导性意见，发表了多篇相关论文。

5. 教书育人的榜样

多年来王灿晖非常重视中医教育工作，承担了本科、硕士、博士等不同层次的教学工作，主编了多部全国统编教材。先后培养了博士研究生 30 多名，硕士研究生 50 余名。曾被江苏省教育厅评为"优秀研究生导师"。王灿晖还兼任浙江中医药大学、江西中医学院、天津中医学院等高等中医药院校客座教授，指导各高等中医药院校的学科发展和建设，他还多次远赴中国香港、日本、美国等国家和地区讲学，传播中医药理论，为世界各地的人们解除病痛。

6. 积极参政议政

王灿晖分别于 1993～1997 年、1998～2002 年连续担任第八、第九届全国政协委员。他非常重视自己所肩负的责任，积极参政议政，多次不辞辛劳外出考察研究，亲身体验我国社会发展、经济建设的巨大成就和中医药事业发展的现状和面临的挑战，认真提交议案，为国家的社会主义建设和中医药事业的发展献计献策，积极充分地履行了政协委员的职责。

附：王灿晖主要成就

1）1992 年享受国务院政府特殊津贴

2）1994 年被评为江苏省名中医

3）1997 年被聘为第二批全国老中医药专家学术经验继承工作指导老师

4）国家中医药管理局、江苏省政府重点学科（温病学，中医临床基础）学科带头人，学术顾问

5）中华中医药学会感染病分会主任委员、名誉主任委员

6）1992 年任国务院学位委员会第三届学科评议组成员

7）1997 年任国务院学位委员会第四届学科评议组成员

8）1993～1997 年任第八届全国政协委员

9）1998～2002 年任第九届全国政协委员

10）2008 年科技部"十一五"支撑计划"王灿晖名老中医临床经验、学术思想传承研究"（2007BAI10B01－033）课题立项。

11）2010 年国家中医药管理局"全国名老中医药专家王灿晖传承工作建设项目"立项。

12）2015 年被评为江苏省"国医名师"。

第二章
学术思想

一、温病学术的阐述

数十年的理论研究和临床实践，造就了王灿晖深厚而宽广的学术功底，形成了独具特色的学术体系。在学术研究中，不仅注重理论的阐发和灵活运用，而且强调研究思路和方法的开拓创新，提倡"务实、求真"的治学态度，在中医学特别是温病学理论和实践的研究中，取得了许多具有较高学术价值的研究成果。现摘其精要介绍于下：

1. 论述温病概念内涵，阐发病因学说实质

温病的概念和病因学说是温病学体系中的两个基本理论问题。历代医家对其虽有论述，但内容比较简略，且观点也不一致。王灿晖根据传统论述结合现代认识，从理论和实践的结合上，对这两个问题作了比较深刻和全面的阐述，准确地表达了温病概念的内涵，揭示了其本质，精辟地剖析了病因学说的实质精神和实践意义，对完善和丰富温病学的理论体系，作出了重要的贡献。

（1）论概念，强调"热象""阴伤"，揭示温病内涵

温病作为一个疾病的名称早在《内经》中就有了记述，如《素问·六元正纪大论》中说："太阳司天之政……初之气，地气迁，气乃大温，草乃早荣，温病乃作。"《素问·生气通天论》中又说："冬伤于寒，春必病温。"认为温病是春季发生的一种疾病。后世不少医学著作对此均有论述，如《难经·五十八难》说："伤寒有五，有中风、有伤寒、有温病、有热病、有湿温。"把温病作为伤寒中的一个疾病，与中风、伤寒、湿温、热病并列。汉代《伤寒论》则把温病作为伤寒中的一种变证。宋代郭雍在《伤寒补亡论》中又把温病作为春季多种外感疾病的总称，其中又有新感、伏邪、疫疠之分。吴鞠通在《温病条辨》中提出了温病有九：风温、温热、温疫、温毒、暑温、湿温、秋燥、冬温、温疟。近代温病学论著则把温病作为多种急性外感疾病的总称。

由此可见，在《内经》时期，温病主要是指春季的伏气温病，以后其概念的外延逐渐扩大，包括的病种越来越多，但却始终缺乏准确揭示温病概念内涵的论述，对作为一门学科的研究对象在理论上缺乏准确而全面的阐述，则是不无遗憾的。

王灿晖及其同仁们在长期的理论研究中，分析、总结了前人的诸多认识，结合自己的研究体会，首先给温病下了一个比较全面准确的定义，即"温病是由温邪引起的以发热为主症，以热象偏重，易化燥伤阴为特征的一类急性外感疾病"。这一定义不仅明确了温病的范围，更主要的是强调了温病的本质，突出了其内涵，弥补了前人论述上的不足。王灿晖认为温病是由温邪引起的一类急性外感疾病，其临床表现以发热为主症，病理特征是热象偏重，易化燥伤阴。指出"热象"和"伤阴"是温病的基本病理属性，各种温病尽管致病原因有所不同，发生季节各异，临床表现不尽一致，但都具有上述基本属性，尤其是在温热类温病中表现得更为显著。"热象"是指在温病过程中所表现出的一系列邪热之象，其实质是温邪作用于人体后所产生的多种病理变化和临床征象，在外主要表现为各种类型的发热以及伴随的阳热见症，如舌红苔黄，脉数，烦躁口苦，面赤气粗等。在内主要表现为脏器的功能不调和实质损害，如肺热壅盛，肠腑热结等病理改变。"热象"的产生是邪热作用的结果，而邪热这一病理因素贯穿于温病的始终，并且对温病的发展变化起着主导作用，温病卫气营血和三焦的病理变化以及温病过程中的危重证候如动风抽搐、窍闭神昏、斑疹出血、阴阳厥脱等的主要病理因素都是邪热，因而"热象"这一邪热的标志在温病过程中既普遍存在又非常明显而且占有重要的地位，故王灿晖以"热象偏重"来高度概括温病的这一病理特性。"伤阴"与邪热也有着密切的关系，邪热亢甚必然耗伤人体的阴液，邪热愈重，阴伤愈明显，在温病的各个发展阶段，伴随着邪热的存在都有程度不一的阴伤现象，特别是在温病的后期阴伤的表现尤为突出，所以王灿晖提出"伤阴"也是温病的基本病理属性。由于"热象"与"伤阴"都以邪热为病理基础，故二者有着密切的联系，"热象"能加重"伤阴"的程度，"伤阴"能助长"热象"之势，且在温病过程中"热象"与"伤阴"往往是同时并存的。湿热性质的温病初起虽以"湿象"为主，"热象"和"伤阴"的表现常不明显，但在病变的发展转化过程中，"热象"逐渐加重表现为湿从热化，由湿重于热发展为热重于湿进而湿热化燥，这一过程即是"湿象"逐渐消失，"热象"和"伤阴"之象日益显著的表现。

在概括指出温病"热象偏重"和"易化燥伤阴"病理特征的基础上，王灿晖又进一步具体提出了温病的特点，并加以详细的论述，认为各种温病在致病因素、传播形式和临床表现等方面有着诸多相同性和普遍性。温病之所以不同于风寒性质的外感病，更不同于各种内伤杂病，其根本原因是因为温病有特异的致病因素温邪。多数温病具有一定的传染性，可以通过口鼻等多种途径在人群中传播，在一定条件下，可以引起程度不等的流行。四季气候的不同，地理环境的差异，可影响温邪的形成和传播，从而导致温病的发生和流行具有一定的季节性和地域性。温病的发展多数是由表入里，由浅入深，由轻转重，由实转虚，有一定的发展趋向和过程，其病理变化主要表现为人体卫气营血和三焦所属脏腑的功能失调和病理损害，因而温病的病理演变有明显的规律性。温病的临床表现有特殊性和共同性，一般起病较为急骤，变化较多，传变较快，病情较重。各种温病自始自终都以发热为主要症状，而且在证候表现上较为突出的是热象偏重，同时并具有明显的阴伤见症。易内陷生变是温病临床表现的又一特点，在温病过程中，若病邪较盛，正气不支，邪可内陷而发生各种变证、危证，如病邪深入营血，热盛动血，可导致肌肤斑疹或吐血、衄血、便血、尿血等，病邪内陷手足厥阴则可引起动风痉厥或闭窍神昏，邪热内陷，正气外脱，则可引起气阴外脱、阳气暴脱、内闭外脱等。

温病是多种外感疾病的总称，究竟哪些外感疾病可以归属温病的范围？王灿晖认为：外感疾病根据其病理性质的属寒属热可分为寒性外感疾病和热性外感疾病两大类，其中温热类外感疾病都应归属于温病范畴，许多寒性外感疾病当其在传变过程中寒邪从热而化，病理性质由寒转热后，也可表现出温病的特点，因而温病所包括的病种是很广泛的。关于温病与西医学疾病的关系，王灿晖认为：许多急性传染病都可归属于温病的范畴，但是温病不等同于传染病，因为温病概念的确立，主要依据其病理特征和临床证候特点，而不简单地看其是否具有传染性，多数温病具有程度不同的传染性，但也有不少温病没有传染性，同样的有许多传染病因其不具有温病的特性而不属于温病的范围，即使同一种传染病在其不同的发展阶段，有时可归属于温病的范围，有时则不能归属于温病的范围。如病毒性肝炎在其急性发作期有发热、黄疸等"热象"时多可归属于温病；而在其慢性缓解期病人以全身衰弱为主要表现时则不能归属于温病。所以，王灿晖提出温病主要与西医学中三类疾病有关：其一具有温病特点的多种急性传染病，如流脑、乙脑、伤寒、流行出血热等；其二某些急性感染性疾病，如肺炎、败血症等；其三少数非感染性疾病，如中暑、夏季热、亚急性变应性败血症等。

学科基本概念的更新和补充，必然伴随着学科的发展和进步。王灿晖对温病概念的论述既有一定的广度，又有一定的深度，全面而又深刻，不仅界定了温病的范畴，更重要的是揭示了温病的本质，强调了温病具有"热象偏重"和"化燥伤阴"两大基本病理特征，从而充实了前代医家只论及温病概念的外延，未揭示温病概念内涵的局面，丰富和发展了温病学的理论，进一步完善了温病学的学科体系。他的论点为更加深入地研究温病理论，探索其实质，指出了方向，同时也有助于从理论和实践上进一步划清温病和其它学科的界限。

（2）析病因，重视探究实质，阐发实践意义

温病的病因学说是温病学理论中的一个重要问题，温病之所以有别于其他疾病，就是因为其有特异的致病因素。探讨温病的病因学说，对于揭示温病的发生发展、病理演变和诊治规律具有重要的意义。王灿晖对温病的病因学说进行了深入全面的探析，对其实质精神和实践意义提出了精辟的见解和深刻的认识。

温病的病因学说是建立在"六淫"致病理论的基础上的，风、寒、暑、湿、燥、火"六淫"的原始意义是代表了自然界中异常的可以致病的气候。前人在与温病作斗争的长期实践中，逐步认识到，自然界的气候变化可以对人体发生影响，与温病的发生有着密功的关系。基于这一认识，于是便提出了"外感不外六淫"的病因学说。由于温病具有"热象偏重"的特点，因而又进一步提出了"六淫"化热成温的理论。此后又有人根据温病具有传染、流行的特点，提出了"疫气"、"疫疠之气"、"时邪"等病因学说。所有这些都是依据"天人相应"的观点，对临床进行观察而得出的结论。随着病因理论的发展，对病邪实质认识的深入，人们体会到温病的病因虽然与自然界气候的变化有密切的关系，但二者并不相等，"六淫"的概念逐渐从单纯的气候因素演变为代表自然界的一种致病因素，"六淫"是以六种病邪特性对所有外感致病因素所作的性质归类，并以此命名病邪，"六淫"的确定，除了参考当时的季节、气候状况外，更主要的是根据疾病的临床特点，即"从证测因"。温邪即是"六淫"中具有温热性质的一类病邪，"六淫"中除了"寒"以外，都可以具有温热之性而成为温邪。

对于上述病因学说，王灿晖认为其并未全面而深刻地揭示出病因本质，虽然认识到温病的病因与自然界的气候因素有较大的差异，提出了病因是对临床表现的概括，但并没有阐发病因的实质所在；虽然认识到病因的外部特性即各种病因的致病特点，但并未就其客观实体进行剖析；虽然认识到"六

淫"与气候变化有一定的关系，但并未明确二者的内在的具有规律性的联系。因而进一步探求温病病因的本质属性，明确其与自然界气候因素的内在关系，则是温病学研究的一个重要课题。他深入研究了前人对温病病因学说的认识，并在此基础上结合现代微生物学理论和大量的临床观察，对温病的病因学说作了深入细致的阐发。他提出温邪的本质是以病原微生物为基本物质，以季节气候因素为重要条件，以其临床致病特点为研究对象，以揭示病理演变、指导辨证施治为研究目的。只有把几者有机的结合起来理解，才能准确地掌握温病病因的本质。他认为现代微生物学中的病毒、细菌、原虫等病原微生物是导致温病的直接原因，温病的发生主要取决于感染病原微生物的数量和病原体的致病毒力以及其致病属性。四季的气候变化和不同的地理环境对病原微生物在外界的生长繁殖和人体的抗病能力有着重要的影响，一方面季节气候因素是病原体生长繁殖和传播的重要条件，如痢疾、伤寒、乙脑、霍乱、疟疾等传染病的病原体，易生成于夏秋气温较高的季节，并多借助蚊蝇等传播；流感、流脑、流行性出血热、猩红热等传染病的病原体则易生长传播于冬春季节；另一方面四时的气候变化对人体某些系统的防御功能有一定的作用，如冬春季节气候寒冷，容易破坏呼吸道黏膜的内环境，增加黏膜对致病微生物的易感性，夏秋季节气候炎热，消化液分泌减少，杀灭病原体的功能下降，而致肠道传染病易于发生。可见气候因素是通过影响病原体的生长繁殖和机体反应性而发挥其致病作用的。

在提出温病病因的物质基础，明确气候因素在病因学说中所起作用的同时，王灿晖深入研究了各类病邪的性质、形成条件、致病特点，总结了病因学说在中医学中所占的重要地位和发挥的实际作用，提出了温病病因学说的实践意义和实用价值。认为温病的病因学说，是前人根据四时温病的不同特点联系季节的气候变化而作出的理论概括，是建立在临床证候的观察、分析基础上的，因此，其临床意义已远远不限于阐述温病发生的原因而更重要的是指导临床辨证施治。温病的病因学说是在实践中产生，又用以指导临床实践的，可以认为是辨证施治体系中的一个组成部分。其实际意义有以下几个方面：

①揭示发病特点

不同温邪所导致的温病不仅临床表现不同，而且其发病也各具特点，包括发病季节、邪犯途径、起病缓急、演变趋势等都各不相同。如风热病邪导致的风温，多发于冬春季节，病邪先犯上焦肺卫，起病急骤，传变较快，变化较多，易发生逆传心包的危重证候；而湿热病邪引起的湿温，多发于夏秋气候炎热，雨水较多的时节，病邪好犯中焦脾胃，起病较缓，传变较慢，病变往往在气分持续较长的时间。掌握了病因学说就可以对这些不同的特点从理论上予以分析，从而揭示其本质。

②区分证候类型

病因学说的意义不仅是解释不同温病的致病原因，更主要的是区分证候类型。"六淫"温邪致病不但有明显的季节性以及病位的差异，而且还相应地有着特定的临床表现，因此在辨证上就有风热证、暑热证、湿热证、燥热证等之分，这些不同的证候类型主要见于四时温病的发病初期，是临床辨病的主要依据。可见，按病因学说来区别不同的证候类型，实质就是四时温病辨病的基本内容。

③指导立法制方

在病因学说指导下来"辨证求因"，区分证候类型，不仅是为了辨别四时温病，而且也是治疗上立法制方的根据所在，即"审因论治"。正因为风热、暑热、湿热、燥热等温邪致病各有特定的证候表现，所以在治疗上也相应地有疏风散热、清暑涤热、透化湿热、凉润燥热等治法和主方。因此，温病的病因学说既是辨证上"辨证求因"，区分证候的理论依据，又是治疗上"审因论治"立法制方的指导原则。

综上所述，王灿晖对温病的病因学说从其物质基础和实践意义两方面进行了深入的阐发，全面系统地揭示了温病病因学说的实质精神和现实意义，他对病因实质的认识既结合了传统中医学的理论知识又融入了现代医学的知识，是对温病病因学理论的充实和发展，标志着其研究水平在传统理论的基础上进一步深化和提高，达到了一个新的水平。他对温病病因学说实际意义的论述从发病学和辨证施治的角度出发，把握了温病学说的精髓，充分揭示出了病因学说的理论研究和临床运用价值。他融古贯今，中西医理论相互有机结合的研究方法，显示其渊博的理论知识和宽广而活泼的研究思路，为研究和发展中医学理论开辟了新的途径。

2. 阐述温病辨证理论，探讨其临床运用规律

卫气营血和三焦辨证理论是温病学理论的核心，对于其证候、病机、临床意义等历代文献均有详尽的论述，但有关运用方面的一些要点和环节，尚缺乏深入探讨和系统的总结。王灿晖对此进行了深入的研究，他提出"研究温病卫气营血和三焦辨证理论，不仅要正确地阐发其固有的含义，掌握证候变化的特点，而且要结合现代研究进展来深化认识，总结各种证候的辨析要点，并在指导临床实践的过程中不断加以充实和发展"。他在辨证学方面的研究成果颇为丰富，现摘要略述几点：

（1）卫气营血证候的辨析要点

王灿晖认为：卫气营血辨证既是分析病机的理论基础、区分证候的大纲要领，也是识别传变的重要准则和确立治法的主要依据。临床运用时除了掌握其主要内容和基本特点外，明确其辨析要点也是十分重要的，只有这样，才能深刻地认清证候性质，准确地把握变化特点和发展转归，更有针对性地进行诊治。

1）卫分证

卫分证是温病初起常见的一个证型，它既有病情较为单纯而易于辨析的一面，又有证候表现缺少特异性，寒热属性有时区别不明显而易于混淆的一面。对此，王灿晖认为辨析时应注意三个方面。

①掌握主症，明确阶段　主症是指各种温病过程中能够反映其病变本质的主要临床表现，卫分证的主症是发热与恶寒，其中发热是卫气被邪所遏，郁而偏胜，又不得向外泄越所致；恶寒则是卫气郁阻以后，肌肤失于温养使然。两者看似属性相反，本质上实是一致的，都是温邪袭表所引起的卫气功能失调这一内在基本病机在外部的具体反映。然而，只有出现于温病初期阶段的发热恶寒，才能辨为卫分证的主症，若出现于中、晚期，除非重感外邪，否则不能归属，临床如肺炎、败血症等一些患者在高热的同时往往还可出现明显的恶寒，甚至剧烈寒战，此时就不能一概视为卫分证。

②分清性质，排除风寒外感　温病卫分证与风寒外感初起的表寒证，性质有寒热之别，但因均属表证范围，见症又有类同之处。对此，王灿晖认为可通过对相似症状的分析比较，诸如寒热的轻重、口渴与否、咽喉红肿痛与否、舌边尖是否红赤、脉象浮数抑或浮紧等，从病因上分清表证的寒热属性，从而确立卫分证的诊断。

③审察有无里热郁伏及明显的病变重心　卫分证挟里热郁伏，在一些危重的急性传染病，如暴发性流脑、疫毒痢、出血热等常可见到，故应注意辨析，不能仅仅满足于卫分证诊断的确立。大凡挟里热者，除见发热恶寒外，还多见心烦恶热、口渴溲黄、舌红苔黄等内热之象，甚至有肢冷脉伏的假象出现。卫分证作为温病的初期阶段，主要以全身性非特异性中毒反映为主，一般缺乏特异性的症状和体征，但也不能排除例外，且随着病程的发展，一些能反映特异性病位的特异性的表现也有可能渐渐地显露出来。临床如能把证候性质的辨析与特异性表现的观察密切结合起来，则对提高诊断的准确性、早期确定病位重心，实施针对性的治疗，无疑是极有意义的。

2）气分证

气分证是温邪入里，导致气的功能失调而致。王灿晖认为：邪入气分，脏器病变尚以可逆性的功能改变为主，而邪入营血，则坏死性改变较为突出。为"把好气分关"，辨析时应注意以下几点：

①明确病位，区分类型　气分证以气的功能障碍为主要表现，以身热不恶寒、口渴、苔黄、脉数等症状为特点。但气分证涉及的脏腑较多，若仅仅掌握这些基本特点，治疗亦就缺少特异性。从现代传染病学角度看，气分证相当于症状明显期阶段，此期不同病种、不同病位的特异性表现大都先后显现出来，如伤寒的特殊性中毒症状，流脑的头痛项强、频繁呕吐，热结肠腑的腹满、便秘等。故临床只要能掌握它们各自的特点，并将辨证与辨病结合起来，就不难明确病位，区分证型。

②分清邪势外蒸、内郁的不同态势　气分证证候类型较多，然从邪热所表现的态势来看，可概括为外蒸和内郁两大类。外蒸即里热蒸腾于外，多见体表壮热、面红目赤、大汗大渴、脉象洪大等；内郁即里热郁蒸于内，多见发热、口苦、心烦、溲赤等内郁之热见症，其体表热势及蒸腾之象虽不及外蒸为甚，但郁火之象则较为显著。可见两者虽同属气分证，但邪热的态势却并不相同，必须详加辨析。

③辨察有无痰湿兼夹　气分证以热盛津伤为基本特点，但在病程中亦可产生兼夹痰湿的情况，这特别是在邪热逗留气分不解的情况下更易见到，此时可见寒热起伏缠绵、胸闷咯痰、脘痞呕逆、舌苔粘腻等征象。究其原因，除体质因素如素禀痰湿偏重外，乃是由于邪留不解，气机郁滞，气不布津，以致津液停聚而生痰生湿。热邪属阳，痰湿属阴，故治疗不能光着眼于"热"，而应清热与祛痰、化湿、宣展气机同时并举。若一味投寒凉清热之品，气机更为郁滞，反而易致邪热缠绵难解。

3）营分证

"营"为气血之枢纽，介于气分证和血分证之间，此际若能辨证准确，施治及时有力，犹可透热转气，转危为安。王灿晖认为辨证时应注意以下几点：

①掌握证候的早期特点　温病过程中的营分证，在辨证上如能及早发现，治疗上及时有力，其预后是可以大大改观的。营分证早期发现的关键，在于正确掌握能反映营分证内在病机变化的临床症状。王灿晖认为：温病由气入营过程中，其早期的营分见症，多以神志和舌象变化为主，如烦躁不宁、间有谵语、舌质红绛等，这是早期辨识营分证的根据所在，临床如在辨析气分证的过程中，发现上述症象，则提示气分邪热已渐入营。

②重视神志变化的辨察　邪热扰心是营分证的病机特点之一，故神志的异常变化相应地是营分证的主要表现之一，但其轻重程度则有很大差异，这主要与邪热的轻重浅深有关。王灿晖认为：邪初入营，邪势尚不太甚，多表现为心烦不宁、夜甚无寐；一旦营热炽盛，心神被扰程度加剧，则神志见症亦相应增重，而出现躁扰不安、时有谵语之象；若在此基础上而有昏迷倾向，则提示营分之热有内闭心包之势，为邪热较重，病势深入的表现。重视神志变化具体表现的辨察，对于判断营分证的轻重转归意义十分重大，其中特别是对于轻证重证的辨察尤为关键。早期出现的神志变化虽然程度较轻，但及早辨识可为及时治疗提供依据；营热炽盛有内闭心包之势者，则神志变化较重，多表现为昏迷倾向，临床及早辨识这种热闭心包的征象是治疗上采取有效措施，防止邪热进一步内陷闭窍的重要前提。

③辨别证候兼夹　邪热入营，或因前期病变未解，或因体质差异，或因宿疾参与等原因，常使营分证出现各种兼挟之证。王灿晖认为由于此时在舌象上有较为客观的反映，故可作为辨析的重要依据之一。营分证的典型舌象是红绛无苔或绛而干燥，若绛而兼有黄苔或黄白之苔，即为气分或卫分之邪热未解的"气营同病"或"卫营同病"之证；若舌绛上有黏腻苔垢，为兼有痰浊；若舌绛上罩有黏腻，但又似苔非苔者，则系中挟秽浊之气；若舌紫而暗、扪之湿，则又为兼有瘀血之征。所有这些，在治疗上都与单纯的营分证有所不同，必须引起重视。

4）血分证

血分证以血热炽盛，耗血动血，血脉瘀滞，心神错乱为基本病理特点。邪入血分，出血见症明显，根据血分证的临床特点，王灿晖提出在辨析中注意以下几点是非常重要的。

①明确出血部位　出血见症是血分证的主要特点，但其具体表现则不尽相同，除可表现为全身性的广泛出血外，还往往因病种的不同、病位重心有异，而伤络动血的部位有别，从而出现不同部位的出血见症。如暑瘵咯血乃因热毒过盛，络伤血溢所致；春温斑疹紫黑稠密，不仅血热毒盛，还兼有瘀。据现代研究，钩体病肺大出血型，其凝血机制正常，未发现DIC；而暴发性流脑的瘀点、瘀斑，DIC则是其主要病理基础。因此，辨析出血部位，不仅有助于明确病位所在，分清病证类型，而且对于采取针对性的治疗措施以提高疗效，具有非常重要的意义。

②辨析血脉瘀滞的程度　热入血分在形成热盛动血的病机变化过程中，都伴有不同程度的血瘀变化，故在辨治过程中必须加以重视，及时消除这一

病理因素，否则便会加重动血变化而致出血难止，因为瘀滞之血阻络，新血便难以归经，以致外溢不止。所以临床辨证不仅要着眼于血热动血症状的辨察，而且还要有意识地诊察血瘀状况及其程度，其中舌象表现、斑疹色泽、出血颜色等是辨察的主要着眼点。此外，对于反复出血而治以凉血止血之剂仍然出血不止者，尤须考虑血瘀的因素。

③注意正气盛衰的状况　血分证在一般情况下是以血热炽盛的实证为主要病变的，但随着病程的发展，可由于瘀热过盛，出血太多而致气随血脱。有关研究表明：温病血分证多伴有 DIC 形成，此时由于微循环中播散的微血栓，凝血机制障碍以及继发性纤溶亢进，常可导致广泛性的出血，并引起休克的突然发生，这就提示在辨析血分证时，既要看到动血出血的变化，还要密切注意正气盛衰的情况，力争早期察觉，防变于前。王灿晖认为：发热、出汗、面色、神情、气息等方面的动态变化，是辨析气脱的主要着眼点。若在血分证过程中，骤然出现身热下降、汗出淋漓、面色苍白、神情萎靡、气息急促、脉象微细等变化，即为正气外脱的表现。而在其早期多表现为面色苍白、神情萎靡、四肢不温、脉象急促等正气欲脱之象。此际若能及时辨识，并采取有效的防治措施，则可能阻断脱证的进一步发展。

（2）三焦证候的辨析要点

王灿晖认为：三焦辨证内容比较具体，证候典型，病位明确，既概括了温病过程中性质属实的证候，也反映了性质属虚的证型；既有温热性质的病变，也有湿热性质的证候。因此，临床在运用卫气营血辨证时，必须结合三焦辨证，并正确掌握其辨析要点，才能更清楚地认识温病过程中各脏腑病变的特异表现，在病程中所处的阶段和发展过程的动态演变等，从而更深刻地提示温病的本质。

1）上焦病证

邪在上焦主要包括肺与心包的病变，临床辨证除了根据肺与心包的特有表现，结合病程阶段进行辨析外，注意以下环节是必要的。

①分析主症，区分类型　邪入肺经所产生的证候，既有属于表证的肺卫证，也有属于里证的肺热证，两者虽然病变部位都在上焦肺经，但在浅深层次上有表里之分。这种表里差别，不仅是程度上的浅深差异，而且存在着证候性质的差别。因此，正确认识肺经证候的表里界限对于正确阐明病机变化以决定治法具有十分重要的意义。王灿晖认为，辨别表里界限的主要根据是临床的症状和体征，特别要着眼于热势的高低、恶寒与否、出汗情况、咳喘表现、苔脉变化等，同时，结合病程阶段及演变过程分析亦是不可缺少的一

环。咳嗽、气喘、咯痰、胸闷胸痛等是体现病位在肺的主要见症，这些见症的产生从总的方面来说都是由于邪热侵肺，肺气失宣的结果，但具体分析其病机又有差异。他认为：邪在肺卫，肺气失宣时一般只见到咳嗽，有痰不多，较少气喘、胸闷。当邪热入里，痰热壅肺时则可见咳嗽气喘，痰多黏稠，胸闷胸痛等。神昏谵语或昏聩不语是心包证的主要见症，温病过程中出现的神志异常常因病机不同而具体情况有异。王灿晖指出，热闭心包证由于清窍被闭，神明活动受堵，其神志异常多为神昏谵语或昏愦不语。若仅见烦躁不宁，时有谵语，则多属热扰心神，如营分证营热扰心、阳明腑实证胃热乘心等。因此，认真分析肺经和心包经的主要症状，是分析病位浅深、病势轻重的关键所在。

②辨察兼证，分析因果　王灿晖认为温病邪在肺经，常因兼夹其他病邪或因其病机变化而形成兼夹证候，常见的有兼湿阻气分、血脉瘀滞、阳明腑实等，热入心包是温病发病过程中的一个危重证候。它不仅病势深重，而且病机复杂，在其形成过程中常兼夹其他证候，其中不少兼证又每与心包证互为因果，相互影响，从而使病情更为复杂多变，如热闭心包证易于动风、易致血络瘀滞、易夹痰浊以及易兼腑实等。因而临床在识得主证的基础上注意辨察兼证，并分析其因果关系，实是正确诊治的一个重要环节。

③观察动态，审视突变　邪在上焦肺卫，虽属病变初起，病势较轻，但有时病情也可发生突变，出现危重证候，如"逆传心包"。对此，王灿晖强调必须注意证候的动态变化，如发热的情况、神志和舌象的改变等，同时还应结合现代医学对疾病发生演变的规律性认识，去判断病证的传变趋势；热闭心包虽邪热内陷病情危重，但其性质尚属实证，诊治正确及时犹可救治，若邪闭太甚，正不敌邪，则可在内闭的基础上进一步导致正气的溃败，而形成内闭外脱的危重局面，不少患者常于此际死亡。因此，王灿晖指出：在辨析心包证时，必须要密切注意因闭致脱的可能发生，而患者的面容、气息、脉象、神情等变化则是临床辨析的要点所在，也是"握机于病象之先"的重要依据之一。

2）中焦病证

中焦的病变一般多见于温病的中期或极期阶段，此际邪实热盛，正气抗邪多较剧烈，病证性质有湿热和燥热之分，同时邪正虚实的消长变化也较迅速。因此，王灿晖提出辨析时当注意以下几个环节。

①明确病证的病位重心　中焦病变包括了脾、胃和大肠的病证，其中阳明胃肠的病变属邪热燥实之证，太阴脾经的病变属湿热之证。临证时除应根

据发热、苔脉等一些整体反应进行辨析外，重视胸腹部症状和体征的诊察是十分必要的。如病在阳明胃经者，多见壮热、大汗、烦渴、脉洪大等，一般无明显的胸腹部症状和体征；邪在太阴脾经者，除有身热不扬、苔黄腻、脉濡数外，还有胸脘痞闷、恶心呕吐等中焦湿困之象；邪在阳明肠腑，除有潮热、烦躁、苔黄焦燥、脉沉有力等见症外，还有腹部胀满硬痛、大便秘结等"热结"之象。因此，明确中焦病证的病位重心，实是区分证候类型，正确辨证的关键所在。

②审察证候的演变趋势　邪传中焦阳明胃肠，邪热亢盛，轻者燥胃肠津液，重则耗肝肾真阴。故王灿晖强调应重视对阴津耗伤的辨析，判断病证的传变趋势。阳明胃热属无形之热，里热熏灼，不仅燥其胃津，且壮火食气，加之热迫津泄，往往因汗出较多，元气亦易随之外泄，因而常易在热灼津伤、口燥烦渴的基础上，导致津气俱伤而伴见背微恶寒、脉洪大而芤等，若再进一步发展，甚至还可出现身热骤退、汗出不止、喘喝欲脱、脉散大等津气欲脱、化源欲绝之变。腑实之证耗伤阴液亦为临床所常见，但腑实阴伤较之胃热津伤又有自身的特点，即腑实内结，不仅极易消灼胃津肠液，且阳明大实不通，还可进一步深入下焦克伐少阴癸水而成"土燥水竭"之变。湿热困阻中焦，由于湿性重浊黏滞，其传变相对较慢，然也并不是"久在一经不移"，太阴湿热经过一段时间的困阻蕴蒸后，亦可发生传变。王灿晖总结道：湿热上蒙清窍，可引起神志昏昧；下注膀胱，可致小便不利；内蕴肝胆，可出现身目发黄；外郁肌肤可致发白；湿热化燥，内迫营血，灼伤血络可致斑疹、便血，甚至有气随血脱之变；湿困日久，从寒而化，阳气受损则可导致肾阳虚衰，水湿内停的"湿胜阳微"之证。因此，临床应立足于动态观察，根据其证候变化掌握其演变的趋势。

③分清湿热的偏轻偏重　湿困中焦的病证以身热不扬、身重肢倦、脘痞苔腻为主要临床表现，以湿中蕴热，困阻于脾为病机特点。盖湿属阴邪，热为阳邪，两者虽同处一体，但因其性质相反，故又相互对立，并随人体阴阳体质之不同而有湿偏重和热偏重的不同病机变化。王灿晖认为，脾为至阴之脏，太阴脾的病证多属湿重于热的类型；若在阳盛之体，湿邪化燥而转化成为热重湿轻之证，则病机又以阳明胃热为主。病变初期湿遏热伏，多以湿重为主；病变中、后期湿郁化热，多以热重为主。临床辨证当围绕热象的表现、口渴情况、舌苔、脉象等以区分湿热的孰轻孰重。

3）下焦病证

下焦病证主要包括肝、肾的病变，是指温病后期热邪耗伤下焦肝肾之阴所致的真阴欲竭证候。此时邪热虽然不甚，但虚损甚剧，病势颇为深重。王灿晖提出在辨析下焦病证时当注意以下几个方面：

①掌握临床特点，明确证候性质　下焦肝肾的病变多由上、中焦病变不愈传变而来，多属温病后期脏腑衰竭阶段的病变。故邪传下焦，虽邪势已衰，但真阴枯竭之象十分明显。王灿晖认为辨别这种阴精欲竭为主要病机变化的证候，必须根据其身热颧红、手足心热甚于手足背、口干舌燥、甚至齿黑唇裂、舌绛少苔、脉虚细数等阴虚内热的证候表现，结合病至后期的病程特点，明确其"邪少虚多"的病机性质。下焦病变中的肝风内动是属虚风内动，病变的本质由肝肾阴精亏损，不能濡养筋脉所致，即所谓"水不涵木"。它与下焦热灼真阴证有着内在的联系，即后者是前者形成的基础，前者则是后者发展的结果，辨别时除要抓住真阴耗损的表现外，还须注重对动风抽搐现象的分析。

②区别轻重程度，审察发展趋向　下焦温病的基本矛盾为热灼真阴，肝肾阴损，虽病势深重，但在程度上仍有轻重可分。王灿晖指出：若见身热、心烦不得卧的水不济火，心火亢炽之"虚中夹实"证或临床仅以阴虚内热之象表现为主者，其真阴耗损尚轻；若并见心中大动、神倦、脉虚等阴精不能滋养脏腑，精不养神的表现，则提示阴伤较重。若病情进一步发展，常见的演变有阴虚动风和阴竭气脱两种趋向，前者是由"水不涵木"而进一步造成的虚风内动，后者则是在真阴枯竭的基础上导致心气外脱，辨证时应密切注意患者的神色形态、肢体抽搐的有无、汗出情况、舌脉变化等。

③注意证候兼夹，鉴别相似病证　王灿晖的经验证明：邪入下焦肝肾的虚风内动证，主要见于温病的后期，病机以虚为主，证候表现亦呈一派虚象，但在病程中也可兼夹痰、瘀留滞经脉，阻闭机窍之变，从而出现虚中夹实的病证。这时就须根据患者的具体证候特别是肢体活动和语言表达情况以及苔脉等来进行辨析。另外，在临床辨证中还要注意虚实动风的鉴别，虚风实风证治大相径庭，不能混淆，辨证时除了根据病程阶段、形成特点进行分析外，重视动风抽搐表现上的差异，如抽搐的强度、幅度、频率以及热象、舌苔、脉象等进行综合分析是非常重要的。

以上就王灿晖在运用温病卫气营血和三焦辨证理论过程中所提出的一些思维要点和辨证环节作了初步的介绍。实践证明，临床运用卫气营血和三焦辨证理论，除了要掌握其证候特点以作为辨别证候的客观依据外，在具体辨析过程中，根据各个证候的性质和特点，在思路上明确分析要点和注意环节也是十分重要的，如病变的阶段、病位重心、传变趋势、兼夹证候等，只有这样才能全面地、深入地认清证候性质，准确地把握其变化特点和发展转归，从而更有针对性地进行治疗。

3. 研究温病诊断思路，阐发温病治疗原理

温病是外感疾病中具有热象偏重和易化燥伤阴特点的一大类别，它包括了临床上常见的多种急性传染病和感染性疾病。这些疾病大多发病急骤、病势较重、变化迅速，目前仍严重危害人们的生命健康。因此，认真研究温病的诊治规律，不断提高临床诊断和治疗水平，仍是医学界的一项重要任务。有鉴于此，王灿晖在数十年的教学研究和临床实践中，对温病诊治的思路和方法进行了全面系统的探讨，获得了诸多规律性的认识，取得了显著成效。

（1）温病诊断辨病识证的基本思路

王灿晖指出：温病的正确诊断，关键在于正确运用温病诊断的理论和方法进行识病辨证，这不仅需要熟练掌握指导温病诊断的理论基础和临床诊察的具体方法，而且还需要有正确的思路。他根据温病发展的一般规律，对温病诊断过程中进行综合分析、推理判断的思维方法作了较全面的研讨，认为温病虽然病种较多，证候复杂，但诊断的基本思路不外如下几个方面：一是诊断的着眼点主要有二，即辨别四时不同类型的温病和辨别温病过程中的不同证候类型；二是指导温病诊断的理论基础是温病的四时病因学说和脏腑气血的病机辨证理论；三是诊断过程进行综合分析的思路主要在于明确如下几方面的关系，即病邪与正气的关系、病和证的关系、病变部位与全身变化的关系、当前表现与发展传变的关系。

①分时论病，区别类型

温病的特点之一，是具有明显的季节性，即在不同的季节可发生不同类型的温病，亦即不同类型的温病其发病季节有所不同，因此在分类上温病便有四时之分。临床诊断时，明确发病季节是辨别病种类型的主要依据之一。根据四时主气学说，一年四季由于气候变化不同，时令主气各异，因而不同季节因主气异常所形成的致病邪气也就自然有别。温病是外感温邪所致，不同季节所感受的具体温邪有所不同，发生的温病类型有异，于是前人便以此为据确立了四时温病病种划分的概念，并根据不同的发病季节及其主气提出了相应的命名，代表性的如春季的风温、春温，夏季的暑温、湿温，秋季的秋燥，冬季的冬温等。王灿晖提出临床诊断根据发病季节及其主气特点，联系临床表现，在认清病因的基础上明确具体病种类型，这就是温病诊断分时审因，按因论病的辨病诊断过程。并认为辨清不同类型的温病，不仅可为临床治疗的"审因论治"提供依据，而且还有助于掌握不同类别温病的演变过程。由此可见，明确季节的气候变化特点及其与温病类型的关系，对于诊断上的正确辨病、治疗上的"审因论治"，均具有重要的意义。

②辨湿辨热，分清属性

辨清温病温热与湿热不同属性，是临床诊断在分时辨病基础上，对病因的进一步深化和概括。四时温病在病因上虽有风热、暑热、湿热、燥热等之分，但进一步究其属性则不外温热与湿热两大类，亦即温热夹湿与否。夹湿的为湿与热合，有湿有热；不夹湿的为单纯温热而无湿邪。由于湿为阴邪，性近于寒，与热迥异，所以一旦湿热相合，则病机远较单纯温热为患复杂，临床表现亦有显著差异，治疗自然有别。因此，王灿晖认为辨清温病病邪的温热与湿热属性，不仅有助于掌握不同类型温病的演变特点，而且可以使治疗上的"审因论治"更有规律可循。温热大师叶天士在《温热论》中将温病分为温热与温热夹湿和温热夹风两类阐述证治。娄杰更直接了当将温病分为夹湿与不夹湿进行论述，其实质精神均是在辨湿辨热的基础上进行论治。

临床辨别温病病因温热与湿热的不同属性，除了根据发病季节及其气候变化特点进行分析外，辨察临床表现则是一个重要方面。王灿晖认为注意审视起病缓急、热势高低、口渴与否、脉象缓数以及舌苔是否厚腻，是临床正确辨证的关键所在。一般说，单纯温热之邪为患的大多起病较急、热势较高、口渴较著、脉多偏数、苔多偏燥而较少厚腻；而湿热为患者则起病大多较缓，热势不扬、口多不渴、脉象偏濡数、舌苔厚腻，但这种差异主要表现在病程的前期阶段，随着病程的发展其差异也就逐渐缩小乃至消失，因为湿热病证随着湿邪化热，其性质与温热病证也就基本相同了。

③明确病位，分析病机

王灿晖认为：明确病位所在，分析病变机理是温病临床诊断继辨清病邪类型及其性质之后又一重要内容，它是辨别温病证候类型的关键所在。

温病病位所在与病邪类型有着密切的关系。不同病邪侵入人体后所犯的部位有所不同，如风热、燥热之邪初起多先犯上焦肺经，暑热初起则"发自阳明"，湿热之邪多先犯中焦脾胃。可见明确病位不仅是辨别证候类型的关键所在，而且也是审因辨病的重要依据。当然温病过程中的病位所在并不是始终固定不变的，而常是随着病变的发展演变不断变化着的。明确病位，关键在于辨证过程中能识得对提示病位所在具有独特意义的症状和体征，如病位在肺所见的咳嗽、气喘，病在肠腑所出现的腹满、便秘等症。临床掌握了不同病位的特异见症，再结合其他症状进行综合分析，就可在明确病位的基础上得出正确的辨证结论。

王灿晖指出：在明确病位的基础上进一步分析病变机理，是辨证进一步深化的需要，亦是辨证过程所要辨识的主要内容。病变机理是指病邪作用于人体后所产生的病理变化，温病不同病证产生的机理虽各有不同，但就总体而言，一般不外邪正消长、阴阳盛衰、气血虚实等变化，具体则表现为人体在病邪作用下所产生的脏腑气血机能失调和实质损害。因此临床正确运用温病卫气营血和三焦脏腑的辨证理论指导辨证，是准确揭示温病病变机理的前提所在。只有这样，才能正确认识各个具体症状产生的意义，明确症状与症状之间的内在联系，进而达到正确分析机理的目的。

④动态观察，识别传变

温病的特点之一就是变化较多、发展较快，随着病程的发展其病机也在不断地演变和变化，从而形成证候传变。因此，王灿晖认为临床辨证，不仅要根据当时表现分析其证候性质，而重要的还要根据其发展规律掌握动态变化，观察证候传变。温病的证候传变主要表现为卫气营血和三焦所属脏腑的病机演变和转化。因此临床辨证在进行动态观察时，必须以"卫气营血"和"三焦"的辨证理论为准则，以临床表现为依据，对变化中的证候进行分析，从而识别其传变情况。识别传变，可以正确分析邪正的消长变化，对判断病情轻重转归和治疗上正确地因势利导，有效地阻断传变都有重要的指导意义。他还进一步指出，辨察证候的传变主要应着眼于对发热表现、神色形态、舌苔、脉象等动态变化的观察和分析，因为"卫气营血"和"三焦"证候传变反映在临床表现上比较突出的变化就在这几方面。以这些变化为基础就不难识别整个病变的内在变化。

⑤掌握阶段，判断预后

王灿晖认为：掌握病程阶段亦是温病临床辨证的重要依据之一。温病发展过程的不同阶段其病机变化是不尽相同的。即是说，不同的阶段往往有不同的病机变化，从而产生相应的证候。这种病程阶段的病机差异，又与病种类型有着密切的关系。一般说，新感温病初起都以邪在卫表的病机为主，而中期阶段则以里热燔灼气分或营分的病机为多，后期则以肝肾阴精耗伤的病机为常见。而伏邪温病的病机变化则与此不同，初起则以热郁气分或热郁营分的里热郁伏为主要病机变化，发展过程亦远较新感温病变化为多。里热既可由里外达，亦可进一步深入内陷；后期肝肾阴伤则更为多见，且程度尤重。从上可见，明确不同类型温病的病程阶段，对临床辨证正确认识病机有着重要的意义。

正确判断温病的预后转归，亦是辨证所要明确的一项重要内容。一般说温病预后大多良好，但也有少数危重病例出现不良转归，其中除可出现死亡的严重后果外，还有少数可遗留下难以恢复的伤残病症，如痴呆、失语、瘫痪等。因此正确判断预后转归特别是及时分析可能出现的严重转归，对于临床治疗及时采取有效措施阻断发展，具有十分重要的意义。

（2）温病治疗立法制方的指导思想

温病治则的确立、准确地立法制方不仅要全面深入地理解治法的基本原理和运用要点，更主要的是要有清晰明了的治疗思路。王灿晖认为温病治疗原则的确立是建立在对温病病因的审察、病机的分析和证候的辨别基础上的。由于温病具有特异的致病因素，所以在治疗过程中应特别重视祛邪外出的治法；由于温病的病理演变多循卫气营血和三焦病证演变的基本规律，所以温病的治疗必须以正确的辨证为前提来立法制方用药；由于温病具有发病急、传变快、变化多、证候复杂等特点，所以温病的治疗必须随着病证的发展演变，灵活地变化治法方药。

①强调祛邪为第一要义

温病是因感受温邪所致，不同种类的温邪不仅能够引发不同类型的温病，而且决定着其发病特点和病变中的病理演变及证候性质等。病邪入侵人体与正气相争，易于导致机体的正气损伤，在温病过程中由于温邪具有阳热属性则以伤阴尤为显著。此外，病邪的性质、感邪数量的多少、病邪致病毒力的强弱，决定着病势的轻重、病情的发展、预后的良恶等诸多方面。总之，温邪影响着温病发生发展的全过程，是导致温病发生并决定其发展过程的主导因素。因而王灿晖强调指出："温病治疗第一位的首要的任务就是要有效地驱除病邪"。邪去则正安，邪除则正气易复。祛邪既包括祛除从外侵入的温邪，也含有清除病变过程中继发产生的病理因素，即"第二病因"。在温病过程中常见的继发性病理因素多为"痰""瘀"等，所以温病治法中的"化痰""祛瘀"诸法均为祛邪之法。同时在温病治疗过程中，通过"祛邪"调整阴阳的偏胜偏衰，能够使机体恢复于"阴平阳秘"的状态。由此可见，温病治疗中的"祛邪"与现代医学中的杀灭或抑制病原微生物，消炎抗毒的感染疗法概念不尽一致，前者的内涵和外延明显广于后者。由于温病大多发病急骤、传变迅速、变化多端，严重者甚至"一日三变"，故王灿晖提出"祛邪必须及时、有力，必须在病变的早期阶段即选取效著力强的祛邪方药，以使侵犯机体的病邪及时外解而不内传，达到早期治愈的目的"。这种早期、及时、有效的治疗思想不仅突出了温病祛邪的重要性，而且对于控制病情的发展演变，减轻机体的病理损伤，促使病体的康复有着重要的意义。温病治疗过程中用于祛邪的治法方剂甚多，王灿晖认为其中以"汗""清""下""化"比较常用，尤以"清""下"二法最为重要。

风、暑、湿、燥等不同类型的温邪虽致病各有特点，但均具有温热属性，且都终必化燥化火。在温病发展演变的各个阶段，病证均表现有明显的热象，或为表热、或为里热、或为实热、或为虚热。根据"热者寒之""温者清之"的治疗原则，临床上清法便成了温病治疗中使用最广泛的一种祛邪方法。王灿晖提出"清热泻火解毒之法基本上贯穿于卫气营血病证传变的整个治疗过程"。邪在气分当予以清气，邪入营血则投以清营凉血，邪在卫分虽主以解表透邪，但清热亦是不可或缺的，如常用的辛凉解表方剂银翘散中的银花、连翘即为此而设。温病后期虽然邪热渐去，但正气未复，出现余热未净，阴液耗伤的证候，治疗在顾护正气、滋阴养液的同时也不能忽视清热祛邪。现代研究证明清热解毒法是有效控制多种急性传染病和急性感染性疾病的有效方法，无论是病毒感染还是细菌感染均可以应用。常见的如肺炎、败血症、流脑、乙脑、流行性出血热、钩体病等，无一不是以清热泻火解毒为主要治法的。

通下法是以通导大便为手段，使机体内的邪热与里实排泄于体外的一种治法。通下法在温病的治疗中虽有一定的适应范围，但是它在治疗中占有重要的地位。明代温病学家吴又可非常重视下法的运用，指出"疫邪首尾以通行为治"。清代柳宝诒也说"温热病热结胃腑，得攻下而解者，十居六七"。王灿晖遵循前人的古训，结合自己多年的研究体会和临床经验提出"通下法是驱逐病邪外达的一个重要方法，不仅可攻下肠腑燥结的粪便，而且具有导泄肠腑郁热、邪毒，驱除肠腑垢浊结滞，疏理肠腑气血运行等作用。因此临床运用不必拘泥于肠腑燥屎之说，凡郁热、湿滞搏结肠腑者均可使用"。并且认为传统所说的阳明腑实可下之证，其病位虽以肠腑为主，但实际上病变已涉及全身，不仅实热壅盛，而且阴液损伤亦很严重。及时运用通下法，不仅可有效地导泄内壅之实热，而且对消除里热所致的全身病变，保存津液均具有十分重要的意义。

温病的治疗在重视祛邪的同时，也从不忽视正气的调养和顾护。王灿晖指出"温病以祛邪为第一要义，并不意味着祛邪是温病治疗的唯一方法，扶正亦是不可缺少的"。因为温病的整个过程就是邪和正相互消长的过程，二者密切相关不可分割，祛除病邪就是为了安正，邪不去则正难复；当然，随着病变的发展正虚逐渐明显而出现正虚邪实的局面时，则治疗就非单纯祛邪所能胜任，而必须祛邪扶正同时并进，至于后期邪退正虚之际，则扶正便自然成为主要治法而居于治疗的主导地位了。

王灿晖还认为温病治疗在强调祛邪、注意扶正的同时，注意脏腑气血机能状态的调整疏理亦是治疗中不可忽视的一环。温病的整个发展过程虽以邪正相争为基本变化，但具体病机则又表现出脏腑、气血的机能障碍，如热邪壅肺的肺气闭郁、热结肠腑的腑气壅滞、热闭心包的机窍堵闭、热入厥阴的肝风内动、热入血分的迫血妄行等，都是在病邪的作用下所导致的脏腑机能障碍或气血运行失常。因此治疗时必须根据其具体的病机参以调整机能、疏理障碍的方药，如宣通气机，调和血脉，开窍息风等，只有这样才能及时有效地控制病情，达到治愈的目的。

②突出"辨证施治"原则的运用

辨证施治是中医学的精髓，是指导临床诊治的基本思想和原则。温病突出辨证论治原则的运用，就是要求治疗过程从立法制方到具体方药的组合运用，都必须以辨证为前提，根据辨证的结果确立治法方药，也即是要在正确运用"卫气营血"和"三焦"理论进行辨证的基础上，针对温病的不同病因、病变过程中的各种证候，确立相适应的治疗方法，选择合适的治疗方剂，然后再根据具体病情的兼夹和变化情况进行药物的加减配合。王灿晖认为：辨证施治理论是中医学在漫长的发展过程中逐步形成并随着医学的发展而不断地充实和深化的，长期以来一直有效地指导着临床实践，所以按"卫气营血"和"三焦"体系辨证施治，仍是目前治疗温病的一个基本原则。但毋庸讳言，辨证施治的理论内容和具体方法必须随着对疾病本质认识的深入而不断发展，临床一成不变地沿袭传统的治疗思路和治疗方药，已不能适应客观实际对不断提高临床疗效的要求。王灿晖结合多年的临床实践体会提出，要提高温病的治疗效果，必须在治法方药上进行发展和充实，而且在治疗思路上要有新的开拓和提高。

温病治法方药的发展，首先要结合现代医学的理论和现代科技手段对传统温病的治法方药进行研究，从而使人们对温病治法方药的认识更加深入和全面。王灿晖认为这种研究主要包括两方面的内容，一为对治法方药的作用原理进行研究，从而揭示其本质。例如对于清法的研究，大量的实验结果表明，清热方药对致病邪气有着明显的祛除作用，表现在对致病的细菌和病毒具有不同程度的杀灭和抑制作用，对抗病原体的毒素，能加速毒素从体内的廓清。同时清热方药能够显著提高机体的抗病能力，表现在能够增强机体抗感染的免疫功能，调节垂体肾上腺皮质功能等，这些结果说明清法的祛邪作用是通过对病邪的直接祛除和提高机体正气的抗邪能力而实现的，也明确了清法与西医抗生素疗法的本质差异。二为对立法制方规律进行研究。进而明确各种治法方药的运用要点。例如，对于清营凉血法的研究，温病学的理论和实践证明，温病的营血分证其病变实质，不仅有显著的营血热毒炽盛征象，而且还有瘀血的停滞和阴血的耗伤等病理因素，因此在运用清营凉血时，除了主以凉营血、解热毒外，还须注意活血化瘀和滋养阴血诸法的配合。其次，在固有温病治法方药的基础上，还须结合现代临床经验和科研成果，补充一些疗效确切的方药，则是充实温病治法方药内容的一个重要方面。近年来清热解毒方药（如蒲公英、板蓝根、半枝莲、千里光、穿心莲、蟛蜞菊等）、活血化瘀及扶正固本方药在温病治疗上的广泛运用便充分体现了这一点。

治疗思路上的创新是在突出辨证施治的前提下，结合现代西医学认识运用方药进行辨病治疗。王灿晖提出；要使辨证施治能够卓有成效地结合辨病治疗，必须掌握如下几个环节：其一，辨证施治过程中必须结合现代医学认识，运用现代诊断技术以明确病因诊断，并在此基础上选用经过实践验证对某种病原体确有疗效的方药。温病的病因是温邪，各种温邪虽具有不同的性质、致病特点和形成条件，但其实质乃为病原微生物，所以在其治疗过程中针对特异的病原体选用对其有明显作用的药物确能提高疗效。如温病初起运用辛凉解表银翘散时，可根据具体情况补充一些清热解毒的药物，如蒲公英、板蓝根等，可增强其消灭病原微生物的作用。其二，在明确病原的基础上，还要根据现代医学的认识了解其病理变化和发展规律，因为这样可以在治疗上针对不同疾病的病理变化特点进行配合用药。如临床治疗肺炎，除了选用对肺炎病原体具有独特作用的一些药物，如鱼腥草、金乔麦、虎杖、半枝莲等外，还常配合应用一些对肺炎肺叶实变的病理损伤具有较好改善作用的活血化瘀药物，如桃仁、赤芍之类，这类药物能增加肺部血流量，改善病灶的微循环，抑制炎性物质的渗出，促进"实变"的吸收，因而对于争取疾病的早期治愈具有十分重要的意义。又如治疗乙脑，传统温病学根据其发病季节和临床特点，归属于暑温范围，其一般过程是：初期阶段治疗以清气解毒为主，而后根据其传变情况进行随证施治，只有当邪热内陷厥阴肝经和心包，出现闭窍动风的昏迷抽搐时治疗才可用开窍、息风等方法。近年来有人为了提高本病的临床疗效，有效地控制乙脑过程中痉厥证候的产生，在治疗上进行了早期应用息风法的尝试，取得了较好的效果。这种治疗思路主要是针对乙脑发展过程最终必有动风抽搐之变的发展规律，早期投以凉肝息风之剂，以期有效地阻断其动风抽搐的发生。其三，在辨证施治与辨病治疗相结合的过程中还须注意处理好局部与整体的关系。某一局部的病变往往是全身疾病表现的一部分，全身性病变又多由局部病变引起，而整体机能状况的盛衰又对局部病变有着直接的影响。一般说辨证施治较多地侧重于病人整体的状况及全身表现的观察与分析，并在此基础上立法制方进行整体调治，而辨病治疗除了针对不同疾病的特异病原体进行选药外，还常注重局部病理损伤的改善和修复。如对于急性病毒性肝炎的治疗，辨证施治多立足于对病变的整体观察，判断证候性质的湿、热偏重，阴液、阳气的损伤程度，病变性质的属虚属实而进行整体的论治；辨病治疗则侧重于选择能够有效灭活肝炎病毒和减轻肝细胞破坏，保护肝组织的药物。

③讲究治法运用的灵活变化

温病病情的多变性和复杂性决定了在治疗方法的运用上必须随机应变、灵活化裁。温病学家叶天士和吴鞠通根据温病过程的病机变化和证候特点，分别提出了"卫气营血"和"三焦"证候的不同治法，均充分体现了随证施治灵活变化的精神。王灿晖指出："运用温病治法在掌握运用原则的基础上，还要注意灵活变化，以适应不同病情和病情不断变化的需要"。温病的治疗是建立在对证候的辨别、分析研究的基础上的，每种治法方药均有其特定的适应范围。由于病证性质既有相对稳定的表现，又有不断发展演变的变化性，所以在治疗过程中既要针对特异的病变阶段和证候确立相应的治疗大法，如邪在卫分当治以解表法，邪入气分则治以清气法；同时其治法方药又要随着证候的演变而变化，如温病初起主以辛凉，但若温病初起兼有寒邪束表者，亦可暂投辛温，表寒得解方可转手寒凉。邪入气分者，主以清气泄热，其中热势蒸腾，散漫于气分者，则应辛寒清气，透热外达；若里热内郁，燔炽于气分者，则当苦寒泻火，直折郁热。即使某些温病在治疗上已总结出特效方药而自始至终均可运用，临床亦须根据病程不同阶段病证候的具体变化而进行方药上的加减配合。只有法不离证，证随法变，法证相符才能达到有效治疗的目的。

温病的发展过程既有一般的演变规律，也有特殊的变化，故温病灵活运用治法方药，还为了适应温病发展过程中特殊变化治疗的需要。王灿晖认为温病过程特殊变化的形成，主要与患者素禀体质、旧病宿疾、感邪特重以及失治、误治等因素有关；在证候上则常表现为实中有虚、新病宿疾兼夹，病变涉及多个脏器等。针对上述的特殊变化的常见治法有如下几种：

邪正合治，年老、病后和素禀体虚之人，感受温邪后常常形成实中带虚的虚实夹杂局面，在治疗时则不能单纯祛邪，而应在祛邪的同时配合扶正之品，以防更伤正气。如素体阴虚而又感受风热病邪者，治以疏散风热之剂配合滋阴之品滋阴解表，既可防汗出而更伤其阴又可益阴以增汗源。

"先安未受邪之地"是温病治疗中治未病思想的体现，素禀某一脏腑特别虚弱的患者，感邪后病邪极易向其虚弱之处传变，为了防止病邪乘虚内陷而导致病情的恶化，治疗时就须在病邪尚未乘虚传入之际于祛邪的同时适当佐以一些补虚之品，培补虚损的脏腑，增强其抗御病邪的能力。如素禀肾水不足者，在病变过程中，阳明的邪热每易乘虚深入下焦肝肾，治疗时，除清泄阳明邪热外，还可适当加入咸寒之品滋养肾阴，以防患于未然。当然这种予护其虚的治疗方法，必须建立于正确把握病变的发展趋势，证候演变特点的基础之上，用药也必须注意分寸，既要达到预护其虚的目的，又要防止因补虚而产生的恋邪之弊。

多证同治，在温病过程中经常可以见到几个不同性质的证候同时存在的复杂局面，这种复杂的局面常表现出病位的多脏腑性，一般典型的证候病位多以某一脏腑为主，病理因素较为单一；而复杂证候病位则可涉及多个脏腑，病理因素也比较复杂，这是温病变化多端，病证复杂的显著表现，这主要是因邪势较重充斥弥漫波及多个脏腑和病邪作用机体产生多个继发性病理因素所致，所以在治疗时就非一方一法所能胜任，而必须根据病变的部位和证候的性质多法并举，全面兼顾。如常见的痰热阻肺肠腑热结证，其病位在肺和肠两处，病理因素有痰热和里实热结两端，且二者相互影响，互为因果，故治疗必须清下合用，以宣白承气汤既清肺化痰又泄热攻下。

兼顾旧病宿疾，不少温病患者素有旧病宿疾，常见的有瘀血、痰浊等，一旦感受温邪发为温病后极易形成新感宿疾并病的局面，在一般情况下应根据"先病为本，后病为标"，"急则治其标，缓则治其本"的原则，以治疗温病为先。如胸膈素有伏痰之人，一旦感受温邪极易与固有的痰浊为伍而形成痰热搏结胸脘之证，甚或产生痰热闭窍的严重变证；又如素有瘀血内停之人，感受温邪后亦极易与宿瘀为伍形成瘀热相结之证，结于上可导致瘀热阻塞心窍，结于下可形成下焦蓄血之证，对上述病证的治疗应在着重祛除温病邪热的同时根据不同的兼证配合化痰或祛瘀之品。

上述温病的诊治思路是王灿晖根据温病的病因病机和证候演变特点而提出的，是指导温病辨证识病和立法制方所必须遵循的基本原则，掌握了这些原则，临床诊断就会目的明确，思路开阔，应变力强，从而使诊断准确，立法确切，选方用药妥当，收到良好的治疗效果。

二、辨证学说的认识

辨证作为临床诊断过程的一个重要环节，在中医诊疗体系中占有重要的地位，辨证的正确与否直接关系到整个诊断结论是否正确，从而影响着治疗效果的好坏和对病证轻重及其演变趋向的判断。王灿晖在研究温病辨证学说获得显著成就的基础上，还以其对中医辨证的深厚造诣，进一步就整个中医辨证的理论和方法进行了深入研究，同样取得了丰硕的成果。他不仅对证的本质、辨证的一般原则、基本步骤和各种辨证方法的原理和运用等有着深刻的研究，而且在总结古今医学家对辨证学理论的认识和研究成就的基础上，确立了辨证学的学科体系，使其成为中医学中一门完整独立的学科，丰富和发展了中医学理论。

1. 证是病变本质的概括

证亦称证候，是辨证学研究的主要对象，证的内涵丰富而深刻，古今文献论述颇多，王灿晖将其归纳为两个方面：一是指临床证候表现，即病变过程某一阶段出现的一组在病机上有着共同基础的症状和体征。这些症状和体征在本质上有着内在的联系，它反映了病变当时特定的病变性质，是临床辨证的主要依据。证的另一个含义是指病变当时的内在病机变化，即指临床经过辨证分析后，对证候的内在本质所作出的综合评定，这个评定实际上就是辨证过程得出的诊断结论，它提示了病变内在变化的各个方面，诸如病因病位、病变机理、病情演变趋势、机体的机能状态等。王灿晖认为：上述两方面是从不同的角度对证候的认识，前者主要着眼于证候现象的概括，后者则注重于证候本质的揭示。两者所指的是同一问题的两个侧面，是密切联系不可分割的一个整体。证既不是简单地指一个罗列了若干症状和体征的症候群，也不是单纯地指某种病机的抽象属性，而是指疾病过程在某种特定条件下所产生的某种特定病变机理和与其相对应的临床表现。

证候是在疾病发展过程中的某一阶段在某些特定条件的作用下形成的，这些特定条件包括了多种因素在内。王灿晖认为其中主要的因素是病邪和体质，其他如发病季节、生活环境等自然条件对证候的形成也有一定的影响。病邪是导致疾病产生的主要因素，它对病程中的不同证候的形成也有直接的影响，不同病邪不仅可以产生不同的病，而且也可形成不同的证候，其原因主要与病邪的特异性质、入侵部位、致病特点等因素有关。例如病在肺卫的表热证，就是由性属阳邪，具有轻扬之性的风热病邪引起；病在中焦的湿热困脾证，则是由于性质黏腻、好犯中焦的湿热病邪所致。不过，疾病过程中不同阶段证候的变化并不是始终受同一病因支配，而常常随着病因病机的转化而变化。不同证候的形成不仅受病邪的影响，而且也取决于机体的反应性，即机体在疾病时所呈现出的反应状态，相同的病邪作用于不同的人体，常会因个体体质的差异、机体反应状态的不同，而出现性质截然不同的证候，这种差别就是以体质的特异性为基础的。叶天士曾提出"在阳旺之躯，胃湿恒多，在阴盛之体，脾湿亦不少"。章虚谷也明确指出："六气之邪，有阴阳不同，其伤人也，又随人身之阴阳强弱变化而为病"。均充分说明了体质的特殊性对证候形成的重要影响。人与自然息息相关，自然界的各种因素都会对人体的生理病理过程发生影响，因此疾病过程中不同证候的形成，除了由疾病的根本矛盾即邪和正两个主要因素所规定和影响外，还与其他因素如发病季节、地理环境等自然因素有关。不同的发病季节由于气候的不同，形成的证候类型常有差异，如外感病初起常见的表证，在春季常因风热引起而呈表热证特点，在冬季则每因风寒所致而呈表寒征象；不同地区由于自然环境的差别，对证候的形成也有一定的影响，叶天士提出的"吾吴湿邪害人最广"，即概括指出了温邪致病与地区的关系。

由于疾病过程中病理变化的复杂性，证候形成因素的多样性，因而证的类型繁多，性质各异。王灿晖认为：证候就其整体而言，一般具有如下特点：

（1）有特定的病机

证反映了病变的各种内部联系，即病机变化。病变过程中所产生的各种证候，其病机从总的方面来看，一般虽不外邪正相争、阴阳失调、升降失常等，但具体到每个证候则千差万别、各不相同，其中不仅有病因病位、病变机理的差异，也有机体反应状态的不同。不同的病机必然会产生不同的证候而赋予其不同的性质和特征。由此可见，疾病过程中所产生的多种多样的证候，实际上就是不同病机的具体表现。

（2）有与病机相应的临床表现

病机是证候产生的内在基础，临床表现是证候的外在征象，不同的病机决定了证候的性质、类型，从而产生相应的临床症状和体征。每一种证候都有特定的病机变化和相应的临床表现，且病机与证候表现的联系是有规律性的，即临床表现是病机变化的典型反映，如寒证见"寒象"，热证见"热象"等，但有时也会出现临床表现与病机属性不相一致，甚至相反的征象，如"真寒假热"、"真热假寒"等，但这些不一致的征象是证候表现的"假象"，是以歪曲、倒错的形式来反映病机的本质的一种表现。

（3）具有整体性

证候大多具有一定的病位重心，但并不意味着其病变只局限于某一脏腑或某一部位。因为人体是一个统一的有机体，各个部分之间、局部与整体之间有着密切的联系。特定的证候虽常以某一局部的组织器官为病变重心，但其病理变化则不仅可影响其他脏腑组织，而且还会对整个机体发生影响，从而产生全身性反应。反之，整体的变化也可通过局部反映出来，同时整体机能状态如何，还可对局部病变发生影响。这种病机上局部与整体的内在联系，就是证候整体性特点的具体表现。

（4）具有时相性

证候的时相性是指证候随着病程的发展、病情的演变而不断变化。证候的变化一般有两种形式：一是证候的转化，即在疾病发展过程中证候向其相反的方面转化，如阳证与阴证的相互转化、虚证与实证的相互转化等；一是证候的传变，即疾病过程中证候循着一定的发展趋向而演变，如由表入里、由浅入深、由上至下等。伤寒的六经传变，温病的卫气营血和三焦传变均体现了这一特点。

2. 辨察现象探求本质是辨证的基本要求

辨证是中医学"辨证施治"诊疗体系中的一个重要组成部分，是在辨证理论指导下，对"四诊"所得到的临床资料进行综合分析，进而揭示其内在本质，藉以得出一个综合性的辨证结论的思维过程，准确地辨证不仅是正确治疗的前提，而且也是判断病情轻重及其发展转归的依据。在辨证过程中不仅要熟练地掌握和运用辨证理论和方法，而且还要遵循正确的思维原则。王灿晖在深入分析研究辨证的理论和方法，总结辨证基本规律的基础上，提出了在辨证过程中必须遵循的四项基本原则，即辨察现象，探求本质；全面分析，权衡主次；观察动态，注意演变；分清标本，区别缓急。

王灿晖指出：疾病的某一特定证候，是由外部的临床表现和内在的病变机理共同构成的，外部的症状和体征是内在病机的反映，病机是产生临床表现的基础，辨证的目的就是通过对临床表现的分析、辨别来揭示病变的本质。所以，临床辨别证候并不是简单的对症状、体征的罗列和归类，也不仅仅是对不同症状和体征的分析与比较，而是通过对病变表象的观察和分析以探求其内在的本质联系。他认为，为了能通过症状、体征正确认识病机，辨证过程必须掌握如下两个环节：首先要全面、客观地辨察疾病的各种表现，不可只抓住一点，不及其余，这就要求"四诊"所搜集的临床资料必须全面、详实。其次，要在了解它们产生机理的基础上，进一步弄清它们之间的相互联系，这就必须正确掌握辨证理论和熟练运用辨证方法。每一证候都有许多临床症状和体征，其中总有能够直接显示证候主要病机的，对辨别证候具有特异诊断价值的特有表现，即证候的主症，在辨证过程中善于发现并且抓住主症，对于辨证的正确与否有着决定性的影响，主症在证候中并不很多，有时表现也并不突出，但恰恰是辨证的关键所在。抓住了主症，再结合其他症状、体征进行全面分析，才能识别证候的本质。在辨察各种具体症状和体征时，要注意不能被其表面现象所迷惑，注意排除各种假象。一般情况下，症状和体征都能比较典型地反映内在的病机变化，但有时亦可出现与病机性质不相一致、甚至相反的证候表现，即所谓"假象"。如"真寒假热"、"真热假寒"、"至虚有盛候"、"大实有羸状"等，这些假象虽通常只是整个病证表现的一部分，不是其主流，但常常干扰对证候的正确辨别，混淆对病机本质的认识，辨证时必须将全部症状和体征进行全面分析比较，通过深入、细致地观察研究，准确地把握其表现特征，透过复杂的表面现象去认识病证的本质。

全面分析，权衡主次，是辨证必须遵守的重要原则，其中全面分析是整体观念在辨证上的具体体现。人体是一个有机的整体，不同的病证虽然病变重心不同，但一般都有整体性的变化。局部与局部、局部与整体之间，无论在生理上还是在病理上都有密切的联系，因此各种证候的临床表现亦不仅仅只局限于某个病变部位，而常常是整体性的，所以辨证不能仅着眼于几个表现比较突出的症状、体征，而须全面系统地进行辨析，并弄清各种症状、体征之间的有机联系，这样才能全面系统地反映病变本质。全面分析除了对证候的各种临床表现进行全面辨析外，还要联系与证候有关的一些因素进行分析，如病变发生的季节和地区，患者的体质特点及生活嗜好等，因为这些因素常常影响着证候的类型和性质，故辨证时注意联系分析，可使辨证的结论更为准确全面。辨证过程中权衡主次，不仅要对证候表现出来的各种症状、体征通过全面衡量以分清证候的主次，而且还要从病机上分清证候的主次。因为临床上的"证"是复杂多样的，往往是数证并存且相互关联的，它们之间既有由于因果交替而衍化出来的，也有是不同证候的相互兼夹，对于这些较为复杂的证候，辨别时必须从纷繁的证候表现中分清主次，抓住主证，抓住了主证也就是把握了整个病证的关键所在，认清了治疗的主攻方向。为此，王灿晖提出：在辨证思维过程中，最好先从一个证着眼，尽可能用一个或一两个相关联的证候来解释全部症状和体征，同时还应注意：主证与兼证通常是有内在联系的，在一定的条件下，主证与次证是可以相互转化的。所以全面分析证候的表现和病机，权衡证候的主次及其转化是辨证的重要环节。

疾病过程是一个不断发展变化的过程，随着病程的进展，证候也在不断演变，表证可因病邪内传而演变为里证，实证可因正气受损而转化为虚证，寒证可随病邪化热而发展为热证，这些证候的演变有些是由于病变本身的传变规律所决定的，有些则是由于一定条件的作用，如体质、气候、环境、饮食、治疗等因素的影响。因此，王灿晖认为：辨证时必须认清病证的发展趋向，密切观察证候的动态变化，不仅要立足于当前证候的辨察，还要结合动态观察，在发展中对证候进行辨析。为了掌握病证的演变，王灿晖提出了如下三个基本环节。其一，要了解各种病证演变的一般规律，因为了解了病证演变的基本规律，辨证时就不仅能根据当时的具体见症明确证候性质及其病因病机，而且还可根据其演变规律分析其发展趋向。其二，要正确掌握各种症状和体征的临床特点，并善于分析其变化。证候的发展演变是通过临床征象的变化而体现出来的，辨证时既要准确识别各种临床见症的特点，分析其意义，也要注意观察临床征象的动态变化，从而了解病证的演变情况。其三，要正确运用辨证理论来分析病证演变的病机变化。证候是处于不断的发展变化之中的，要分析研究其演变规律和本质，必须以辨证理论为指导，对变化中的证候进行综合分析，进而揭示其演变本质。

分清病证的标本缓急，实际上就是辨证过程中分清证候的主次、先后，这也是辨证过程必须遵循的重要原则。王灿晖阐述道：病证的标本，多数情况下是指证候现象和本质而言，但有时又是指证候发生的先后而言，因此，临床辨证区分病证的标本，必须具体问题具体分析，分别情况区别对待。就病证的现象与本质而言，分清标本就是要通过现象的辨别、分析以认清其内在本质，从而揭示其外在表现与内部病机的关系。就病证发生的先后、新旧来说，分清标本实际上就是在全面分析的基础上，进一步区别证候的主次缓急，以便在治疗上做到先后有序、缓急得当。不过，病证的标本缓急并非固定不变的，有时标病急而本病缓，但有时也可表现为本病急而标病缓，或本病、标病俱急俱重。同时标与本又是相互影响的，其缓急情况也是可以相互转化的，"标"可以及"本"，"本"也可以及"标"，某一阶段标证为急，而在另一阶段又可表现为本证为重，有时还可出现标本俱急的情况。辨证时只有分清标本缓急，才能正确地分析证候演变，掌握病变轻重，判断预后转归，并根据急证急治、缓证缓理的原则进行正确的治疗。

3. 遵循三大步骤是正确进行辨证的基本过程

辨证是从感性认识上升到理性认识的思维过程，是在"四诊"诊察的基础上，对病证现象进行综合、分析，进而提示其本质的过程，这个过程是循序渐进而逐步深入的，在辨证过程中除了要以辨证理论为指导，遵循辨证的一般原则外，还必须掌握辨证的基本步骤。只有具备清晰明了、层次分明的思维程序，才能使辨证的结论准确完备。为此，王灿晖提出了辨证的三个基本步骤，即搜集临床资料，初步综合分析；运用辨证理论，深入辨析证候；临床反复观察，验证辨证结论。这三个步骤环环相扣，密切相关，共同构成了辨证的基本过程。

搜集临床资料，初步综合分析是辨证的第一步。运用"四诊"方法搜集的临床资料，是辨证的基础和依据，没有临床资料，辨证就无法进行，临床资料不全面、甚至错误，则辨证的结论也难以准确。因此王灿晖要求：在辨证的初始阶段必须搜集全面丰富而且符合临床实际的"四诊"材料；鉴于在此阶段临床资料往往是杂乱的、无序的，而且主次不明，真假混杂，所以，辨证的第一阶段必须在汇集资料的基础上，进行初步的综合分析、分类归纳、全面衡量，从而明确哪些资料是主要的，哪些资料是次要的，哪些是可疑资料还须反复查实，哪些资料尚不完备还须进一步搜集。其中重要的是准确、及早地找出能反映证候本质对于辨证具有决定性意义的关键性资料，只有抓住了证候的主症，才能客观、准确地提示病变的本质，得出正确的辨证结论。另外，还要通过"去芜存精"、"去伪存真"的综合分析，判别证候的一般资料，伴随症状，明确病变的"假象"，剔除错误的资料，并且弄清病变见症之间的相互因果关系，只有这样才能为建立正确而全面的辨证打好基础。鉴于不少证候的早期阶段其临床表现常缺少难以提示病机性质和病变重心的症状和体征，加之临床"同病异证"、"同证异病"和"同证异症"、"异证同症"的情况又常存在，给辨证带来了一定的难度。王灿晖认为在辨证的第一阶段，应根据证候的主症先考虑几个相近的可能性较大的证候，而后在深入分析的基础上进行比较鉴别，逐步排除可能性较少的证候以缩小辨证范围，留下一个或几个可能性较大的证候。由于不少证候的特殊表现在病变的早期阶段常常不甚明显而难以发现，常须经过一个阶段后，才能逐步暴露，因此在辨证时要以动态的观点，既明确证候现阶段的临床特点，又掌握其发展演变趋势，方能早期确切地得出辨证结论。

在辨证理论指导下进行证候分析，是整个辨证过程中最重要的一个步骤，其目的在于全面、准确地阐述证候的内在本质，说明临床表现与病变机理之间的关系。王灿晖认为这一步骤的具体内容包括以下几个方面：其一是探求病因，明确病位。病因对疾病过程中不同证候的形成有着直接的影响，并决定证候的类型和性质，所以在辨证时首先要弄清证候形成的原因。探求病因的方法，除了通过了解起病情况、联系发病季节和地区进行综合分析外，更主要的是根据临床证候表现进行"辨证求因"，同时还要从证候的动态变化中正确判断证候演变过程中的病因转化。各种证候虽都具有整体性的变化，但在病变部位上则又有一定的重心所在，而且不同类型的证候其病位重心亦有所不同，所以通过证候的分析明确病位所在，是确定具体证候类型的重要依据。明确病位，关键在于能识别对提示病位所在有独特意义的症状和体征，如病位在肺可见咳嗽、气喘，病位在肠腑出现腹满、便秘等。其二是推究性质，分析机理。推究性质即通过证候的分析推导证候的寒热、虚实属性，它是辨证的基本要求，既是正确施治的前提，又是掌握证候转归的依据。识别证候的不同性质，必须以"八纲"辨证理论为指导，对证候表现进行全面分析，其中特别要着眼于发热、恶寒情况的辨别，神色形态的观察，舌苔、脉象的诊察，还要结合病程阶段、体质情况的审察等。分析病变机理是辨证所要提示的主要内容，任何证候的形成都有其特定的病机变化，不同的病机导致了不同的证候，虽然各种证候的具体病机千差万别、多种多样，但就总体而言不外邪正相争、阴阳失调、升降失常等变化范围，具体则又表现为脏腑气血的功能失调和实质损害，因此，熟练运用脏腑气血理论指导辨证分析是准确阐述发病机理的关键所在。其三是权衡病势，了解演变。病势是指病证所呈现的一种态势，具有动态变化的特点，表现于证候上则是证候的演变，其形成是病程中邪正消长的反映，亦与病位的浅深、病程阶段、体质状况等有关。辨证过程中权衡病势的特点，不仅能够了解病变现阶段的证候特点，更有助于掌握证候浅深轻重和发展转归，从而明确疾病的传变规律，为治疗上的因势利导提供依据。其四是判断轻重，预测转归。病情的轻重与病变的发展和预后有着密切的关系，在辨证过程中，对病情轻重程度作出正确的判断，在一定程度上可预测病变预后转归的良恶。判断病情的轻重，主要根据病位的浅深、感邪的轻重和性质以及脏腑气血损伤的程度等进行综合分析。具体辨察时亦当以临床表现为据，如神色的变化、苔脉的表现等对提示疾病的预后有着重要的意义。

　　辨证的第三个步骤是通过临床观察验证辨证的结论，并在实践中对辨证的结论进行修改和补充。在辨证理论指导下对证候本质作出全面提示而得出辨证结论后，并不意味着辨证过程的终结。实践证明，辨证结论的正确与否，并不只是取决于能够比较合乎逻辑地解释证候的各种临床现象，还必须在临床实践中加以验证。王灿晖强调：辨证结论是否正确，主要根据临床治疗效果进行判断。一般来说，根据辨证结论进行相应的治疗，若能取得预期疗效则证明辨证的结论是正确的，但也有一些疑难证候，由于病情的复杂性和顽固性，在治疗上一时难以取得显著的疗效，这也是常有的事情，因而不能据此来否定辨证结论的正确性，而须通过动态观察，根据其发展的趋势来验证其结论是否正确，就是说其发展转归若符合原先的辨证结论，则说明其先前的诊断是正确的，反之亦然。应该看到，疾病的过程是一个不断发展变化的过程，不少证候往往需要经过深入的动态观察，反复诊察，有些还须经过探索性的"消息"治疗，才能得出正确的诊断结论，何况有时还会因认识水平和临床经验的限制，不可能一下子就能得出正确的辨证结论，因此，临床上随着观察的深入，认识的发展，部分甚至全部修改原先的辨证结论也是不可或缺的。

　　综上所述，王灿晖对中医辨证学说的研究，深刻而又全面，其内容既有对辨证原理的阐述，也有对辨证规律的提示，还有对辨证过程中思路的研讨和探索，使中医辨证学说更加理论化、系统化、规范化，有力地推动了辨证学的发展，使之在中医学中形成了一门独立、完整的学科体系。实践证明，只要在辨证过程中遵循王灿晖所提出的原则、要求和步骤，便能进一步加深对辨证学理论和方法的理解和认识，达到熟练掌握、正确运用辨证方法，不断提高辨证水平的目的，从而为临床正确地确立治疗原则，恰当的立法制方提供可靠的依据。

第三章
临床经验

王灿晖在长期的学术生涯中，对中医学尤其是温病学的理论进行了全面深入的研究，提出了诸多真知灼见，形成了自身独特的学术思想体系。与此同时，还数十年如一日致力于临床实践，积累了丰富的诊疗经验，不仅精于温病的辨证施治，而且对内科杂病的诊治亦颇多心得体会。临证过程中长于辨病识证，善于开拓治疗思路，创制了许多卓有疗效的治法方药，有着鲜明的临床风格。

一、临床辨治思路

王灿晖行医 60 年余，积累了丰富的临床经验，形成了自己的独特风格和特色，其临证思辨特色主要表现在以下几方面：

（一）倡导临床诊治的"四个结合"

1. 基础理论和临床实践相结合

中医学基理论是前人在临床实践的基础上，通过反复的观察、分析归纳，总结升华而形成的理论体系，其功能不仅是阐释人体的生理功能、病理变化，而更重要的是用以指导临床分析病因病机，确立治疗方法，因此具有很强的实践性，临床实践自觉运用基础理论进行指导是提高临床疗效，提升中医临证水平的关键所在。

2. 前人经验与后世成果相结合

以伤寒、金匮经方为代表的前人经验，是中医宝库中的瑰宝，从学术层面看，它是中医辨证施治体系形成的重要基础和核心内容；从临床意义看，经方结构严谨，疗效确切，针对性强；从历史影响来看，它是后世治疗学发展的基础，对后世临床治疗学的发展影响深远，后世"羽翼伤寒"之说即是证明。但也应该看到，经方形成年代较远，由于历史的局限认识水平的限制（缺少自然科学的结合，临床总结缺少团队协作等），其治疗方法自难适应后世发展和满足提高临床疗效的需要，时代发展的现实需求，临床治疗水平必须有所发展和提高，后世医家提出了"立新法用新方"的需求，金元四大家的崛起，温病学说的形成正是治疗学发展的必然产物，从今天角度来看"继承理论融立新知"是当下治疗学发展的必然趋势。前人经验是基础，后世成果是发展，两者结合才能有力提高临床水平。

3. 外感热病学说与内伤杂病理论相结合

外感与内伤两者虽内涵不同，各成体系，但亦有共同之处，可以相融合贯通，因为两者都是以脏腑气血为基础的理论阐述。临床应用虽各有范围，但某些方法可以融合、相互补充，综合运用。如温病的卫气营血辨治原则可以运用到杂病中某些证候的治疗，以清热、凉血、滋阴为代表的治法常可用于杂病中的内伤感染、血液疾病、内分泌疾病以及妇科疾病等的治疗，而内科杂病中的某些辨治方法如活血化瘀、扶正固本等亦常用到外感热病过程中的某些证候。两者结合，融会贯通，有助于开拓思路，提高疗效。

4. 中西医学结合

随着中西医结合的开展，在治疗学上突出中医为主结合西医理论和方法已成为临床提高疗效的重要途径。其核心是辨证与辨病相结合，其操作方法是在突出"辨证施治"的前提下，结合西医的认识和研究成果进行诊断和治疗，借以提高临床疗效。有识之士提出的中医理论指导下用西药、西医理论指导下用中药，不失是中西医结合的一种有效尝试。

实践证明辨证施治从原则到方法均具有鲜明的特色和优势，是中医治疗学体系的核心内容。它由表及里，从现象到本质的认识过程，差异化辨别的分析方法，以及着眼当前具体问题具体分析的思想模式均有很强的科学性和实践性，千百年来一直有效地指导着临床实践，但不可否认的是，随着时代的发展，认识水平的提高和临床提高疗效的客观要求，从现实角度审视，"辨证施治"在临床实践中的指导作用，确实存在着一定的局限性，有发展提高的必要。其局限性主要表现在：①临床诊断主要着眼于直观现象的观察和分析，在有病可查无症可辨的情况下常难以作出准确判断；②局限于疾病个体和某个阶段当前表现的分析，而难以体现对疾病的整体把握；③治疗偏重于经方用药，现代成果常难以融入等。随着中西医结合的开展，辨证施治和辨病治疗的结合，临床上已有效补充了辨证施治的某些不足，从而提高了治疗学的水平。从治疗学入手开展中西医结合研究是促进中医药发展的有效途径，实践证明，从治疗学的方药入手开展系统深入的研究具有奏效较快、易于操作、实践性强等优点，它不仅可准确地揭示方药的药理、药化、药效等本质，而且可发现新的作用，拓宽应用范围。从治疗学入手开展中西医结合研究，应着眼于清热解毒、活血化瘀和扶正固本三大治法的研究，因为上述三法具有内涵丰富，作用明确，疗效确切和应用广泛等特点，临床无论是外感热病或内伤杂病均常使用，且易于掌握，可操作性强，因此将它作为治疗学研究的突破口，必将能收到良好效果。

（二）重视辨治过程中的"三大关系"

在临床辨治过程中正确分析并处理好"三大关系"，对提高临床治疗水平至关重要。

1. 症、证、病的关系

三者内涵既有区别，又密切相关。症是指疾病的临床表现，包括症状和体征。它是诊断过程中辨证、辨病的重要依据和着眼点。证是在中医辨证理论指导下通过临床表现的分析、推导，而对疾病某个阶段的内在变化做出的理性判断。病则是根据现代医学认识，在揭示特定病因病理和发展规律的基础上对疾病整体变化作出的一个总体判断。三者的关系是：症是疾病的外在表现，是临床诊断辨证辨病的切入点和主要依据，证是根据疾病当时症的表现对形成的原因和机理作出的理性概括，病是对疾病整个发展过程所产生的各种不同证候作出的整体概括和评定。症与证和病是相互渗透、不可分割的一个完整的诊断体系，三者既有重点，又密切相关，运用于诊断过程一般应遵循下列程序，即先明确主症，继而证候类型，循症辨病，在此基础上再进行辨证分型（区别证候类型），进而预测发展趋向，判断预后。

2. 整体与局部的关系

整体观念是中医诊断体系的一大特色，它要求临床诊断必须重视机体整体状况和全身表现的观察与分析。另一方面是在强调整体观念的同时重视局部病变的辨析，亦是诊断过程中不可忽视的重要一环，因为局部变化常是病变的重心所在，是引起全身变化的根源，反之全身整体状况又可对局部病变产生影响。由此可见，整体与局部密切相关，互相影响，局部病变可影响整体，整体变化又可影响局部。例如细菌性肺炎病变重心虽然在肺，但多有全身变化，而全身状况又可影响局部肺的病变。所以临床在重视整体的基础上，亦不可忽视局部病变的辨析。辨证地分析两者关系既是提示临床疗效的重要思路，亦是开展中西医结合辨证辨病相融合汇通的需要。

3. 标与本的关系

在诊断过程中分析标本关系，前人非常重视，早有论述。它是确立临床正确思路的一项重要内容。分析标本就是区分病证的主次关系，一般说疾病过程的标本概念是：正气为本，邪气为标，先病为本，后病为标，主病为本，兼病为标，精准分析这些关系，对临床确定治疗方针，分析复杂叠加病证的孰主孰次，以及判断预后转归都具有十分重要的意义。

（三）关注治疗思想的"三化"

治疗思路是治疗学研究的一项重要内容，着眼如下三个方面问题应是研讨治疗思路的重点所在。

1. 临床论治指导原则的多元化

首重"辨证施治"原则，因为它是指导临床治疗的理论核心，立法制方的主要依据，治疗思想的首先考量。结合辨病治疗，它是根据现代医学认识，针对特定病因病理而确定治法的治疗思路，是对辨证施治原则的拓展和补充。辅以"对症"遣药：即针对疾病过程中的某些突出症状，在不违背"辨证施治"原则的前提下，随机应变灵活用药，它是"辨证施治"遣方用药拓展和补充，但其选用的方药必须疗效确切，针对性强。

2. 立法创方的规范化

①立足祛邪　实践证明邪正相争是疾病过程的基本矛盾，在一定程度上"邪"处于主导地位。这在外感病尤其突出，但内伤杂病有时邪毒亦很显著，所以在临床上祛邪常成为治疗首务。

②重视扶正　正气的盛衰状况常决定疾病程度的轻重和发展转归。因为正胜则邪却，正虚则邪陷。扶正不仅有助于机体虚损的恢复，而且某些情况下，还有助于病邪的驱除。

③注意机能调整　机能障碍，气血不和，脏腑失调，是各种疾病过程必有的变化。因此治疗过程中在祛邪扶正的基础上注意机能障碍的梳理和调整亦是治疗中不可忽视的一个重要环节。梳理和调整机能，内涵丰富，常用的有梳理气机（重在消除气滞、气阻、气逆、气窜、气陷等变化），调和血脉（旨在改善血脉运行）以及安定心神，息风止痉，消食助运等。

3. "辨证"分析的精准化

①辨证分析是指导思想、理论原则、普遍规律，而不同于辨证施治的辨证方法，概念不能混淆。

②辨证分析皆在端正思路，确立正确的思维方法，防止认识上的片面性和局限性。

③辨证分析贵在精准分析各种矛盾和矛盾的主次方面，事物之间的联系与区别等。

二、各科疾病临证辨治

（一）病毒性疾病

病毒感染性疾病是临床最常见的疾病之一，种类繁多，一般治疗效果欠佳。王灿晖应用温病理论，分析研究了此类疾病不同阶段的病因病机和证候特点，结合现代医学的认识，制定了一系列的治疗方法，取得了良好的临床疗效，现总结如下。

1. 病毒感染性发热

病毒感染性发热是临床常见病、多发病，四季均可发生。主要症状为发热，并且热度较高，体温可达 39℃ 以上，病程较长，可达 2 周，甚至达到 1 月余，朝轻暮重，汗出热不解。发病早期可见恶寒、头痛咽痛、全身酸痛等外邪袭表之象，但很快即见高热不恶寒，口渴喜冷饮，头痛、全身酸痛，心烦口渴，大便秘结，小便黄赤，舌红苔黄，脉洪数有力。除全身中毒症状外，一般无特定脏器的阳性体征，实验室各项检查早期一般也无异常变化，白细胞一般都不高或略有降低。王灿晖综合中西医两方面知识，运用中医温病学理论分析本病发病机理，提出本病发在冬春季节多为风热为患，在夏季则以暑热、暑湿、湿热为多，而秋季则又以燥热为主。但不管何季节，兼夹何种病邪，都以热邪为主要病因，始终以邪热炽盛，充斥气卫为主要病机。治疗原则也始终围绕邪热二字，重在"透""清"。透者为透邪出表之意，里热内郁，不得外解时，通过透散热邪外出，使内郁热势透散而去。清者乃清泄内热之法，取清热泻火解毒之品清解热毒。由于对病毒性发热抗生素治疗无效，一般解表退热法和普通清热泻火法亦难见效，热势不退或暂退而又复升，疗效不巩固。老师集多年临床经验，创造出透邪清热抗毒法治疗各种病毒性发热，疗效高出一般疗法很多。药用：鸭跖草 30g，忍冬藤 20~30g，板蓝根 20g，蒲公英 20g，连翘 15g，蝉衣 8g，柴胡 10g。发病初期，表证明显时，加用豆豉 10g，防风 9g，荆芥 10g，紫苏 10g，用以发散表邪；头痛明显者，可加羌活、白芷（夏秋改用香薷）以散邪止痛；如胸脘痞满，口黏苔腻不欲饮食者可加藿香 10g，厚朴 10g，黄连 5g，用以化湿祛邪。根据本病病势急、病情重的特点，一般服药以每日 3 次为主，必要时每 6h 服药 1 次，以求药物发挥最大作用，一般服药1~2天热势可下降，3~4天体温即可正常，而且很少复发。方中板蓝根、蒲公英、连翘、鸭跖草等药，现代药理实验研究也证实有一定的杀灭或抑制病毒作用，柴胡、蝉衣为透邪泄热之良药，故全方对病毒性发热有特效。

病案举隅

方某，男，21岁，1999年5月8日初诊。持续高热10天。在外院诊治，查血、尿常规正常，胸部X线片等检查也未发现异常，诊为"病毒性发热"，给予对症治疗，但体温始终未退。刻诊：高热，体温达39.5℃，有汗不解，无头痛、咳嗽等不适，舌红苔薄黄，脉洪数。病为邪热流连气分，邪正相争而发热不退，王灿晖给予清热解毒，透邪泄热法治疗，处方用药：鸭跖草、忍冬藤、板蓝根、连翘、蝉衣、柴胡、蒲公英，上方每6h服用1次，第2天后体温降至38℃。王灿晖认为原方已有疗效，1~2天内体温恢复正常，但此时正气已虚，患者将出现神疲嗜睡，不欲饮食等症状，给少量滋阴益气之品即可。果然2天后体温正常，但持续嗜睡近1昼夜，不欲饮食，舌偏红，苔薄黄，脉细数。给予滋阴益气方，药用：太子参15g，南沙参15g，石斛10g，北沙参15g，天花粉10g，黄精10g，鸡内金10g，厚朴10g，石菖蒲6g。上药连服5天后诸症消失。

2. 病毒性肝炎

病毒性肝炎是一种发病率较高的全身传染病。随着现代医学的研究进展，发现的病毒种类越来越多，但始终以乙型肝炎发病率最高。中医药治疗此病显示了一定疗效。老师结合现代医学认识，提出在现阶段仍无治疗肝炎特效疗法的前提下，中医治疗慢性乙型肝炎的研究，不应仅仅局限于直接清除肝炎病毒，而是要努力提高机体免疫力，降低病毒的复制程度，减轻机体免疫反应引起肝细胞损害。从中医角度提出：慢性乙型肝炎的病机特点是正虚邪实，二者贯穿于此病的始终，正虚不能敌邪，邪盛更伤正气，因此扶正祛邪是治疗的关键。病位不仅在肝，还在脾、肾。邪实又有湿热、湿浊、瘀热之分，早期多以湿热疫毒为患，治疗应以祛邪为主，首选药：虎杖、黄芩、败酱草、猪苓、平地木等；湿浊偏重时，药用半夏、厚朴、薏苡仁、茯苓、藿香等。对于慢性期病人不忘"久病入络"，此时多热毒未尽，血脉瘀阻，邪热、瘀血互结为患，治疗也应活血化瘀与凉血解毒同用，常用药有丹参、桃仁、当归、赤芍、红花等；肝脾肿大者常用鳖甲、牡蛎、三棱、莪术等；凉血解毒多选用水牛角、丹皮、生地等。湿热、湿浊、瘀血等致病因素又常阻滞气机，导致肝区及腹部疼痛，因此常加理气之品，如佛手、陈皮、厚朴花、木香、香橼皮、枳壳等。扶正应分气血阴阳，气虚多在脾，治疗宜健脾益气，药用太子参、黄芪、山药、茯苓、甘草等；由于脾运不健，胃的受纳熟腐功能也受影响，常伴有纳谷不香、恶心呕吐、脘腹胀满，故加入谷麦芽、神曲、鸡内金等消食开胃之品；血虚多在肝，治宜滋肝养血，药用：枸杞子、白芍、熟地、当归等；气血不足，不能滋肝养心宁神，常出现头昏、失眠多梦、烦躁不安，可随证加入酸枣仁、远志、女贞子、柏子仁等养心安神；阴虚多在肝肾，治宜滋补肝肾，药用沙参、麦冬、黄精、五味子、白芍、首乌、生地等；阳虚多在脾肾，治以温肾健脾，药用：附子、淫羊藿、巴戟天、党参等。由于慢性肝炎病程长，病情复杂，且反复发作，肝脏损害较甚，故临床用药宜十分慎重，严格避免使用损肝药物。并特别注意以下几点：①慎用苦寒药，即便患者有湿热之征也应少用，并中病即止，或加用补益护肝之品。因为过用黄芩、黄连、黄柏之类苦寒药，易郁遏肝之升发，影响其疏泄功能。此外，病至慢性期时，湿热多为余毒，亦无须大量使用苦寒清热之品；②慎用理气活血药。慢性肝炎虽常有气滞血瘀之证，治当疏肝行气以解郁，活血化瘀以通络。但疏肝、活血之品大多辛温香燥，易耗伤肝肾之阴，不利于肝脏恢复，因此选用时宜精、宜适量，并配合滋补肝肾之品，如选用疏肝类的川楝子、柴胡、枳壳、佛手、香橼皮等时，配合枸杞子、白芍等养阴之品；活血多选丹参、当归、赤芍等，破结可少量选用三棱、莪术、鳖甲等，同时配合补气之品；③慎用滋腻之品。由于慢性肝炎多有湿热余毒，故应慎用滋腻，否则易致邪恋不出，必须使用时，可选滋而不腻之品如首乌、女贞子、枸杞子；④慎用利水消肿药。慢性肝炎出现肢体浮肿或腹胀有水，需用利水之剂时也应谨慎，可用健脾益气、补肾行水之品，使水湿自行，万不可使用峻下逐水剂。

病案举隅

仇某，男，48岁，1998年5月2日初诊。慢性病毒性肝炎已6年，病情时轻时重，肝功能检查：谷丙转氨酶始终高于正常值，B超检查示：肝脏慢性损害。刻诊：面色萎黄，形体消瘦，右上腹胀痛不适，食欲不振，食后腹胀更重，恶心欲吐，口干苦，神疲乏力，不耐劳累，精神易抑忧或烦躁易怒，大便偏干，舌偏红苔薄黄腻，脉弦。老师辨证为肝气郁结，脾气虚弱，湿热余毒未尽。治疗当以疏肝健脾为主，辅以清热化湿解毒剂。处方：太子参10g，生黄芪30g，茯苓10g，白术10g，郁金10g，厚朴花6g，佛手10g，枳壳6g，薏苡仁20g，猪苓15g，败酱草15g，虎杖10g，10剂。

二诊：上方服用10天后，腹胀胁痛减轻，神疲乏力似有好转，但食欲仍差，食后腹胀难消，口仍干苦，舌偏红苔薄黄，脉弦。湿热稍清，脾虚未复，胃熟腐无力，于原方加消导助化药：鸡内金10g，焦楂、曲（各）15g，继服15剂。

三诊：继服半月后，前症皆明显好转，特别是食欲大振、食后腹胀显著减轻，神疲乏力好转，但仍不耐劳累，口仍苦，苔脉如前。原方有效，加五味子6g，上方连服近1月，诸症基本消失，复查肝功能：各项指标皆在正常范围。

3. 病毒性心肌炎

病毒性心肌炎是各种感染性心肌炎中最常见的一种，尤以青少年多见，主要为柯萨奇B病毒直接侵犯心肌造成心肌细胞的损伤或坏死，治疗较为困难。中医多属"心悸""怔忡"范畴，因外邪而致心悸、心慌、胸闷气短、神疲乏力等不适。作者认为此病的治疗应首先区别急性期和慢性迁延期，而清热解毒、养心安神和益气复脉法为此病常用治法，并注意配合具有针对性治疗作用的中药。急性期出现高热，咽痛头痛，心慌心悸，烦躁不安，舌尖红苔黄，脉数。其症状类似风热感冒，很容易误诊。由于其病机为风热邪毒外袭，沿经内犯心脉，而致心肌损害，治疗应以清热解毒为主，养阴宁心为辅。常用药有金银花、连翘、板蓝根、蒲公英、牛蒡子、大青叶、黄连、黄芩、麦冬等。早期加用少量滋阴益气药可有助于养心宁神；但不可过多，以防恋邪；对气虚极盛者可加用生黄芪10～15g，量也不宜过大；心慌心悸较甚、心率过快者，可加用炙远志、柏子仁、茯神等。风热邪毒极易灼伤心阴，致使病情迁延难愈，心功能日益受损，发生各种变证。临床可表现为高热已退，头痛咽痛也愈，但仍心悸怔忡，心神不宁，胸闷气短，极度疲乏，舌质多淡，脉细数或结代。此期治疗须以滋心阴、养心气、宁心安神为主，常用药有柏子仁、远志、天冬、麦冬、南北沙参、玄参、五味子、西洋参或太子参、生地、茯神、黄芪、丹参、赤芍等，此外常加用1～2味清热解毒药，如忍冬藤、板蓝根等，以清除余毒，或预防风热邪毒再犯。对于心肌炎迁延不愈，心肌损害较重，并有心律失常，频发室早或窦性心动过速，临床表现为面色苍白，心悸怔忡，心跳不宁，胸闷气短，头昏目花，神疲乏力，脉细数或结代。多以益气复脉，宁心安神为法治疗，常以炙甘草汤加味，药用：炙甘草、生地、桂枝、麦冬、阿胶、麻子仁、太子参、黄芪、龙骨、牡蛎、丹参、玄参、柏子仁等。除上述分期辨证用药外，结合现代研究成果，加用一些有特定作用的药物，如以银花、连翘、蒲公英、大青叶、板蓝根、鱼腥草、贯众、蚤休、射干、紫花地丁等治疗病毒感染，以人参或西洋参、南北沙参、黄芪、附子、五味子、麦冬、北五加皮强心益气，以生地、炙甘草、桂枝、柏子仁、柴胡、太子参治疗心律不齐，以龙骨、牡蛎、茯神、石菖蒲、炙远志、五味子治疗心动过速，以附子、干姜、麻黄、淫羊藿、鹿茸治疗心动过缓。

病案举隅

高某，女，24 岁，1999 年 7 月 8 日初诊。患者 1 月前因高热不退，头痛咽痛，全身酸痛，胸闷气短，心慌心悸，神疲不适，在外院住院治疗，查心电图示：ST－T 改变，T 波倒置，频发室性早搏，胸片示："心脏扩大"，血常规：白细胞低于正常值，诊为"病毒性心肌炎"，经对症治疗，病情有所改善，高热已退，头痛、咽痛也愈，但胸闷气短，心慌不适仍甚，面色苍白，极度乏力，夜寐欠佳，舌淡苔薄，脉结代。心电图示：频发室早呈二联律、三联律，服用西药心律平等仍不能控制。胸片示：心影缩小。中医治疗以益气养阴，宁心安神为法，少佐清热解毒之品以驱余邪。药用：南北沙参（各）10g，麦冬 10g，五味子 5g，玄参 10g，西洋参 5g，黄芪 20g，茯神 10g，柏子仁 10g，丹参 30g，生地 15g，板蓝根 15g，蒲公英 15g，上方先服 5 帖。

二诊：服药 6 天，自觉精神明显好转，神疲乏力也显著改善，胸闷气短也有所减轻，但心慌心悸仍甚，夜寐仍欠佳，舌淡苔薄白，脉结代。心虚仍甚，心神不宁。继予养心宁神，原方去生地、玄参，加龙骨（先下）15g，牡蛎（先下）20g，炙甘草 10g，继服 5 剂。

三诊：病情进一步改善，心慌心悸也好转，夜寐改善，体力也逐渐恢复，苔脉如前，心电图查示：频发室早，但无二联律、三联律。上方继服 10 剂后，室性早搏减，继续减少心律平等控制心律的西药用量。上方药后早搏减少，并逐步减少心律平等控制心律的西药用量。上方去蒲公英、板蓝根，加川芎 6g，当归 10g，继服近 1 月，诸症皆显著改善，心电图检查示：偶发室早。

（二）缺血性中风

王灿晖在长期诊治中风的临床实践中，结合温病学传统理论，提出"瘀热互结"为缺血性中风的重要病机之一，倡用凉血散血法为治疗缺血性脑卒中的基本大法。

1. 瘀热阻窍是缺血性中风发病的中心病理环节

缺血性中风病位在脑窍，其致病因素属瘀热为患。由于脑主神明，为至清之府，喜静谧而恶动扰，一旦受侵，即造成多种病变，甚至危及生命。瘀热是由瘀血和火热两者相互搏结而成，因此兼具瘀血和火热的特征。其得火热动越之性，故而能流动上窜，直冲犯脑，灼伤脑络，其得瘀血凝着之性，故而能阻滞脑络，郁闭神机，蒙蔽清窍。瘀热相搏，血气蒸腾；血之与气，并走于上；损伤脑络，络伤血溢，溢于脉外，形成瘀血；清窍受阻，神机失用。瘀热阻窍势必进而化火、生风、酿痰，表现各自的临床特点，且常互为因果。风、痰、火、虚，皆因于瘀热。血分瘀热，搏结不解，则热愈炽、瘀益甚，气机愈壅，进而化火、生风、成痰（水），三者互为因果、兼夹，表现为"火动风生""风助火势""痰因火动""风动痰升""气滞津停""血不利则为水"等病理演变，终致风火相煽，痰瘀闭阻，进一步加重瘀热阻窍的病势。表明瘀热为致病之本，风、火、痰（水）为发病之标。同时瘀热炽盛，必然燔灼阴津，耗伤正气，因实致虚，肝肾暗伤。可见，不论风、火、痰、虚，皆因瘀热而起，瘀热阻窍是缺血性中风的中心病理环节，而其他病理因素皆处于从属地位。瘀血阻滞脑窍，血瘀则气滞，气滞则血瘀，气血壅滞脑窍，不能顺降；郁而化热，而致瘀热搏结，故脑中必然形成瘀热阻窍之证。瘀热留滞不去，势必损害脑元、滞碍神机。最终都会导致瘀热互结为患，阻塞脉道，使得血行不畅，造成各种神经功能缺失症状与体征，神昏偏瘫，由是而成。同时，瘀热互结，血热与血瘀互为因果，使得邪热稽留不退，瘀血久踞不散，内扰心神，造成各种精神神经症状，影响病人的生活质量。因此，可以认为瘀热阻窍是缺血性中风急性期的基本病机。

2. 缺血性中风瘀热互结的临床表现及辨证要点

缺血性中风急性期瘀热阻窍的典型表现是卒然昏仆，不省人事，或躁扰不宁，或昏蒙不语，或神志恍惚；半身不遂，肢体强痉拘急，口歪眼斜，舌强语謇，腹胀硬满，便干便秘；发热甚至高热；面色红赤或深紫；舌质红绛或紫暗，苔黄燥，脉弦滑数或结。患者的症状表现因瘀热的轻重不同而有很大的差异。血分瘀热不重者，脑络轻度受损，未及要害中枢，则瘀热阻窍的证候也轻而不典型，因无神志及腑实证候而类似李东垣所说的"中血脉"之证。症见面色轻度潮红，肢体偏侧麻木无力，舌质偏红，脉弦滑有力等。血分瘀热较重者，则脑络受损亦重，涉及重要中枢，瘀热阻窍较显而症状典型。表现为神昏躁扰、半身不遂、舌强语謇、腹胀硬满、大便秘结、身热面赤、舌红绛或紫，苔黄燥，脉弦滑数或结等，类似李东垣所指"中腑"（"内有便尿之阻隔"，可以伴有轻、中度神志障碍）之证。血分瘀热极盛，则脑络瘀阻，常伴有出血，侵害生命中枢，则瘀热之征更为显著，变证百出，演变迅速，常发生"中脏"，危及生命。下面简要介绍一下瘀热辨证的基本要点：

①体温：内伤所致的血热证，与外感所致者截然不同，往往并不表现为明显的体温升高，而以烘热、潮热、烦热、面赤为主，夜间表现较为明显；②症状与体征：可表现为局部的刺痛、胀痛，口唇、眼周、面部紫黑，血管扩张，色泽紫暗，球结膜等处充血、渗出，或有瘀点、瘀斑，趾甲青紫；口渴但漱水不欲咽，肌肤甲错等；③精神神志变化：烦躁不宁，神昏谵语，或昏聩不语，神志昏蒙，如狂发狂等；④舌诊脉象：舌质红甚或红绛，舌体青紫或有瘀斑，舌下静脉曲张，脉象细数或结代，或涩。

3. 凉血散血法为治疗中风瘀热互结的基本治法

凉血散血可以消散脑中有形之蓄血，以免郁结生热，热与血搏；同时通脉散瘀可以畅通周身血行，孤立热势，以免血与热结，损伤正气，耗灼阴津，而致血液稠浊。血热易生风，血行风自灭，行血散血可有效地防止动风及酿痰。故治疗当以凉血散血为基本大法，凉血法的主要作用如下。一为凉血分之热：血凉则热自清，不致煎熬血液成瘀；散血可以孤其热势，不致与热搏结，从而阻断病情的发展；二为散血中之瘀：消散血中之瘀，可以通畅络脉，凉血可防止瘀郁生热，化火酿毒；凉血可以清血中之热，止妄行之血，血凉热清则肝风痰火自平，不致迫血妄行。血凉则热清，不致煎熬血液成瘀；瘀化则脉络通畅，不致瘀郁生热。

4. 凉血散血方是治疗中风瘀热互结的基本方剂

凉血散血方是王灿晖经验方，以《千金方》犀角地黄汤进行加味，组成为水牛角、桑寄生、当归、赤芍药、白芍药、生地黄、丹皮、丹参、夜交藤、合欢花、合欢皮、茯苓、茯神、菖蒲、郁金。本方以水牛角凉血清心解毒为主，配伍生地黄凉血养阴清热。赤芍药、白芍药、牡丹皮、丹参既能凉血，又能散瘀；以上为全方之骨干，亦基本是犀角地黄汤原方。配伍夜交藤、合欢花、合欢皮以解郁安神；配伍菖蒲、郁金芳香开窍，行气解郁，少佐当归、桑寄生、茯苓、茯神养血健脾安神，补益肝肾。本方的特点为凉血与活血散瘀并用，针对的是热与血结，瘀热阻窍的核心病机，同时有兼顾到瘀热阻窍的兼见证候。其中水牛角可以用至20～30g。如气虚明显，可以加用黄芪20～30g，太子参15～20g；头痛甚者，可以加用僵蚕、菊花；眩晕明显，系肝阳上亢者，可以加用珍珠母、茺蔚子；脘闷纳呆者，可加白术、茯苓、薏苡仁或藿香、佩兰；伴呕吐者，可加竹茹、姜半夏；抽搐者，可加僵蚕、钩藤；便秘、口臭者可以加用大黄（后下）。

（三）椎－基底动脉系统短暂性脑缺血发作

1. 病机分析

作者认为，VB－TIA 尽管病因病机复杂，但主要的基本的病机为"精枯血滞，水不涵木"。此是滋肾活血息风法治疗本病的主要立法依据。"精枯血滞，水不涵木"原为温病后期温邪深入下焦的病机变化。尽管本病的眩晕属于中医学内伤病范畴，其形成的病因不是温热病邪，但在病变过程中可出现精亏、血瘀和肝风相似的病理变化。该病绝大多数见于老年患者。"年四十而阴气自半"，肾阴精渐亏，或患者素有他病，"久病及肾"，或因久坐、伏案等生活失于调适等，终致肾精亏损。肾精亏损无以荣骨，致骨质退变，椎孔狭窄；肾精亏损不能生髓充脑；肾精虚损又是促发本病血瘀、肝风的重要病理基础。肾阴精不足，脉道滞涩，津枯血滞；肾精不能化生元气，元气虚衰，鼓动无力，血行不畅，形成瘀血，瘀血在内，阻滞脑络，血液不能上奉养脑。肾阴精不足，肝所失养，致肝肾阴亏，肝阳上亢，肝阳化风，上扰清空。这三者均能导致本病的眩晕发作，其中肾精亏虚为根本，瘀阻脑络为又一重要基础，肝风上扰为急性发作的关键。正是基于本病精亏、血瘀、肝风基本病机的认识，因此认为滋肾活血息风法是治疗本病肾虚血瘀型的一重要治法。

2. 滋肾活血息风汤的应用

作者认为，滋肾活血息风法治疗本病的作用机理主要表现在以下 3 个方面：补肾填精，以治其本；活血通络，改善脑部供血；平肝息风，控制眩晕发作。作者自拟滋肾活血息风汤，全方由何首乌、女贞子、杜仲、川芎、丹参、葛根、地龙、白蒺藜、天麻等组成。方中何首乌、女贞子滋补肝肾之阴，以治其本。杜仲补肾壮骨，其性温而不燥。肾阴精不足者，即使无肾阳亏虚表现者，据"无阴则阳无以生，无阳则阴无以化"和"善补阳者阴中求阳，善补阴者阳中求阴"，在填精的基础上也应当配以温补肾阳之品，可以提高疗效。正如叶天士在《临证指南医案》中说："凡此皆肝肾脏阴本虚，填补之中，微逗通阳为法，以脏液虚，不受纯温药耳"。老师还常用巴戟天、补骨脂、鹿角霜等药，力避桂、附等大辛大热之品，恐有耗损真精之虞。方中川芎、丹参、地龙、葛根活血化瘀、通利脉道；白蒺藜、天麻平肝息风。诸药合用，标本兼治，通补同施，阳中求阴，活血祛风，使肾精足以充养脑髓；气血畅而瘀血得以化散；肝风平而眩晕自除。现代药理研究表明该方中有多种药物，如何首乌、女贞子、杜仲等能够降低血脂，减轻动脉粥样硬化斑块形成。何首乌、女贞子有类似维生素 E 作用，抗氧化，抗衰老，保护脑细胞等。杜仲、天麻具有明显的降血压功效。方中还有川芎、丹参、葛根、地龙、白蒺藜、天麻等能降低血液黏度和纤维蛋白原、抗血小板聚集、改善血流速度、改善微循环等作用。总之，该方能阻断和逆转本病的发展，故验之临床，疗效颇宏。

3. 临证要点

（1）辨病辨证相结合　王灿晖治疗本病重视辨病辨证相结合，他认为本病不同于一般眩晕，有其自身病因病机的特殊性。精虚、血瘀和肝风是本病的基本病机，这是说其"常"，但由于特殊的个人体质等原因，并非尽然，如脾虚、气虚为主者也可见。肾阴精亏虚，症见眩晕，耳鸣，腰膝酸软，遗精滑泄，神疲健忘，少寐多梦，或兼有五心烦热，颧红，咽干，舌嫩红少苔，脉弦细数等阴虚内热之象。血瘀，症见眩晕，多伴有头痛、心烦少寐，健忘或肢体麻木，舌质暗红或紫暗，或舌尖有痕斑点，或舌下络脉痕紫，脉多细涩或弦细等。其眼底检查可见眼底动脉呈粥样硬化改变，血压偏高或不高，血流变学检查多为全血黏度增高。肝风，症见眩晕耳鸣，头痛且胀，遇劳、恼怒加重，手足抖动、蠕动、头摇、震颤、抽动、项强、角弓反张，甚至昏仆，多伴情绪急躁、失眠多梦、腰膝酸软，或颜面潮红，舌红苔黄，脉弦细数等。其血压一般高于正常。以上肾精亏虚、瘀阻脑络、肝风上扰的辨证要点则是滋肾活血息风法临床运用的具体指征。

（2）分清标本，权衡虚实　作者认为本病的临床过程可分为两期：缓解期和急性发作期。两期临床表现明显不同，反映其内在的病机有所偏重，因此治疗也应有所差异。本病大多数时间处于缓解期，该期以肾阴精不足本虚者为主，与血瘀并现，少数兼见肝阳上亢表现，几乎无风动征象。治疗当以补肾填精固本为主，辅以活血化瘀。肾阴精不足者，宜滋补肾阴，药用生地黄、熟地黄、女贞子、旱莲草、何首乌、白芍、当归、枸杞子等。如有肾阳虚表现者，在填精生髓的基础上，加以温补肾阳，药用杜仲、肉丛蓉、淫羊藿、补骨脂、菟丝子等。在急性发作期，以肝阳上亢、肝阳化风为主要表现，本虚之象有所掩盖。治疗总以平肝息风为大法，或与滋补肝肾并用，辅以活血化瘀。据阴液亏损程度不同，平肝息风法在具体使用上又有所不同。若肝风初起，阳亢为主，阴虚不显，仅见眩晕头痛，耳鸣目赤，急躁易怒，伴有腰酸膝软者，即肝阳上亢证，治疗以平肝息风为法，方选天麻钩藤饮。若证偏虚者，夹有阳气亢逆，症见肢麻震颤，眩晕欲仆，甚则突然昏仆，不省人事，转化为中风者，即为肝阳化风证，治以滋阴潜阳息风为法，方用镇肝息风汤。活血通络，不仅适用于本病缓解期，还是本病急性期的一个重要治法。其与平肝息风法联合使用，能迅速控制急性发作。

（3）辨识兼证，灵活组方 作者强调在临床运用滋肾活血息风法的过程中，要注意辨识兼证，因证用药，灵活配伍。老年患者，肾虚者最多，但兼见脾虚、气虚亦不少。症见眩晕动则加剧，劳累加重，面色苍白，唇甲不华，神疲倦怠，心悸气短，饮食减少，舌质淡，脉细弱等。结合西医辨病，该类患者平素体质虚弱，或伴有贫血、体位性低血压等病。对于此种情况，当配合健脾、益气法，药如黄芪、党参；兼血虚者，还可加当归、白芍等。若以脾虚、气虚为主要表现者，则非本法所适宜，应转为健脾、益气、升清等法，用醒脾开胃法。培补肾精之品均为滋腻之药，重镇潜阳之药都是质重性寒之物，二者均易使脾胃呆滞，妨碍其运化。因此，每在滋肾潜阳药中加入陈皮、谷芽、麦芽、砂仁等健脾开胃药，慎防脾胃受伤。本病眩晕中，夹痰者也很常见，症见眩晕而头重，胸闷身困，食少多寐，恶心呕吐，耳鸣耳聋，舌苔白腻，脉濡滑或弦滑，治宜伍以健脾化痰之法，药用白术、姜半夏、茯苓等。

4. 病案举隅

患者刘某，男，42 岁。主因头晕反复发作 1 年余，加重 1 周。患者 1 年来，时发头晕，视物旋转，1 月数次，每次发作历时短暂，数秒至数分钟不等。曾作经颅多普勒超声示：椎 – 基底动脉供血不足。并予尼莫地平、肠溶阿司匹林以及川芎嗪片等中西药治疗，其效不显。近 1 周因操劳过度，病情加重，眩晕发作频繁，最多者日达 3～4 次，且持续时间也较前延长，时感一侧颜面、肢体麻木，言语不利，旋即自缓，伴心烦不寐、神疲乏力、腰膝酸软，舌嫩红、少苔，脉弦细。既往有高血压病史 2 年。查体：血压 150/95mmHg，余无特殊。中医诊断：眩晕（肝肾阴虚，阳化风动）；西医诊断：①VB – TIA；②高血压病。治以滋肾息风，佐以活血通络。处方：何首乌20g，女贞子12g，生地黄12g，杜仲12g，川芎10g，丹参20g，葛根30g，地龙12g，白蒺藜12g，天麻12g，炙甘草3g。服药 5 剂，眩晕发作基本消失。后又以上方出入，继服 2 月，以防复发。随访半年，患者眩晕等症未再发作。

（四）冠心病

冠心病是指冠状动脉粥样硬化导致心肌缺血、缺氧而引起的心脏病。由于目前在病因和发病机理方面尚未完全阐明，故给本病的防治带来了一定的困难。王灿晖在诊治本病的医疗实践中，除了从总体方面掌握其病变规律进行辨证论治外，并重点围绕心绞痛，心律失常，及其缓解期的治疗进行了研究探索，收到了良好的治疗效果。

1. 调气血、化痰瘀控制心绞痛

王灿晖治疗心绞痛的基本思路是以迅速控制疼痛为急务，以调气血、化痰瘀为立法重点。他认为：冠心病心绞痛发作时其病机多属本虚标实，本虚主要是指本病的形成是由机体的阴阳、气血虚衰而导致阴阳偏颇、气血失调的结果；标实是指心绞痛发作时在病机上可表现为气血的运行失调、痰瘀痹阻的实证变化。根据多年的临床经验和体会，他在诊疗本病时，本着"急则治其标"的原则，针对其病机特点制定了以行气化痰，活血化瘀为主要的治疗方法，并在此基础上结合阴阳气血、寒热虚实的具体变化灵活化裁，随证加减。

基本方：瓜蒌仁、广郁金、苏罗子、细辛、丹参、川芎、玄胡索、失笑散。

随证加减：气虚较著见气短、胸闷、心悸者加党参、黄芪、黄精、五味子；阴虚明显症见舌红、口干、脉细数者加生地、首乌、玉竹，方中细辛、川芎易以赤芍、葛根；心肾阳虚，寒凝胸中而见心胸冷痛，遇寒即发，形寒肢冷，腰酸溲频，舌淡脉迟者加桂枝、荜拔、淫羊藿、补骨脂。

经多年的临床观察，运用上述治法，一般在一周内疼痛即可消除或明显减轻或发作次数显著减少，奏效迅速者服药1~2剂后疼痛即可缓解，服药二周后病情即可趋于稳定，心电图改变亦见好转或明显改善。

2. 补虚祛实、调整心脉治疗心律失常

心律失常是冠心病的常见表现，临床除见过速、过缓的频率异常外，还常有"早搏"、"歇止"的节律失常。王灿晖认为其病机为阴阳偏颇，主司气血运行的心脉失调所致。指出治疗本病时首先要从整体上辨别阴阳气血盛衰的不同类型，而后结合心律失常的具体表现进行制方用药，并提出下列用药思路：

益气：党参、黄芪、黄精、五味子。

温阳：附子、桂枝、补骨脂、淫羊藿。

滋阴：生地、首乌、女贞子、黄精。

养血：熟地、当归、枸杞子。

理气：苏罗子、降香、郁金。

活血：丹参、赤芍、葛根、川芎、红花。

化痰：瓜蒌仁、胆星、半夏。

清火：黄连、苦参。

宁心：酸枣仁、柏子仁、石菖蒲。

上述药物可根据具体的证候进行配伍组合。王灿晖认为：心动过速者其病机大多在阴血或气阴两虚的基础上伴有心脉失调或心火亢炽或兼痰浊。所以治疗一般多以滋养营阴或补益气阴之品以固其本，合以活血宁心之品以调其心脉。其中滋养营阴多以增液汤、加减复脉汤为主方；补益气阴常用生脉散或合以增液汤；活血宁心常用丹参、赤芍、葛根、菖蒲、远志、酸枣仁等。若伴心火亢盛，口苦心烦，舌尖红赤者，则加用黄连、苦参、山栀；兼夹痰浊，胸闷，苔腻者加用半夏、胆星。心动过缓之证多因心气不足，血脉瘀滞运行不畅所致，其中有偏于阴虚和偏于阳虚的不同。证属气阴两虚者，治疗亦以生脉散、加减复脉汤为主方，适当加入活血通脉之品；偏于阳虚者，常以党参、黄芪、补骨脂、淫羊藿、菟丝子等组成基本方以温阳益气，酌配丹参、赤芍、川芎等活血之品以通心脉；若为阴寒偏胜者可加入附子、肉桂、细辛等辛散温通之品，振奋心阳，鼓动血脉。无论是心率过快或者偏缓，凡伴见"早搏"等节律不齐征象的均须在原方中酌加菖蒲、远志、真珠母、龙齿、当归、茯神等宁心之品，每可收到良效。

3. 养心补虚，兼运气血调治缓解期

在心绞痛发作控制以后，病情虽缓解而趋于稳定，但病人固有的虚损病变则常常表现得比较明显，或见阳虚气弱、或呈阴血亏虚。病机不仅限于心之虚损，而且可兼及肝肾亏损。心之血脉瘀阻虽获缓解，但其气血运行不畅的病变仍有不同程度存在，有时还可兼夹痰浊痹阻。因此，王灿晖对于冠心病缓解期的治疗，除重点补益虚损外，还适当参以疏理气血，必要时兼以化痰行瘀。具体用药时，在补益虚损方面，以加减复脉汤为主方酌加黄精、首乌等；偏于阳气虚弱的则以黄芪、党参、淫羊藿、补骨脂、附子、桂枝等为主组方。随证加减；在活血通脉方面，常用丹参、赤芍、郁金、葛根、生蒲黄等；化痰主用瓜蒌仁、半夏等。多年的临床观察表明，冠心病缓解期，应用上述治法，不仅可消除胸闷、气短、心悸等见症，增强病人的体质，而且还能有效地控制心绞痛的反复发作。有些心肌梗塞患者，经治疗病情缓解稳定后，按上述原则调治，同样可以取得较好疗效。王灿晖指出：本病缓解期的调治必须持之以恒，坚持长期服药，才能获得比较巩固而稳定的疗效，临床也发现有些病人经一阶段的治疗，病情刚趋稳定即过早停药，以致病情又有反复，甚至较前更为严重，所以临床必须予以足够的重视。

4. 病案举隅

冯某，男，65岁，1990年2月4日诊。患者有"冠心病"三年余，经常

胸闷气窒，甚或胸部绞痛，心悸阵作，一直以西药治疗。三天前开始心前区绞痛明显加剧，不仅程度较以往严重，而且发作频繁，缓解时间短，持续时间长。昨晚因胸痛剧烈入某医院急诊，诊断为"急性前壁心肌梗塞"，救治三天，病情仍无明显好转。王灿晖前往会诊，诊见心痛时作，痛势颇剧，心烦不安，肢冷唇青，脉象微弱。综合脉证分析，证属心阳不运，阴寒凝滞，心脉痹阻，有亡阳厥脱之虞，急拟温阳散寒，活血通脉之法。方用：淡附片10g，红参10g，五味子5g，黄精15g，细辛4g，桂枝6g，丹参12g，川芎10g，赤芍10g，干姜3g，甘草3g。每剂煎2次，每日服药3次。服药3剂后胸痛即止，肢冷转温，脉有起色，精神亦转安宁。继以生脉散、复脉汤加减调治，两周后病情即趋稳定，至今未再复发。

（五）慢性支气管炎

慢性支气管炎，多见于老年人，临床以咳嗽、咳痰、气喘为典型表现，早期病变较轻时，多在冬季发作，春暖后缓解，晚期病情加重，症状长年存在，不分季节，且可并发肺气肿、肺动脉高压和右心肥大，严重影响健康。王灿晖在诊治本病的过程中，重视对病变机理的研究，强调治疗当据标本缓急的原则，权衡虚实，分清主次，立法制方，机圆法活。

1. 析病机，着眼气郁血瘀

一般来说，慢性支气管炎的病理变化有虚实两种情况，实者多为外邪、痰浊等壅阻肺气，其中外邪感染是慢性支气管炎急性发作的主因，痰浊之邪多为在病变过程中或邪热煎熬肺中津液炼液为痰，或肺气失于宣肃，津液不能敷布，停聚于肺而成痰浊，也可为机体素有痰浊内留。虚者多为元气不足，肺肾摄纳失常所致。另外，脾经痰浊上干，中气不足也是本病的致病因素。王灿晖根据上述认识，对本病的发生发展全过程进行了系统的观察和分析，并结合西医学的认识，提出本病的病理变化不仅有肺气的郁滞，而且尚有血脉瘀滞的病理因素存在，特别是在病变的晚期，这一因素更为明显。现代病理研究表明，在慢性支气管炎并发肺气肿、肺源性心脏病时，有明显的肺动脉高压和肺循环障碍，表现为肺毛细血管壁损伤、管腔纤维化和闭塞、血栓形成、肺小动脉增厚、狭窄等所致的肺毛细血管数量和横断面显著减少、微循环障碍、血流阻力增大等变化。这在理论上与中医学的血瘀学说基本一致。再证之于临床，慢性支气管炎晚期常见的颈静脉显露，唇甲紫绀，舌质紫暗等表现，均为瘀血的征象。所以王灿晖在诊察本病时，重视瘀血的病理因素，治疗中注重活血化瘀法的运用，不论是在急性发作期，还是在慢性缓解期，用药时常配伍丹参、川芎、赤芍、桃仁、红花等，有时三棱、莪术也可加入，意在活血化瘀，改善肺循环，协助肺功能的恢复。

2. 论治则，贵在权衡虚实

王灿晖认为：慢性支气管炎在反复发作的过程中，常常可以出现虚实夹杂的复杂局面，虚者主要表现为固有的肺、脾、肾三脏的亏虚，或为气虚，或为阳虚，或为阴虚，或为阴阳俱虚；实者除表现为外邪内侵以外，还可表现为痰浊蕴阻，血脉瘀滞，其中外邪为致病主因，痰、瘀多为继发之病理因素。对于这种虚实夹杂的情况，诊治时必须在全面分析的基础上，权衡虚实主次，分清病变类型，而后确定治疗的先后主次和具体的治法方药。一般来说实证为主的治以祛邪为先，根据具体的证情，或祛痰饮，或清痰热，或化痰瘀；在表者解之，在里者清之、化之、温之、逐之。虚损为主的则重在补虚，或益肺，或健脾，或补肾，阳虚者温阳、阴虚者滋阴、阴阳俱虚者双补阴阳。若邪实与正虚俱显者则须扶正祛邪兼施。另外，本病在急性发作渐趋缓解时，患者可表现出一种邪势渐退而正虚之象渐显的正虚邪恋的局面，此时治疗若仍一味祛邪，则可使正虚之变进一步加剧；但若转手扶正，则又有恋邪之害，易致病情反复。正确的治法应是祛邪之中兼以扶正或扶正之中佐以祛邪，这样才能收到邪退正复的治疗效果。

3. 制新法，善用"清"与"宣"

慢性支气管炎由于病情迁延，反复发作，常有明显的肺、支气管组织结构的破坏和生理功能障碍，防御能力下降，招致外邪入侵引起急性发作，每次急性发作都会不同程度地加重肺、支气管损害。因此，有效地控制和预防慢性支气管炎的急性发作是防治本病的重要措施。为了进一步提高本病的治疗效果，王灿晖在运用传统治法的基础上，经过反复研究总结出了两个较为满意的治法，验之于临床，疗效确切。

（1）清肺化痰法 本法由白毛夏枯草10g，平地木20g，金荞麦20g，鱼腥草20g，百部10g，前胡10g，白前10g，瓜蒌仁12g组成。用于慢性支气管炎急性发作或急性支气管炎咳嗽、痰多之证，具有良好的清肺消炎，止咳化痰之功效。王灿晖认为慢性支气管炎急性发作多为外邪入侵与内伏之痰相搏为患，其中感染外邪乃发病之主因，所以清肺祛邪，消炎抗感染当属治疗之重点，化痰亦为廓清病理因素的必要手段，全方体现出"清""化"两大治疗特点，由于本法主要针对肺部炎性病变而设，所以对邪热在肺者疗效显著，对寒邪束肺者经适当加减亦有效果，其中痰热较盛，咳痰黄稠者可加黄芩、桑白皮、贝母；寒痰较重痰涎清稀，舌苔水滑者加细辛、半夏、干姜；气急气喘明显者加麻黄、款冬、葶苈子。根据临床观察，上方一般服用 3～5 剂后即可奏效，若无其他证候兼夹病情即趋于恢复。

（2）祛风宣肺法　本法由荆芥 10g，防风 10g，蝉衣 10g，僵蚕 10g，双钩藤 12g，木蝴蝶 5g，忍冬藤 20g，蒸百部 10g，连翘 10g，甘草 3g 组成。具有祛风宣肺，利咽止咳的作用。用于慢性支气管炎或急性支气管炎表现为咽燥作痒，痒则作咳，咳则连声不断而无痰者。本证临床表现具有下述特点：其一，伴有明显的咽痒咽燥见症。其二，咳嗽频作，呈呛咳状，咳则连声不断，有时彻夜难眠。其三，基本无痰。本证证候并不复杂，但治疗却常难以获效，许多病例可迁延月余而难愈。王灿晖认为本证属风邪作咳，病虽属肺，但病位主要在咽喉，病机重点为邪客咽喉，肺气失宣，治疗的关键在于祛风利咽，宣开肺气。临床实践证明本法确具独特疗效，一般服药 1～2 剂后咳嗽即可显著减轻，表现为咽痒渐除，喉道爽利而咳嗽渐止。方中虽有荆芥、防风等疏风发散之品，但应用过程中并未发现明显出汗的现象，因而不必顾虑其有发汗耗津之弊。

4. 病案举隅

陈某，男，65 岁，1994 年 12 月 6 日诊。患者有"慢性支气管炎"病史20 年，每于冬季易发，半月前因外感引发宿疾，发热（T39.1℃），咽痛，咳嗽，咳痰，气喘。经西医抗感染，止咳平喘治疗后，发热、咽痛渐解，但咳嗽不止。王灿晖诊之，咳嗽频作，咳声重浊，咳甚则胸痛，咳痰黄稠，量较多，气喘气急，胸闷，口苦，舌暗红有紫气，苔黄腻，脉滑。认为此为新感、旧疾并病，新病痰热壅肺，旧疾肺脏气血郁滞，现病变以新病为急，故治当以清肺化痰为主，兼以疏理肺经气血。白毛夏枯草 10g，平地木 20g，金荞麦20g，鱼腥草 20g，百部 10g，前胡 10g，白前 10g，葶苈子 10g，款冬 10g，丹参 12g，郁金 10g，川芎 10g。服药 5 剂，诸症悉平，继以补益肺气，疏理气血之法调治而愈。

（六）哮喘

支气管哮喘可归于中医"哮证""喘证"范畴。哮喘的发生是由于外邪犯肺，肺失清肃，痰恋于肺，肺气闭合，气机阻滞所致。哮喘发作时常表现为呼吸急促，喉中哮鸣有声，咳喘偶作，有痰或痰盛；缓解期主要表现为易感，气短、劳累、饮食不当、气候变化均可诱发。王灿晖对于哮喘的总体治疗原则是：发作时清热化痰、祛风解痉、活血养神，缓解时养阴生津、滋补肺肾。

1. 发作期的治疗

（1）从热论治　哮证的发生为宿痰内伏于肺，正如《症因脉治·哮证》指出："哮病之因，痰饮留伏，结成窠臼，潜伏于内，偶有七情之犯，饮食之伤，或外有时令之风束其肌表，则哮喘之症作矣"。即为宿痰，必久伏于内，郁久必有热生，哮喘反复发作，热蒸炼液成痰，顽痰易与热胶结。临床上亦常见哮喘患者合并肺部感染，或因上呼吸道反复感染而使哮喘复发或加剧。此为哮喘病发病及演变规律，当寒象不著时，均可从热辨治，尤其体型偏壮实，气粗息涌，汗多者，更可早做热痰相结之治。所以清热化痰法可始终贯穿发作期全程。若咳痰或喉中痰鸣作响，无论痰色深浅，王灿晖都认为伏痰暗与热结，壅塞气道，肺失清肃而上逆，常用鱼腥草30g，金荞麦20g，桑白皮10g清热化痰，质稠痰多者热结更甚，或加银花15g，黄芩10g，知母10g加大清热力量，喘甚伴痰多者加虎杖10g，石韦10g，苦参10g。现代医学认为哮喘主要病变是慢性气道炎症，其病理改变是造成哮喘患者气道通气障碍的主要原因。王灿晖主张循症辨病，围绕主症来辨别疾病性质和进程。咳痰是气道炎症的外在表现，王灿晖认为有痰即有炎症变化，痰量多少在一定程度上可以反映哮喘并发炎症的程度。清热药在哮喘发作期可以起到消炎、控制感染的重要作用。

（2）从风论治　传统认为哮喘发病病因与外感、饮食、情志及体虚有关，尤其在春、秋季易发病者，多为致敏源刺激诱发、起病急，常见于过敏性哮喘。然王灿晖认为究其根本，是过敏反应造成支气管炎症。也就是说，过敏性体质的人对于灰尘尘螨或细菌感染以及某些食物比一般人反应敏感，主要表现在气管狭窄痉挛上，体弱和情绪紧张激动的时候更加容易发生。王灿晖认为，过敏体质者往往易受风邪。哮病的发作前多有鼻咽发痒、喷嚏等外风表现的先兆症状，而后气道挛急，呼吸急促困难，张口抬肩等内风表现，而这些"风邪"症状既不同于病毒细菌感染的感冒症状，亦不似出现神志改变的"动风"症状，它只是从表现上与风邪致病的特点相同。风邪犯肺，肺失宣肃，气道痉挛，治疗理当祛风解痉，王灿晖常在主方中选择加用荆芥10g，蝉衣10g，防风10g祛外风，炙地龙10g、钩藤20g止内风，以达到止痉助平喘之效。临床与实验室检查结果表明，祛风解痉法能降低易感性，降低呼吸道阻力，并且能改善肺功能。药效学的研究机制证明，祛风解痉法具有拮抗组织胺和乙酰胆碱对平滑肌的收缩，对大鼠卵蛋白被动皮肤过敏试验有明显的抑制作用，并能明显增强呼吸道的排泄酚红作用。

（3）从瘀论治　哮喘反复发作，迁延不愈，肺气闭阻，宣降失常，必然会影响肺脏布津行血，使津聚成痰，血滞为瘀，痰瘀相互为患。所谓久病成瘀，现代医学研究发现，在发生气道高反应的哮喘患者支气管肺泡灌洗液中嗜酸粒细胞增加。嗜酸粒细胞被激活后可释放血小板活化因子、前列腺素、组胺、氧自由基、神经毒素等炎性介质，由此可导致气道上皮损伤破坏，支气管平滑肌收缩、增厚，血管通透性增加，黏膜瘀血、水肿，炎性分泌物增多。王灿晖认为，对瘀证的治疗只是起到辅助化痰的作用，以防止痰瘀互结后痰更不易化。因此在哮喘反复发作阶段，均可酌情选择配伍养阴活血利水药，如丹参 12g，炒赤白芍各 12g，葶苈子 10g。另外王灿晖指出，葶苈子利水消肿，对于咳喘日久，伴感染的患者可以起到防止肺水肿的效果。

（4）从情志论治　从病因方面来说，情志不遂，肝气郁结，木不疏土；或郁怒伤肝，肝气横逆，木旺乘土，致脾失健运，水湿蕴成痰浊，久蕴于肺，伺机作哮。从发病方面来说，情志不遂，肝失条达，气失疏泄，肺气闭阻，或郁怒伤肝，肝气上逆乘肺，肺失肃降，哮喘作。现代研究观察，当患者紧张不安、怨怒、情绪激动，会促使哮喘发作，一般认为是通过大脑皮层和迷走神经反射或过度换气所致。而哮喘的炎症反应亦与自主神经支配功能密切相关，王灿晖在哮喘病组方时喜用合欢皮 10g 与金荞麦 20g 配伍，除合欢皮有明显的祛痰利肺和血之用以外，还取其宁心安神之功，顺利情志，调节自主神经，有助于哮喘的预防和控制。

2. 缓解期的治疗

哮喘较为顽固，易于反复发作，迁延难愈。部分儿童、青少年至成年时，肾气日盛，正气渐充，辅以药物治疗，可以中止发作；中老年、体弱病久，肾气渐衰，发作频繁，耗伤肾气者则不易根除。由此可见，肾气的充足与否与哮喘病的治疗密切相关，所以补肾为缓解期的主要治法之一；而哮喘反复，直接耗伤肺脏气阴，在缓解期容易出现气短，小咳，所以补肺养阴益气可以更好的巩固治疗效果，预防哮喘的发生。王灿晖结合现代医学，认为预防支气管哮喘复发是治疗哮喘病的重要环节，而气道变性炎症是引起哮喘不断复发的重要病理基础，对于哮喘防治，遵循"未发时扶正为主"的原则，王灿晖主张滋补肺肾配合养阴祛风以改善患者的过敏体质，降低其气道反应性。常用药物有太子参 20g，麦冬 10g，五味子 6g，巴戟天 10g，肉苁蓉 10g，菟丝子 10g，防风 10g 等，可收巩固并防止哮喘发作之效。药理研究表明，淫羊藿、巴戟天、菟丝子等温肾之品能改善哮喘患者下丘脑 - 垂体 - 肾上腺皮质功能轴的紊乱，提高其兴奋性；此外，动物实验也表明这些药物有镇咳化痰、平喘之效。

3. 病案举隅

袁某，男，60岁，2008年4月26日初诊。哮喘病史，平素经吸入糖皮质激素及沙丁胺醇病情控制，但反复迁延，经年不愈，常于夜间加重，发作甚时可致昏厥。患者体实，平素易感，现见：咳嗽气喘，痰多色白，汗多，夜寐欠酣，二便可。处方：太子参20g，麦冬10g，五味子6g，麻黄8g，炙地龙10g，苦参10g，炙款冬10g，蒸百部10g，金荞麦20g，合欢皮10g，炒白芍12g，丹参12g，防风10g，甘草5g。共14剂，水煎服。二诊，两天前咳喘甚，面色发黄，甚时不能言语，咳痰多，拟清肺化痰消炎，并嘱其继服西药。处方：瓜蒌仁12g，葶苈子10g，鱼腥草30g，金荞麦20g，桑白皮10g，平地木20g，银花15g，黄芩10g，苦参10g，虎杖10g，蒲公英30g，炙款冬10g。共14剂，水煎服。三诊：喘仍甚，痰仍多，呈脓白色状。处方：瓜蒌仁12g，葶苈子10g，石韦10g，鱼腥草30g，平地木20g，金荞麦20g，合欢皮10g，银花15g，黄芩10g，苦参10g，蝉衣10g，五味子6g，菟丝子10g，炙款冬10g，蒸百部10g，甘草5g。共14剂，水煎服。四诊：咳痰气喘大减，唯夜寐仍欠安，处方：瓜蒌仁12g，炙地龙10g，石韦10g，葶苈子10g，炙款冬10g，蒸百部10g，鱼腥草30g，平地木20g，金荞麦20g，合欢皮10g，黄芩10g，银花15g，苦参10g，太子参20g，五味子6g。共14剂，水煎服。五诊：症情稳定。处方：太子参20g，麦冬10g，五味子6g，巴戟天10g，苁蓉10g，鱼腥草30g，金荞麦20g，平地木20g，黄芩10g，瓜蒌仁12g，炙地龙10g。共14剂，水煎服。七诊：病情稳定。咳喘无发作。处方：黄芪20g，太子参20g，麦冬10g，五味子6g，生地15g，山萸肉10g，怀牛膝12g，巴戟天10g，苁蓉10g，金荞麦20g，菟丝子10g，丹参12g，防风10g，炙地龙10g。共14剂，水煎服。

按：此案例中途反复，源其哮喘病史近20年，王灿晖在治疗上少用麻黄类平喘力量较强的药物，而是循序渐进，思路明晰，发作期即使症状反复明显时亦不改处方思路，坚持以清热化痰止咳，安神活血祛风之法收平喘之功。王灿晖处方不喜急功近利，此案治疗时长半年，但其疗效稳定，缓解期哮喘治疗始终控制良好，在后来一年随访中哮喘未有再发。

（七）慢性萎缩性胃炎

在长期的临床实践中，王灿晖对慢性萎缩性胃炎（CAG）的诊疗积累了丰富的经验，他认为，对该病的治疗应当在把握基本病机的基础上，采取辨病与辨证相结合，方可收到满意的疗效。现将王灿晖诊治慢性萎缩性胃炎的学术思想简要探讨如下。

1. 脾虚胃弱，气机郁滞，胃络不和是 CAG 发生的基本病机

慢性萎缩性胃炎（CAG）是以胃黏膜腺体萎缩为特征的消化道疾病，其发生与幽门螺杆菌感染、胃肠运动障碍、免疫因素及心理因素有关。其临床表现以胃脘胀满或沉重感，疼痛，痞闷不舒，嘈杂纳少，大便溏薄为主要症状，属中医学"胃脘痛""痞满""嘈杂"等疾病范畴。

王灿晖认为，《素问·异法方宜论》"脏寒生满病"、《素问·五常政大论》"卑监之纪……其病留满痞塞"，均明确指出了 CAG 的病因。外邪内侵，或饮食不洁/不节，或情志不畅，或脾胃虚弱，其单一或综合作用，终致中焦气机不利，升降失常而发为本病。

（1）脾胃虚弱，胃失濡润是 CAG 发生的病理基础　脾胃同属中焦，为气机升降之枢纽，气血生化之源。胃纳脾运，燥湿相济，升降相宜，共同完成对饮食物的消化过程，使人体的气血充盛，气机条畅。若素体亏虚，或饮食失宜，或病后失调，或他病误治，均可使脾胃虚弱，胃失濡润，中焦气机升降失常，致胃黏膜腺体血供不足，腺体萎缩，而成 CAG 之变。

（2）气机郁滞，胃络不和是 CAG 发生的病机关键　气机郁滞，一般来说，多与肝主疏泄功能失常有关。但对于 CAG 而言，气机郁滞应当由下列原因导致：①情志失调，肝郁不畅，木来克土，导致中焦气机升降失常；②外邪袭表，内陷入里，直中脾胃，升降失司；③饮食失宜，中焦受损，运纳失常，气机被遏；④素体亏虚，或他病误治，均可使脾胃虚弱，气结中焦。CAG 过程中的气机郁滞，进而衍生火（热）与瘀两种病理结果。一方面气郁日久，"气有余便是火"，致胃热内生，更可以化火伤阴，灼伤胃阴；另一方面，气滞可以导致血流变缓，而见血瘀之证，加之"久病入络"，胃络失和，进一步加重瘀血。《临证指南医案·胃脘痛》云："（胃病）初病在胃，久病入络。"胃痛久而屡发，必有凝滞成瘀。同时阴液亏虚，经脉失濡，也可出现血瘀。血瘀可使胃黏膜腺体血运障碍，营养匮乏，促发 CAG，甚至发生恶变。可以认为，瘀血是 CAG 过程中产生的又一重要的病理因素。因此瘀血内停，胃络失和在 CAG 发病中也起到关键作用。阴伤与瘀血又反过来影响到气的升降出入，阻碍气机，致气机不畅。

2. 辨证辨病相结合，分清寒热虚实

对于 CAG 的辨证，王灿晖特别强调一定要与辨病相结合。辨证体现了 CAG 的动态过程，辨病则是重视了胃黏膜和消化功能的变化。王灿晖通过大量文献研究和多年临床实践经验积累，提出对 CAG 的辨证当首先分清虚实。

虚要辨明气虚或阴虚，实要区分气滞、血瘀与湿热。所以在临证实践中，将CAG常见证候总结归纳为下列几种证型：①脾胃气虚型：证见脘腹有堵塞感，不敢多进食，按之不痛，或胃痛绵绵，喜食喜按，饭后尤甚，嗳气食臭等。此为脾胃气虚，不能健运，胃失和降使然。②胃阴不足型：证见胃脘隐痛，口干口渴，大便干结，舌红少津，甚则无苔者。多由胃阴不足，失于濡润而致。③肝胃不和型：证见胃脘胀痛，攻窜不定，连及胁肋，得嗳气或失气则舒，情志抑郁或恼怒则复发或加重，大便溏结不调，舌苔薄白，脉弦。此乃肝郁气滞，木来克土所致。④胃络不和型：证见胃脘刺痛，食后或夜晚加重，舌质有紫气或有瘀点瘀斑，脉细涩。此乃胃络不和、瘀血内停而出现上述诸症。⑤湿热内蕴型：证见胃脘痞闷胀痛，口干而黏，纳呆，便溏，舌质红、苔黄腻，脉濡数。此乃湿热困阻中焦所致。

当然，在临床实践中，上述证型并不完全是单一出现的，有时是两个或两个以上证型兼夹出现，如脾胃气虚证兼有食滞内停证、胃阴不足证兼有湿热内蕴证，等等。还可能兼有其他病理因素，如寒、痰等。因此，王灿晖提出，对于CAG的辨证，一是不仅要厘清疾病的虚、实、寒、热，更要注意他们的相互转化，出现虚实相兼、寒热错杂等复杂证型；二是要宏观辨证和微观辨证相结合，在明确CAG中医辨证的基础上，开展现代医学检查，如胃镜检查、胃黏膜病理形态学检查、血幽门螺杆菌检测等，这样才能更完善、更准确、更本质地阐明CAG各证型的本质，为临床治疗的有效性提供前提和保证。

3. 养胃阴，补脾气是治疗 CAG 的大法

CAG病位在胃，胃阴不足、脾失健运，是CAG发生的病理基础，因此，养胃阴、补脾气是治疗CAG的根本大法。

（1）养胃健脾，理气和络是 CAG 的治疗关键　针对 CAG 的病理特点，结合胃黏膜病变特征，王灿晖提出，脾胃虚弱是 CAG 发病和转变的根本内因，气滞、血瘀是 CAG 发展过程中的重要病理因素。滋养胃阴、健运脾气、疏利气机、化瘀和络是 CAG 的治疗关键。素体亏虚，或既病日久，则阴津亏耗，胃络失养，脾胃气虚，运化无力，血行不畅；肝木克土，或邪聚难去，气滞不行，血脉瘀滞。养胃健脾可使胃阴渐复，脾运渐盛，脾胃消化功能得以恢复，理气可使气机条畅，胃纳正常，和络可以祛瘀生新。

（2）辛开苦降法贯穿于 CAG 的治疗全过程　王灿晖认为，CAG 是由多种原因导致的脾胃虚弱，升降失常，其基本的病理变化就是气机升降失常（脾胃升降失调）。CAG 病情复杂，常有多证同见，或虚实或寒热并存，同时饮食不慎、情志不舒往往又可诱发或加重病情，治疗时需要多方兼顾，从长计议，此时唯以恢复气机为基本要务。王灿晖宗张仲景之说，提出在治疗CAG的过程中始终和以辛开苦降，辛以开之，苦以降之，开可宣畅气机，降可通降下泄，达到脾升胃降、气机条畅，中焦功能方可恢复。

4. 健脾益胃汤为治疗CAG的基本方

王灿晖在明确CAG的发病机制和确立CAG的治疗方法基础上，自拟健脾益胃汤作为治疗CAG的基本方。全方由太子参、山药、白术、茯苓、石斛、川朴花、八月札、厚朴、鸡内金、白花蛇舌草、莪术等组成。太子参味甘质润，长于益气补脾，生津养胃；山药、白术、茯苓益脾气，养胃阴，助运化，石斛养胃生津，能促进唾液，胃液分泌，助消化，加强肠蠕动，上述药物与太子参合用，其益气养阴、健脾助运之效更佳；川朴花、八月札行气宽中以止痛，厚朴煎液能刺激消化道黏膜引起反射性兴奋，鸡内金消食化积以助运；白花蛇舌草寒凉苦降以泄郁久之热，具有增强机体免疫功能和促进巨噬细胞活性的作用，能促进黏膜充血、水肿、糜烂的消退、愈合，白花蛇舌草对肿瘤细胞有较强抑制作用，本方用此旨在预防CAG发生癌变；久病（痛）入络，故配莪术活血祛瘀以通络，且具行气消积之功。诸药相伍，甘润平和，补而不滞，润而不腻，理气而不香燥，活血而不破散，可使脾运健而胃气和，郁热清而气阴复，气血畅而胃痛止。

根据临床实际，结合证候偏于虚实气血的不同而加减应用。临证若以脾胃气虚为主，则加黄芪、砂仁健中和胃；若侧重胃阴不足，则加麦冬、沙参养胃生津；若见肝郁气滞，则加佛手、郁金条达肝气；若胃络失和，疼痛不已，则加延胡索、丹参活血止痛；若胃脘灼痛，消谷善饥，则加左金丸辛开苦降，清肝和胃；若湿热蕴结，则加半夏泻心汤辛开苦降，清化湿热；若食积难化，则加山楂、白芍提高胃液和胃酸的分泌量以助运化。若幽门螺杆菌（HP）检测（+），则加蒲公英解毒抑菌。

在药物治疗中，针对CAG的病理特点，在使用理气或化瘀药物时，必须注意保存胃阴。胃阴是消化水谷的重要物质基础，胃阴受损，则腐熟水谷功能呆滞、减退。胃阴之存亡，关系到整个人体生理功能的正常与否。《温病条辨·中焦篇》指出："盖十二经皆禀气于胃，胃阴复而气降得食，则十二经之阴皆可复矣。"

5. 脾胃功能决定CAG的预后与转归

慢性萎缩性胃炎（CAG）的发生以脾胃虚弱为基本病理基础，因此脾胃功能正常与否与CAG的预后密切相关。脾胃为后天之本，生化之源。脾胃功能正常，则生化有源，气血充而阴液复，根本固而防病进；反之，脾胃功能日衰，生化乏源，阴液亏耗而病势日趋严重。脾胃功能是 CAG 预后的决定性因素。健脾益胃有利于祛邪，在祛邪时亦须把握脾胃虚弱，以健脾养胃为治疗本病的抓手，阻断或延缓 CAG 进一步发展并逆转其病理。同时，应定期作胃镜及病理检查，防止疾病的突变。

（八）胆汁反流性胃炎

1. 病机探讨

现代医学认为，胆汁反流性胃炎是由于含有胆汁、溶血磷脂酰胆碱及胰液的十二指肠内容物反流入胃，破坏胃黏膜屏障，引起氢离子向胃上皮细胞内反渗，造成胃黏膜非特异性损伤和（或）慢性炎症、糜烂。其中发生于非手术胃的胆汁反流性胃炎，称为原发性胆汁反流性胃炎[1]。引起胆汁反流性胃炎的原因包括两个方面：①幽门解剖结构异常，由于幽门括约肌手术切除而导致功能缺损，最典型的就是毕Ⅱ式手术导致的反流性胃炎；②胃—幽门—十二指肠协调运动失调，目前认为是原发性胆汁反流性胃炎的主要发病机制。

尽管中医学没有胆汁反流性胃炎这一病名，根据其胃痛、呕吐苦水等临床表现特点，结合历代中医文献记载，多属于"呕胆""胆瘅""痞满""胃痛"等范畴。如《灵枢·四时气》曰："善呕，呕有苦，长太息，心中憺憺，恐人将捕之，邪在胆，逆在胃，胆液泄则口苦，胃气逆则呕苦，故曰呕胆"；《素问·奇病论》："有病口苦……病名曰胆瘅……此人者，数谋虑不决，故胆虚气上逆，而口为之苦"。王灿晖基于历代中医文献认识，多年临床实践观察，结合现代医学研究进展，指出其病因不外乎外感六淫、饮食不节、情志失调、劳倦久病等方面，其病位在胆胃，与肝脾密切相关，病理因素有气滞、湿热、痰饮、血瘀等，胃失和降，气机上逆为基本病机。本病主要责之脾胃升降与肝胆疏泄失常。生理上，脾胃为土而居中焦，主运化，为气机升降之枢纽，肝胆同属于木，主疏泄，协助脾胃共同消化食物；肝脾为脏，其气主升；胆胃属腑，以降为顺，二者升降有序，相互协调则水谷得运，气血乃生；正如黄元御在《四圣心源》中所云："木生于水，长于土，土气冲和，则肝随脾升，胆随胃降"。若情志不畅，郁怒伤肝，肝失疏泄，木旺克土，肝胃不和，或肝胃郁热，胃失和降；若外邪犯胃，或饮食失调，或劳倦久病损伤脾胃，以致脾胃升降失常，亦影响肝胆之疏泄，终致脾胃与肝胆气机升降功能失调，胆胃不降，肝脾不升，胃气上逆，胆汁反流而发呕胆、痞满、胃痛等证。

本病初起以实为主，病在气分，以胃失和降，气机逆上为主要表现，日久则邪气羁留，反复发作，消耗正气或素体虚弱，正不胜邪而出现虚实兼夹。或脾失运化，痰湿内生；或郁而化热，湿热内蕴；或脾胃虚弱，化源不足，气血亏损，久病入络，或手术损伤出现瘀血内阻，病及血分；正虚邪实，诸因素兼夹为患，出现虚实夹杂、寒热并存、燥湿相兼、痰瘀互见的复杂病证。

2. 辨证要点

本病当辨病辨证相结合，在宏观辨证的指导下利用微观协助辨证。从宏观上辨虚实、寒热、气血。一般而言，本病初起多实，其性多热，病在气分，病久则以虚为主，或虚实夹杂，病性常寒热错杂，可及血分。微观辨证主要是借助于胃镜等现代医学诊断结果进行分析，如慢性胃炎伴胆汁反流既可见于浅表性胃炎，也可见于萎缩性胃炎，二者疾病性质差别较大，预后转归不同，治法也各异；再如胃镜下见胃黏膜糜烂，常提示炎症活动期，中医辨证多属热毒内盛。王灿晖指出，虽然本病有肝胃不和、肝胃郁热、湿热内蕴、脾胃虚弱、痰饮内阻、胃阴不足、瘀血内阻等诸多证型，就临床而言，以肝胃不和、肝胃郁热、湿热内蕴、脾胃虚弱较为常见，其病证特点如下：①肝胃不和：胃脘胀满不适，或胀痛及胁，嗳气频作，得嗳则舒，或善太息，泛酸嘈杂，常因情志波动而引发或加重，苔薄脉弦。②肝胃郁热：胃脘灼热胀痛，嘈杂吐酸，口苦口干，烦躁易怒，小便色黄，大便干结，舌质红苔黄，脉弦数。③湿热内蕴：胃脘痞塞不适，或胀满热痛，恶心呕吐，嘈杂吞酸，口苦口臭，渴不欲饮，大便不爽或干或溏，舌红苔黄腻，脉数或濡或滑。④脾胃虚弱：胃脘隐痛，或脘腹痞闷，食欲不振，食后胀满加重或呕吐清涎，神疲乏力，大便稀溏，舌淡苔白，有齿痕，脉细弱。

3. 基本治法

尽管本病有肝胃不和、肝胃郁热、湿热内蕴、脾胃虚弱等不同的证型，均以胃失和降，气机逆上为主要病机，且临床表现往往出现气滞、湿热、痰饮、血瘀等兼夹为患，故掌握本病的基本治法，在此基础上随证化裁，据证加减，是治疗本病的基本思路。也就是辨病同辨证相结合，治疗总以调畅气机，和胃降逆为大法，再须审证求因，辨证论治，做到谨守病机，知常达变。如见肝胃不和证在此大法的基础上重视疏肝和胃；湿热内蕴则权衡湿热之轻重，或主以清热或化湿；痰饮内阻则重视化痰蠲饮；脾胃虚弱则以健脾益胃顾其本虚。王灿晖依此大法制定的基本方为：苏叶10g，吴萸4g，黄连5g，焦白术10g，云茯苓12g，姜半夏10g，川朴花10g，炒枳壳10g，旋覆花

（包）10g，代赭石30g。

方中苏叶辛温，善通肺胃之气，盖肺主一身之气，脾胃为气机升降之枢纽，同半夏、川朴花、茯苓合用有半夏厚朴汤之义，具有行气解郁、开痞散结作用，再加上炒枳壳，调畅气机作用更强；黄连、吴萸相伍，苦辛合用，肝胃同调，见于左金丸，具有苦寒泻火、开郁散结作用，善除胁痛脘痞，嘈杂泛酸等证；旋覆花、代赭石相伍，同半夏合用有重镇降逆之作用，尤善除心下痞硬，噫气不除等证；焦白术、云茯苓健运脾胃，固守中焦，或增或减，灵活变化，增则常加太子参，减则常去茯苓，此为神韵之笔，尤不可少；纵观全局，用药精炼，妙化诸方，有升有降，以降为主，既寓苦辛通降，调畅气机之理，又含扶正祛邪、顾护脾胃之意，王灿晖谓本方亦可酌加刀豆壳12g、沉香4g、降香6g加强降逆之力，以抗胆汁反流之势。

无论本病临床表现是何主症，或痞满或胃痛，或呕吐，或吞酸嗳气等，均可化裁施用。若痰饮上逆而见恶心呕吐加姜竹茹10g，橘皮10g降逆止呕；胆火上炎而见口苦明显加焦山栀10g，黄芩10g以清胆泻热；脾胃气滞而见胃脘胀痛明显加砂仁5g，青皮10g，佛手10g，延胡索10g以行气止痛；泛酸加瓦楞子30g制酸；食欲不振，加鸡内金10g或焦山楂10g以健胃消食；湿热内蕴而见苔腻加蔻仁8～10g，砂仁5g，藿香10g等化湿之品；伴Hp感染可加蒲公英25～30g，八月札10g以杀Hp；伴糜烂加蛇舌草20g，仙鹤草20g清热解毒，收敛止血；若病理检查示萎缩性胃炎伴胆汁反流则在健脾养胃、活血通络的基础上，加强和胃降逆之力；若肝气郁滞而见性情急躁，脉弦等明显者可酌加炒柴胡8g，炒白芍12g，广郁金10g，制香附10g等以疏肝解郁；若脾胃虚弱而见胃脘隐痛，纳少便溏等，可合四君子汤或参苓白术散以健脾益胃。

4. 病案举隅

徐某，男，50岁，2011年3月19日初诊。主诉：胃脘痞塞灼热伴嗳气1年余，于2011年9月29日在江苏省如东第三人民医院查胃镜示：胆汁反流性胃炎，病理：（食管下端）黏膜慢性炎症伴局部腺上皮肠化。久经中西医治疗，效果不显，遂就诊于王灿晖。刻下：胃脘痞塞觉堵，有灼热感，嗳气明显，口苦泛酸，纳呆，大便偏干，数日一行，心烦不寐，性情急躁，舌红苔薄，脉弦数。辨证：肝胃郁热，胆胃不和，治法：辛开苦降，疏肝泄热，和胃降逆。拟方：苏叶10g，吴萸4g，黄连5g，焦白术10g，姜半夏10g，川朴花10g，炒枳壳10g，佛手10g，旋覆花（包）10g，代赭石30g，焦山栀10g，蛇舌草25g，仙鹤草20g，瓦楞子30g，炒白芍10g，18剂；二诊：药后胃脘痞塞较前稍有改善，但仍感灼热，口苦，时有恶心，上方去仙鹤草，炒白芍，瓦楞子，加姜竹茹 10g，砂仁 5g，18 剂；三诊：胃脘痞塞、灼热等症状已经消失，偶感嗳气，口苦，眠差，上方去苏叶，加太子参、刀豆壳 10g，此方调理 1 月诸证皆失。

按：就本案而言，平素患者情绪急躁，日久伤肝，肝气郁结化火，挟胆汁横逆犯胃，以致胃脘痞塞灼热不适；肝失疏泄，气机不畅以致嗳气；胆火上逆故见口苦，火热扰心则心烦不寐；热盛伤津故见大便偏干，舌红苔薄，脉弦数乃肝胃郁热之征。本案属实，其性属热，病在气分。病机为肝胃郁热，治当清泄肝胃之郁热，降逆和胃而消痞。故方中黄连、吴茱清泄肝胃之郁热，臣以焦山栀、蛇舌草清热更强；热郁胃脘，气机不畅，故用苏叶、川朴花、炒枳壳、佛手、炒白芍理气行滞以解热郁；旋覆花质轻性降，代赭石体重质沉，二者相伍尤善降逆，可除胆汁之反流；瓦楞子制酸，仙鹤草具有清热敛溃护膜之效，可减轻黏膜炎症，加速胃黏膜修复。焦白术甘苦而温，《本草求真》云："为脾脏补气之第一药也"，用此健脾固中，姜半夏和胃降逆。纵观全方，苦寒与辛温同配，既可通降，又可宣通，达到热邪去，郁滞除，逆气平。二诊时患者痞满等症减轻，但时有恶心，故去仙鹤草、炒白芍等药加姜竹茹、砂仁以行气降逆止呕。三诊时，患者诸症悉消，与太子参健脾益胃，刀豆壳和胃降逆，以资巩固疗效。正如《长沙药解》所云："甲木之升源于胃气上逆，胃气上逆源于中气之虚"。纵观全方治痞之法不离古义，亦如刘纯所云："古方法痞，用黄连、黄芩、枳实之苦以泄之；厚朴、生姜、半夏之辛以散之；人参、白术之甘苦温以补之；茯苓、泽泻之淡以渗之，随其所在以调之也。"王灿晖指出，除规律药物治疗外，还应重视饮食、情志、劳倦等方面的综合调摄，以巩固疗效。

（九）慢性肾炎

1. 明察病机，治重肾与脾

慢性肾炎治疗上颇感棘手。王灿晖认为其病机多虚中夹实。虚以脾肾二脏亏损为主；实为水湿、瘀血内留。虚实常互为因果，同时并存。脾肾亏损，致水湿内留，又更碍脾之运化，故常见湿浊中阻之脘痞恶心，食欲衰减，舌苔厚浊，甚或口有尿臭等症。脾为后天之本，脾虚则后天不足以养先天致肾更虚乏，肾阳虚则形寒膝冷腰酸，面色黯淡不华，肾阴虚则口干手热尿短，甚则尿血等。因此，王灿晖用药治疗，大法不离补肾健脾，常以基本方：熟地黄、黄芪、茯苓、白茅根（各）15g，枸杞、黄精、白术、僵蚕、蝉衣各

10g，六月雪30g。加减：肾阳偏虚加附子、巴戟天、淫羊藿，去茅根；肾阴偏虚去黄芪，加生地黄、首乌、女贞子；湿浊中阻加藿香、厚朴、半夏、苍术，去黄精，并减熟地黄用量；三焦不利，小便短少加陈葫芦、冬瓜皮、车前子。

2. 消尿蛋白，当辨清浊瘀

蛋白尿极难消除是慢性肾炎的特征之一，传统中医由于诊查手段的局限，因而文献中无专用的药物记载。现代药理研究发现某些中药在消除尿蛋白方面有着独特疗效，如蝉衣、石韦、僵蚕、芡实、全蝎、龟板、鳖甲等。然后这些药物按药性分类，其功用有利、涩、消、疏之不同，治疗时如不加合理选择，一味从消尿蛋白考虑，有时与全方配伍有悖，甚或出现副作用。王灿晖认为临床应用这些药时，应在分析病机，准确辨证的前提下有选择地配用。如证型属虚，未见湿浊下注之象，则蛋白尿属肾虚不摄，精微下泄，可于辨治方中选加芡实、龟板以补涩而消蛋白；如证属虚中夹浊，则蛋白尿为湿浊下流之象，可于辨证用药中加入石韦以渗利泄浊而消蛋白；如为虚而夹瘀，则宜选用鳖甲、全蝎，以祛瘀利络而消蛋白，其中蝉衣、僵蚕二味，则无论哪一类型之尿蛋白均可选用。只有这样，才可免除消尿蛋白而造成的用药矛盾，达到辨证用药的统一。

3. 活血化瘀，药当轻而灵

慢性肾炎其病理变化主要为程度不等的肾小球硬化伴球囊呈缺血性改变及小血管硬化，相应肾单位的肾小管萎缩、间质灶状纤维化。王灿晖认为此属中医之"瘀血"病变范围，尽管临床上病人很少有典型的舌紫、脉涩等瘀血征象，但面色大多淡黯，治疗时活血化痰为必配之法，然选药时应注意：①病本为虚，不耐攻伐，活血化瘀不可峻猛，只宜用缓化渐通之品；②肾小管贵宜通利，因而活血化瘀之药亦宜轻灵通利之味。故王灿晖每于治疗方药中选加丹参、泽兰、益母草，既可化瘀以通肾络，又能利水而顺其生理特性。

4. 疗尿毒症，注重排浊毒

慢性肾炎可发展为慢性肾功能衰竭。多为脾肾阳气亏损，水湿浊毒内留，致三焦水道不利，浊毒弥漫，上呈昏瞀、胸闷，中现呕恶、胀满，下见少尿无尿，外形肢体浮肿，甚或出现脐、缺盆、手足心俱肿突之危候。因此王灿晖认为此时治疗泄浊排毒为当务之急。然具体运用时又当视证情之缓急轻重，病轻势缓者，以温通脾肾配合渗利泄浊之法，用附子、干姜、白术、黄芪配虎杖、石韦、冬瓜皮、金钱草等；病重势急者，则须首重泄浊排毒，辅以温通，用大黄、陈葫芦、虎杖、金钱草、茯苓、六月雪、益母草，配干姜、附子。

（十）糖尿病

糖尿病（DM）是由多种原因引起的以慢性高血糖为特征的代谢紊乱综合征，属于中医学"消渴"范畴。消渴临床以多饮、多食、多尿、乏力、消瘦或尿有甜味为主要临床表现。《内经》中最早涉及"消渴"病名，并指出消渴主要是因五脏虚弱，过食肥甘，情志失调等引起。王灿晖认为，情志、饮食、五脏等原因导致了人体气阴两虚、脾肾亏损是基本病机，虚火内热是重要病理环节，痰、瘀、湿为重要病理产物，故治疗上以滋阴降火、两调脾肾为主要原则，兼以活血化瘀等，并配合一定的饮食及运动疗法辅助治疗。

1. 病因病机

（1）脾肾亏损，气阴两虚为基本病机　肾乃人体"先天之本"，位于腰部，主藏精，主生长发育、生殖，主水。体内津液代谢主要通过胃的摄入、脾的运化和转输、肺的宣发和肃降、肾的蒸腾气化，以汗液、尿液和气的形式排出体外。王灿晖认为，津液代谢虽与五脏皆有关系，但与肾为"先天之本"关系更为密切。肾阴、肾阳乃元阴、元阳，肾中所藏精气是气化作用的原动力，故肾精充足，肾中精气气化功能正常，体内津液才得以正常输布和排泄，才能维持体内津液代谢的平衡；当肾精先天不足，肾气不固，肾阳衰危，固摄失权，即可出现多尿，大量水谷精微（葡萄糖）随小便一同排出体外而出现尿有甜味症状，正如现代临床糖尿病患者尿常规检查中出现尿糖（＋）、（＋＋）甚或（＋＋＋）。《素问·六微旨大论》言："亢则害，承乃制，制则生化，外列盛衰，害则败乱，生化大病"。肾阴亏虚，无以制约肾阳，导致阴虚内热甚或阴虚火旺，出现舌红少苔，形体消瘦，五心烦热，口干多饮等症状。故王灿晖指出，正所谓"阴平阳秘"，肾阴、肾阳任何一方发生偏胜或偏衰都会导致糖尿病患者出现"三多一少"的症状。从现代医学观点来看，糖尿病具有明显遗传易感性，发病与生长激素、皮质醇异常分泌有关，并与自身免疫失调，细胞免疫功能低下有关，这一切都与肾为"先天之本"密不可分。

脾位于中焦，为"后天之本，气血生化之源"。《素问·经脉别论》："饮入于胃，游溢精气，上输于脾，脾气散精，上归于肺，通调水道，下输膀胱，水精四布，五经并行。"《素问集注·五脏生成篇》所说："脾主运化水谷之精，以生养肌肉，故主肉。"充分指明了脾主运化的重要性。当脾气亏虚，运化失司，气血生化无源，精微失散，生化不足、津伤阴虚，肌肉失充，出现口渴多饮、神疲乏力、形体消瘦等临床表现。《慎斋遗书·渴》曰："善多食不饱，饮多不解渴，脾阴不足也。"《素问·厥论》中所云："脾主为胃行其津液者也。"王灿晖指出：气能生津，基于脾的生理功能，脾为胃行津液，当脾气亏虚，胃津无源，虚火内生，见消谷善饥，嗜食肥甘厚腻，导致糖摄入量过大，超出代谢负荷，大量积聚于血液中，患者出现尿糖、血糖升高。故脾气健旺，则胰腺分泌功能正常；脾虚则胰腺分泌功能紊乱，从而产生糖尿病的各种症状。

王灿晖通过多年的临床经验发现，糖尿病患者以中老年居多，除了部分遗传因素外，一般由于饮食过于肥甘厚腻、情志失调致使脾、肾"先后天之本"受损，气血阴阳失衡，气阴两虚，导致本病的发生，故当透过现象看本质，重视脾肾亏损在糖尿病发生、发展过程中的重要性。

（2）虚火内热是重要病理环节　"热"多为"燥热、虚热"，是消渴患者特征性的表现，具体表现为：口干多饮，多食易饥，烦躁不安，形体消瘦，舌红少苔等。阴虚则阳胜，《素问·阴阳应象大论》中说："阳胜则热"，火热之邪又易耗气伤津，呈现一派燥象，故糖尿病患者常易出现"三多一少"症状。李乐梅将消渴分为阴虚热盛型、气阴两虚型、阴阳两虚型，并认为阴虚为导致本病发生、发展的内因，火灼津伤，内热自然产生。叶天士《临证指南医案》中指出："三消一证，虽有上中下之分，其实不越阴亏阳亢，津亏热淫而已。"王灿晖则有同感，他认为阴虚和燥热互为因果，阴愈虚燥热愈重盛，燥热愈盛则阴愈虚。故虚火内热作为消渴的重要病理环节不可忽视。

（3）痰、瘀、湿是重要病理产物　王灿晖强调指出瘀血是贯穿糖尿病发生、发展过程中的重要病机，越来越成为现代临床中的热点。《血证论》中说："气为血之帅，血随之而运行；血为气之守，气得之而静谧。"瘀血既是病理产物又是致病因素，气虚行血功能减退，无力推动血液正常运行，导致血液运行迟缓，瘀滞脉管，从而出现了糖尿病心脑血管病、糖尿病肾病、糖尿病眼底病变、糖尿病周围神经病变等诸多并发症。

《素问·至真要大论》中曰："诸湿肿满，皆属于脾"，明确指出了脾虚生湿的发病机理；过食肥甘厚腻亦易聚湿生痰。湿浊作为脏腑功能失调的病理产物，也是重要的致病因素。王灿晖指出，临床中常常能见到糖尿病患者一派湿浊内阻之象，除了过食肥甘厚腻，直接导致内生痰湿以外，又可损伤脾胃，致使脾胃升降失司，运化失职，津液代谢失常，水液停滞，故临床常见糖尿病患者舌淡胖苔厚腻。有专家指出认为痰湿产物加重消渴，并提出了

"痰湿体质"理论。王灿晖正是根据消渴患者疾病过程中易产生痰湿等病理产物这一病机特点，故在滋阴降火为基本治疗大法之上运用化痰祛湿等中药（苍术、玄参），降低尿糖的同时降低血糖。朴忠云总结盖国忠教授治疗消渴病经验时提出消渴病的主要病机为痰瘀互结，故治疗上以化痰消瘀为主。

2. 治疗原则及大法

（1）脾肾两调　现代医学认为，高血糖是糖尿病的共同特征和临床诸症产生的原因，而"糖"作为人体生命活动的基本物质，在祖国医学属"水谷精微"的范畴，并且糖尿病具有一定遗传倾向。正如《素问·至真要大论》中云："必伏其所主，而先其所因。"《类经》注："伏其所主者，制病之本也；先其所因者，求病之由也。"王灿晖认为，本着"治病求本"的原则，要想从根本上控制糖尿病患者血糖水平，要明确此类患者脾肾亏损，气阴两虚为本这一不争的事实，故治疗时当调整脏腑功能，脾肾两调，即益气健脾固肾。阮祺等总结邱英明教授治疗糖尿病经验时提出：健脾补肾为基本原则，祛浊化瘀贯彻始终，健脾养胃调畅气机。所以王灿晖在治疗糖尿病时，主方常常会选用黄芪20g，太子参20g益气健脾，同时王灿晖又善长吸取前人经验，喜用施今墨治疗糖尿病的两个药对：黄芪和山药，玄参和苍术。黄芪在治疗糖尿病过程中功不可没。《本草经集注》中指出："黄芪补丈夫虚损，五劳羸瘦，止渴、益气、利阴气"，是口渴引饮的要药。对于舌苔厚腻者王灿晖常常加用苍术12g，玄参10g，在燥湿健脾、增液清热的同时苍术、玄参又被现代医学视为降糖良药。此外，王灿晖常以山茱萸12g，肉苁蓉12g，女贞子12g等滋肾固本。李乐梅总结了消渴治疗当重健脾益肾，并自拟四黄消渴饮（方中以生黄芪、怀山药、生地黄或熟地黄各20g，太子参30g，麦冬15g，健脾益肾，益气养阴；以天花粉30g，知母20g，葛根15g，地骨皮15g，玄参15g，清热生津；以大黄10g，黄连6g，一泻一止，荡涤肠燥，清热泻火）治疗Ⅱ型糖尿病68例，结果总有效率88%。

（2）滋阴降火　在"脾肾两调，治病求本"的基础之上，王灿晖认为针对糖尿病患者"阴虚燥热"之标象亦当采取必要措施，故"滋阴降火"成为糖尿病治疗又一重要原则。王灿晖常以黄芪20g，女贞子12g，黄精15g，益气养阴；生地黄15g，地骨皮15g，滋阴降火；黄连6g，知母10g，清热解毒；玉竹10g，炙龟板20g，滋阴潜阳，更好地调整阴阳，达到阴阳平衡的效果。

（3）兼以活血祛瘀　清末唐容川《血证论》中就曾提到因瘀致渴，基于瘀血贯穿于糖尿病发生、发展整个过程这一重要病机，王灿晖认为活血化瘀法越来越得到临床广泛重视和运用。在治疗糖尿病时，王灿晖喜好在主方基础上以黄芪20g配丹参12g，鸡血藤15g，怀牛膝12g，当归10g等益气活血化瘀，较好地改善瘀血阻络的症状，促进血糖的下降。

3. 病案举隅

卞某，女，51岁，2010年6月26日初诊。患者就诊时主诉"发现血糖升高8年余"。患者2002年体检时测空腹血糖18.1mmol/L，口干多饮，乏力，形体中等，体重60kg，面色萎黄，小便量尚可，无多食易饥，血压正常，无视物模糊，无手足发麻，无间歇性跛行等症状。此后平素一直口服"消渴丸"控制血糖。2008年开始自测血糖，空腹10.0mmol/L，餐后13.0mmol/L，血糖一直控制不佳。初诊时症见：患者双腿乏力，口苦，口干多饮。处方用药：黄芪20g，太子参20g，葛根20g，地骨皮15g，地锦草20g，知母10g，黄连6g，玄参10g，山茱萸10g，怀牛膝12g，女贞子12g，炙鳖甲20g。

二诊：空腹血糖5.9mmol/L，食欲差，稍食即饱，背部疼痛，腰酸。处方用药：黄芪20g，太子参20g，焦白术10g，茯苓12g，山药12g，生山楂10g，山茱萸10g，知母10g，地骨皮15g，黄连5g，郁金10g，全蝎5g，骨碎补10g。

三诊：空腹血糖：5.8mmol/L，腿部不仁，口苦，右背部疼痛，大便干。处方用药：黄芪20g，太子参20g，焦白术10g，石斛12g，郁金10g，青皮10g，制香附10g，全蝎5g，地骨皮15g，猪苓15g，蒲公英30g，山茱萸12g，黄芩10g，虎杖15g。

四诊：餐后血糖6.0mmol/L，右背部无疼痛，气足，精神振，大便可。处方用药：黄芪20g，太子参20g，焦白术10g，山药12g，郁金10g，青皮10g，山茱萸10g，全蝎5g，猪苓15g，地骨皮15g，地锦草20g，黄连5g。

五诊：血糖控制较好，腿麻，乏力，胃嘈，大便干。处方用药：黄芪20g，太子参20g，黄精15g，山茱萸15g，肉苁蓉12g，地骨皮15g，全蝎5g，焦白术10g，鸡血藤15g，地龙10g，知母10g，黄连6g。

六诊：脚麻木感，冒冷气，大便干。处方用药：黄芪20g，太子参20g，玄参10g，鸡血藤15g，黄精15g，山茱萸12g，当归10g，怀牛膝12g，巴戟天10g，肉苁蓉10g，丹参12g，全蝎5g，生地黄15g。

七诊：腿冷好转。处方用药：黄芪20g，太子参20g，当归10g，山茱萸12g，枸杞子12g，黄精15g，炙龟板15g，肉苁蓉10g，巴戟天10g，全蝎5g，鸡血藤15g，玄参10g。

八诊：血糖餐前6.9，餐后7.2。处方用药：黄芪20g，太子参20g，黄精15g，地骨皮15g，山茱萸12g，巴戟天10g，肉苁蓉10g，玄参10g，炙龟板

20g，玄参 10g，鸡血藤 15g，女贞子 12g。

此案治疗时长 4 个月，疗效显著，病情稳定，患者血糖控制较好，此期间未服任何降糖药，亦未注射胰岛素。后来随访中，患者脸色红润，体重 66.5kg，无疲劳乏力，无多食易饥，血压正常，无视物模糊，无手足发麻，无间歇性跛行等症状，自测空腹血糖维持在 5.5mmol/L 左右。

王灿晖在治疗糖尿病时，用药善于结合中药的现代药理作用，常用玄参、苍术、黄连、山茱萸、知母、地骨皮、地锦草、菝葜、炙龟板、黄精、玉竹、何首乌等中药，究其根本原因在于此类药物一般具有养阴益气，清热润燥补中的功效。现代医学证明：黄连、生地黄、玄参、苍术、黄芪、枸杞、黄精等中药为降糖要药，被广泛应用于临床。

《儒门事亲》中说："不减滋味，不戒嗜欲，不节喜怒，病已而复发。能从三者，消渴亦不足忧矣。"与此同时，王灿晖还强调，糖尿病是慢性疾病，除了药物控制血糖以外，良好的生活习惯同样非常重要，正所谓中医"慎起居，节饮食，畅情志，适运动"。

（十一）失眠

1. 失眠的病因病机

失眠既可为一独立的疾病，又可为多种疾病伴随出现的症状。临床上失眠十分常见，而对失眠的治疗却往往不如人意，难以收获良效。部分患者长期顽固性失眠，严重影响生活及工作，极其痛苦。王灿晖认为，失眠是由于多种因素共同作用的结果，从中医的角度看来既有内伤所致，又有外感所引起，如张景岳所云："不寐证虽病有不一，然惟知邪正二字则尽之矣。盖寐本乎阴，神其主也，神安则寐，神不安则不寐；其所以不安者，一由邪气之扰，一由营气之不足耳。有邪者多实证，无邪者皆虚证。"从现代医学的角度看来，失眠症常见于神经官能症、妇女更年期综合征、脑动脉硬化、高血压、偏头痛等疾病。

2. 辨治方法

（1）辨证与辨病相结合　在失眠的辨治方法上，王灿晖主张辨证与辨病相结合，在强调辨证施治为中医治病之本的同时，主张临床诊病须明确西医诊断，弄清疾病在各个阶段的关键病理环节，正确分析其病理演变趋势，在此基础上再进行辨证施治，方能使中医治疗更加准确无误，有的放矢。王灿晖认为，失眠总的治则当为补虚泻实，养心安神。《灵枢·邪客》云："补其不足，泻其有余，调其虚实，以通其道而去其邪。"针对不同的病情表现，进行准确的辨证与辨病，从而采取正确恰当的治疗方法，使阴阳相通，营卫相从，则眠自安定矣。

（2）主以辨证，治病求本　王灿晖认为，辨证论治是中医的精髓，临床诊治切不可忽视。失眠的辨治，首先当应用中医的诊疗思维，充分综合望、闻、问、切四诊所收集的资料，对其分析判断，辨明疾病的病因、病位、病性、邪正盛衰等情况，然后依证立法，遣方用药，一气呵成。

①肝阳上亢

王灿晖指出，失眠在临床上以肝阳上亢型最为常见。在生理上肝体阴而用阳，主藏血，夜间血液藏息于肝，白天则运行周身，只有经过夜间充分有效的休息，白天才会有充沛的发挥，所以肝血的涵养与输布在人体的生理中有着重要的作用。若由于七情内伤、饮食劳倦等原因，耗伤阴血，气烦不宁，出现头晕，头昏，胸闷胁痛，急躁易怒等肝阳上亢的一系列症状，王灿晖以天麻钩藤汤加减治疗，用药如：天麻10g，钩藤15g，珍珠母30g，夏枯草10g，野菊花10g，杜仲15g，白蒺藜10g，怀牛膝12g，夜交藤20g，茯神12g等以平肝息风，潜阳安神。若病者肝阳上亢不甚重，而以肝血不足为明显，表现为夜寐不沉、易醒、头昏、目干涩、口干、舌红紫、脉细数一类的症状，王灿晖则以酸枣仁汤合孔圣枕中丹加减以柔肝养血、安神定志，常用药如：酸枣仁20g，夜交藤20g，川芎12g，知母10g，茯神12g，石菖蒲8g，远志8g，炙龟板15g，天麻10g等。

②心脾两虚

《素问·灵兰秘典论》云："心者，君主之官，神明出焉。"心主神，司各脏腑器官的功能活动，脾为后天之本，主运化水谷精微以濡养全身，灌溉脏腑。若思虑劳倦，伤及心脾，心神失其所养，脾气失其健运，则会出现心脾两虚之失眠。临床上此类病人常表现为多梦易醒，心悸健忘，精神萎靡，面容憔悴，纳呆便溏等症状，王灿晖素以归脾汤加减以补养心脾、化生血气，常用药如：黄芪20g，太子参15g，焦白术10g，茯神12g，远志8g，石菖蒲8g，当归10g，酸枣仁20g，麦冬10g等。若病者心烦，夜卧不宁，情绪易急躁，舌质红干，舌尖红，脉偏数，王灿晖则以生麦饮合百合知母汤加减以滋养气血、清心除烦，用药：太子参20g，麦冬10g，五味子6g，焦白术10g，山药12g，山百合12g，知母10g，丹参12g，郁金10g，石菖蒲8g，酸枣仁20g等。

③肝胃不和

肝木喜调达疏畅而恶抑郁，若情志不遂，则肝气郁结，木旺克土，致肝胃气滞，表现为精神抑郁，夜卧不安，喜太息，两胁疼痛，纳谷不馨，甚至反酸口苦，咽中如有炙脔等症状，王灿晖认为病本为肝胃不和而导致的失眠，《素问·逆调论》云："胃不和则卧不安。"故当治其本，以疏肝和。胃降逆法，肝胃和则眠自安，用药如：苏叶10g，焦白术10g，姜半夏10g，炒白芍12g，茯苓12g，枳壳10g，佛手10g，黄连5g，吴茱萸4g，瓦楞子30g，旋覆花10g，代赭石25g等。

（3）辅以辨病，明确诊断　王灿晖认为，失眠在传统中医的概念中是一个病，但是从现代医学的角度看来，失眠大多隶属于某一疾病的一个症状，因此明确西医诊断十分重要。王灿晖指出，只有在明确现代医学诊断的前提下，临床对失眠的治疗才能考虑周全，才不至于出现只见失眠而只治失眠的诊疗失误。

①高血压病失眠

临床常见不少高血压的病人，如血压控制不理想，常表现为头痛、头昏，夜寐不宁，多梦，心烦易怒，面红口苦，舌质红，脉弦有力。王灿晖根据高血压病的表现而辨证处方，嘱病者应长期服用降压药，同时配合中药以降压安神，效果甚佳。用药如：杜仲12g，小蓟20g，车前子12g，葛根20g，天麻10g，夏枯草10g，野菊花12g等。

②胃病性失眠

返流性胃炎的病人，临床常表现胃胀痛，反酸，口苦，咽喉不适等一系列胃病的症状，并常常伴有失眠，情绪急躁易怒，每遇情志不遂时症状明显加重。王灿晖采用降气、疏肝、和胃的方法，胃病除则眠自安。用药如：柴胡8g，炒白芍15g，黄芩10g，焦白术10g，姜半夏10g，枳壳10g，川朴花10g，郁金10g，佛手10g，旋覆花10g，代赭石25g，延胡索10g等。

③女性更年期性失眠

女性更年期综合征的患者，因卵巢功能衰退，下丘脑－垂体功能退化，体内性激素发生波动或减少，常表现出忽冷忽热，心烦意乱，多愁善感，夜寐不宁，阵发性冒火出汗，纳谷不香，咽干口躁，五心烦热等阴阳失调的症状，王灿晖根据现代医学的研究成果，认为治疗应当提高患者的雌激素，抑制雄激素，采用肾阴阳双补的治法，以二仙汤加减。现代动物实验也表明二仙汤通过影响某些酶的活性，从而使肾上腺球状带分泌的睾酮转化为雌激素，使血清睾酮含量下降。用药如：淫羊藿10g，巴戟天10g，肉苁蓉10g，熟地黄15g，炙龟板15g，菟丝子10g，紫草10g等。

（4）辨证辨病相结合　王灿晖认为，对失眠的诊治，单纯运用辨证或辨病的方法都有失偏颇，无法彻底认识疾病的本质，因此主张辨证与辨病相结合，以辨证为主体，认清疾病的发病机制，从而正确立法处方；以辨病为辅助，明确失眠是否由其他的疾病引起，从而达到治病求本的目的。

①肝阳上亢高血压病

根据临床观察，中医辨证为肝阳上亢的病人中，不少合并有现代医学的高血压病。王灿晖临证中必详问其病史，如遇此类病人，常嘱病者应长期规律服用降压药，同时配合中药以降压宁神，在平肝潜阳、柔肝养血的处方中加入现代中药药理降血压效果较好的药物，治疗效果甚佳。用药如：天麻10g，钩藤20g，珍珠母30g，葛根20g，杜仲12g，小蓟20g，车前子12g，夏枯草10g，野菊花12g，夜交藤20g，酸枣仁20g等。

医案举隅

唐某，女，52岁，2010年11月3日初诊。患者因高血压病在西医院治疗数月，联合多种降压药，但血压依然控制不理想，故求治于中医。现患者血压178/104mmHg，头晕、昏沉，胸闷，睡眠差，心烦易怒，脸颊红，唇红，舌质红，苔根部白腻，脉弦数。证属肝阳上亢，治宜平肝潜阳，重镇安神。处方：天麻10g，钩藤20g，杜仲15g，夏枯草10g，野菊花12g，小蓟20g，车前子12g，臭梧桐12g，丹皮10g，酸枣仁20g，代赭石30g。10剂，水煎服。

二诊：血压降至140/80mmHg，头晕昏沉，胸闷、失眠均好转，仍有心烦、心慌，舌红苔薄黄，脉弦细。处方：天麻10g，钩藤20g，珍珠母30g，杜仲15g，夏枯草10g，野菊花10g，葛根20g，小蓟20g，地龙10g，炮山甲6g，全蝎5g，鸡血藤15g，酸枣仁20g，怀牛膝12g。10剂，水煎服。

按：本例高血压病患者，除有头晕头昏，面赤，心烦急躁等表现外，兼有失眠一症，辨证当属肝阳上亢，辨病则为高血压病，因而治疗以平肝潜阳的同时，尚十分注重降血压，选用现代中药药理中降血压效果较好的药物，如：天麻、钩藤、珍珠母、杜仲、小蓟、车前子、臭梧桐等，灵活地运用辨证与辨病相结合的方法，取得佳效。

②阴阳失调女性更年期合征

临床上遇以失眠为主症，伴有心烦意乱、冷热不均、阵发性冒火汗出、咽干口燥、阴阳失调等表现的中年妇女，王灿晖必问其年龄、月经等情况。因更年期综合征的妇女常伴有失眠，遇此类病人，王灿晖惯在调整阴阳、滋阴泻火的处方中加入现代中药药理有提高雌激素、抑制雄激素的药物。如此于传统治法中融入现代研究成果，有针对性的用药，故而疗效卓著。

医案举隅

柴某，女，47 岁，2010 年 8 月 28 日初诊。患者失眠较重，夜间时阵发性冒火汗出，心慌，有烧心感，腰痛乏力，怕冷，形体偏瘦，脸色萎黄，舌淡紫苔黏，脉细数。证属肾阴阳俱虚，虚阳上扰。处方：熟地黄 15g，当归 10g，怀牛膝 12g，巴戟天 10g，淫羊藿 10g，酸枣仁 20g，夜交藤 20g，知母 10g，延胡索 10g，石菖蒲 6g，代赭石 25g，姜半夏 10g。7 剂，水煎服。

按：王灿晖认为，对于更年期综合征引起的失眠，不能只见其失眠一症，而不考虑患者疾病的本质，现代医学认为更年期女性雌激素水平下降，故治疗在辨证的基础上当着重选用能提高雌激素的中药，如巴戟天、淫羊藿、肉苁蓉、炙龟板等。此病患依上法调治近一个月，诸症皆减。

从上可知，王灿晖治疗失眠一症，并不只局限于传统中医辨证论治一法，而是博采现代医学之所长，重视疾病的诊断，在辨证与辨病相结合的基础上拟出更为科学的治疗方法，更为深入地揭示疾病的本质。这样寓辨证于辨病，辨病又结合辨证，两者有机结合，统一治疗，故能在临床治疗上取得佳效。

（十二）神经性呕吐

神经性呕吐又称"心因性呕吐"，属于现代医学"胃肠道功能紊乱"的范畴，以胃肠道功能紊乱为主，而在病理解剖方面无任何器质性病变。神经性呕吐的主证为进食后不久发生呕吐，呕吐量不多，呕吐不费力，且不影响食量和食欲，常在呕吐后即可进食。这类呕吐可以伴有癔病色彩，如：夸张、做作、易受暗示、突然发作、间歇期正常，这类也可以称为癔病性呕吐。此外这类呕吐也有条件反射性的，印象不良的刺激物如某些食物、药物，甚至某些特定的场景也会引起恶心和呕吐。目前现代医学主要以止吐药、胃动力药等对症治疗，尚无特效疗法，本病虽不是消化系统器质性病变，但对病人的生活质量有极大的降低作用。

王灿晖认为，呕吐总的病机是由于胃失和降、气逆于上所引起的，所以任何病变，有损于胃，皆可发生呕吐。《素问·举痛论》"寒气客于肠胃，厥逆上出，故痛而呕也"。《素问·六元正纪大论》"火郁之发，民病呕逆"。《素问·至真要大论》"太阴之复，湿变乃举……呕而密默"。《素问·脉解》"所谓食则呕者，物盛满而上逆，故呕也"。《灵枢·四时气》"邪在胆，逆在胃，胆液泄，则口苦，胃气逆，则呕苦"。由此可见呕吐可以由寒气、火热、湿浊、饮食、以及胆气犯胃等引起的。胃主受纳及腐熟水谷，其气主降，以下行为顺，若邪气犯胃或胃虚失和，气逆而上，则发生呕吐。王灿晖认为：

神经性呕吐多由肝气不舒、心神不宁、饮食不慎等原因引起，其重要的病理因素为情志不舒、气机上逆，胃失和降为本病的基本病机，而辛开苦降、疏肝和胃、养阴和胃是本病主要的治法。

1. 辛开苦降的治疗总则

辛开苦降法是利用药物的性、味特性来调整人体气机的病变。"辛可通阳，苦能清降""苦寒能清热除湿，辛通能开气宣浊。"辛味药物多有行气、开结之用，苦味药物多有沉降、通下之用。王灿晖认为，此法是治疗神经性呕吐的重要方法。神经性呕吐总的病机为"胃失和降、气逆于上"，其病因病机往往并非为单一因素，王灿晖认为，此病常有气滞与胃热同现、气虚与食滞并存、阴亏与湿热兼见，辨证时不能拘泥于某一固定证型，而应把握其疾病发展的基本特征。因此这一基本病机贯穿于神经性呕吐的病变始终，无论辨证还是施治都应牢牢把握这一基本点。在辛开苦降的方法具体使用过程中，以左金丸、《伤寒论》泻心汤系列作为代表方，前者多用于肝气犯胃之泛酸呕吐，后者多用于痞证。吴茱萸、姜半夏、干姜、紫苏叶、炒枳壳之类辛热药多取其开结之用，黄芩、黄连之类清热药多取其苦降之用，目的就是分借其开散和泄降之性，解除胃气痞结不通之势，使胃气得以开降。这类疾病虽以标实为主，但病久仍伤正气，尤其以损伤脾胃之气为主。王灿晖老师认为：辛开苦降之法容易导致胃气受损，若肿瘤化疗病人出现胃肠道症状时，除了使用辛开苦降的方法外，尚需配伍扶助正气及养阴药；若病人正在使用胃复安、奥美拉唑之类的药物，可以适当减少这类药物的使用；旋覆花、代赭石之类也是以治标为主，胃的功能恢复后，尽量以调养脾胃为主。

病案举隅

张某，女，16岁，2011年1月5日初诊。1年前在无明显诱因的情况下发生呕吐，每餐食后一分钟左右即吐，量少，平素畏寒，大便干结，周行一次，苔白腻，脉弦细。数月前曾在南京市第一医院及江苏省中医医院就诊，服用吗丁啉及消食健脾类中药罔效。钡餐检查无异常（2011年1月3日南京市第一医院）。查体：形体较瘦，营养欠佳，睑结膜无苍白，心肺听诊无异常，腹平软，无异常蠕动波，无压痛反跳痛，肝脾无肿大，肠鸣音4~5次/分钟，生理反射存在，病理反射未引出。刻下：食后1min左右即吐，量少，平素畏寒，大便干结，周行一次，舌红苔白腻，脉弦细。西医诊断：神经性呕吐。中医病名：呕吐。辨证当为胃气壅滞，胃失和降，治疗即以理气和胃，降逆止呕为主。具体方药如下：苏叶10g，吴茱萸4g，黄连5g，黄芩10g，川朴花15g，姜半夏10g，旋覆花10g，代赭石25g，炒莱菔子10g，瓜蒌仁15g，蔻仁 10g，苍术 10g，炒枳壳 10g。每 1 剂，水煎服，共 7 剂。

二诊：2011 年 1 月 15 日，患者诉服用第一剂药后即呕吐不作，大便干结，夜寐可，纳可，脉细。治以健脾理气为主，并以石斛、山药养阴和胃。具体方药如下：

太子参 15g，焦白术 10g，炒枳壳 10g，炒莱菔子 10g，茯苓 12g，旋覆花 10g，姜半夏 10g，瓜蒌仁 12g，石斛 10g，山药 12g，川朴花 10g，火麻仁 10g，苏叶 6g。1 日 1 剂，水煎服，共 7 剂。

按：初诊时，患者食后片刻即作呕吐的症状非常明显，治疗即以理气和胃，降逆止呕为主，以川朴花、苏叶、莱菔子、枳壳理气宽中，旋覆花、代赭石、姜半夏降逆止呕，以蔻仁、苍术醒脾开胃，吴茱萸辛热开结，黄连、黄芩苦降以清郁火，以瓜蒌仁润肠使肠腑通畅，肠内糟粕得下则助胃气得降。

二诊：王灿晖认为，此时患者主症已明显好转，1 年来反复呕吐必然导致脾胃受损，气血生化乏源，形体失养，发育明显落后于同龄人，故以健脾理气为主，加入少许白术、茯苓之类的健脾之品，并以石斛、山药养胃和胃。初诊时辛开苦降的方法为治标之法，不可久用，否则容易损伤人体正气，代赭石为重镇降逆之品，且含有砷，不可久服，故去之。另加麻仁以加强润肠通便之用。

2. 疏肝和胃

指以疏肝理气、清泄肝火之药物来疏通犯胃之肝气，包含了疏肝理气和清泄肝火两个方面。王灿晖认为，疏肝即是和胃的重要方法，肝主疏泄，它直接关系着人体气机"升降出入"的调畅。由于情志因素往往是造成神经性呕吐的重要因素，因此疏肝和胃是针对神经性呕吐病因的治疗方法，此法往往运用于发病早期。王灿晖认为，肝气郁而不达，或气滞转化为横逆，均可影响脾胃之纳运，形成兼有呕吐、嗳气、脘胁胀痛等肝气犯胃之证。又由于脾胃互为表里，因此肝气犯胃往往兼有腹胀、大便不爽等肝气犯脾之候。肝主疏泄，协助脾胃升降适宜，只有在脾气主升胃气和降的情况下，清气才得以上升，浊气才得以下降，水谷精微才能输布于全身，残余糟粕才能下传大肠排出体外。所以说肝的疏泄正常为保持脾胃正常消化功能的重要条件。在对因治疗方面，王灿晖认为，用药当以开郁行气为主，如青皮、木香、广郁金、旋覆花之类，但疏肝理气的药物大多香燥，用时不可过量。因此，在使用疏肝理气药物的同时，可加入柔肝养阴之品，如炒白芍。在疏肝理气的同时，王灿晖注意培补脾胃功能，以期加快脾胃正常功能的恢复，多用焦白术、茯苓、炒枳壳之类。

病案举隅

李某，女，35 岁，2010 年 11 月 20 日初诊。3 日前因与家人争吵后自感胃脘不适，食后片刻即吐，无泛酸嘈杂，嗳气时作，纳差，胁肋及乳房刺痛，时有头晕乏力，视物不旋转，二便调，舌淡红，苔薄，脉弦。经江苏省人民医院诊断为：神经性呕吐。自服吗叮啉无明显好转。刻下：时有头晕乏力，视物不旋转，二便调，舌淡红，苔薄，脉弦涩。西医诊断：神经性呕吐。中医诊断：呕吐，证属：肝气犯胃，胃失合降。治拟：疏肝和胃，降逆止呕。具体方药如下：

焦白术 10g，炒枳壳 10g，川朴花 10g，浙贝母 10g，丹皮 10g，广郁金 10g，木香 6g，鸡血藤 15g，葛根 20g，砂仁 5g，天麻 10g，每日 1 剂，水煎服，共 7 剂。

二诊，2010 年 12 月 11 日，药后呕吐不作，但前日与同事争吵后呕吐又有反复，伴胁肋胀痛。证属：肝气犯胃，胃失合降。治拟：疏肝和胃，降逆止呕。具体方药如下：

柴胡 6g，炒白芍 15g，制香附 10g，徐长卿 10g，砂仁 5g，川朴花 10g，乌药 10g，延胡索 10g，青皮 10g，木香 8g，广郁金 10g，甘草 5g，每日 1 剂，水煎服，共 7 剂。

按：初诊时，患者主诉颇多，且情绪不稳定，待其情绪稳定后确认主证为食后呕吐。肝气郁结所引起的症状种类繁多，发病人群以围绝经期女性为主，王灿晖认为，由于现代社会节奏的加快、各种矛盾的加剧，使得这种证情的女性年龄段上并不典型，患者头晕乏力并非虚证，呕吐、胁肋及乳房不适等症状皆是肝气郁结所导致。肝气郁结日久则气血凝滞成瘀，故胁肋及乳房之痛处固定不移。患者以"食后呕吐"为标急，以肝气不舒为本，急当治其标，故以焦白术、炒枳壳、川朴花、砂仁降逆止呕，以广郁金、木香疏肝理气，以天麻镇肝止晕，以葛根升清，以丹皮、浙贝母、鸡血藤散结活血。

二诊时，由于患者的起病诱因有明确的精神因素，且情绪波动与其主证呈相关关系，故治疗上以对因治疗为主。故以柴胡、制香附、青皮、木香、广郁金疏肝解郁，炒白芍柔肝缓急，以徐长卿、延胡索行气止痛，砂仁、川朴花和胃降逆，药后随访症情不作。

3. 养阴和胃

指以滋养胃阴的药物来补益胃之津液，胃喜润恶燥，胃得润则和降。滋养胃阴的药物性味多为甘寒，多有益胃生津之效。王灿晖认为，此法多用于神经性呕吐的后期调养治疗。

王灿晖认为，呕吐之因无外乎外感内伤饮食起居之类，神经性呕吐初期虽为实证，但日久则因过多津液于呕吐而出，则化为虚证，尤其是伤及胃之阴液。胃阴受损则胃失濡润，不能和降，甚则肠道干燥，大便干结，难以排出。除本文所讨论的神经性呕吐之外，王灿晖强调，久病呕吐或化疗后呕吐反应多属正虚，此类情况起于病后，反复发作，多于饮食不甚或过劳而复发，其病机的关键在于胃阴受损。

王灿晖认为，神经性呕吐如果病程较长，则会影响水谷精微的吸收，导致气血生化乏源，加剧病情，治疗时应注重标本缓急。此法的使用原则上一般遵循《景岳全书》所云"呕吐一证，最当详辨虚实，实者有邪，去其邪则愈。虚者无邪，则全由胃气之虚也，胃气本虚而或停滞不行者，是又虚中有实，不得不暂从清理。然后可以培补，又或虽有停滞，而中气虚弱不支者，是又所急在虚，不得不先顾正气，而略予清理。"[6]以本虚为主时，一般以益胃汤为主方，用药如玉竹、石斛、北沙参、麦冬、生地等，但此类药物多滋腻，容易阻滞气机，反而会减少食欲加重呕吐，故不可单用，多配伍姜半夏、炒枳壳、焦白术等化痰行气健脾之品。

病案举隅

张某，女，70岁，2010年2月3日初诊。3月前在无明显诱因下食后呕吐，其后呕吐间作，食后片刻呕吐胃内容物，纳呆，无嗳气泛酸，曾于南京市中医院就诊，服用消食健脾类中药罔效，钡餐造影及胃镜均未见明显异常。刻下：食前呕恶便作，食后片刻呕吐胃内容物，口干，纳呆，夜寐不安，大便干燥2日一行，面色少华，形体偏瘦，舌红少苔，脉弦细。西医诊断：神经性呕吐。中医诊断：呕吐，证属：胃阴不足，虚不受纳。治拟：养阴和胃，降逆止呕。具体方药如下：

太子参20g，焦白术10g，炒枳壳10g，云茯苓12g，旋覆花10g，代赭石25g，姜半夏10g，姜竹茹10g，生地12g，麦冬10g，玄参10g，枣仁20g，川石斛12g，川朴花10g，佛手10g，砂仁5g，瓜蒌仁20g，甘草5g，每日1剂，水煎服，共7剂。

二诊，2010年2月10日，患者药后呕恶明显减轻，纳可便调，夜寐多梦，口干，舌红，脉细。证属：胃阴不足，虚不受纳。治拟：养阴和胃，降逆止呕。具体方药如下：

太子参20g，焦白术10g，炒枳壳10g，茯神12g，生地12g，麦冬10g，玄参10g，枣仁20g，夜交藤20g，远志6g，知母10g，川石斛12g，川朴花10g，佛手10g，瓜蒌仁20g，葛根20g，甘草5g，每日1剂，水煎服，共

7 剂。

按： 王灿晖认为，老年人自主神经功能逐渐衰退，容易出现神经性呕吐，由于体弱加上呕吐反复发作，易造成胃阴的亏损，更造成加剧呕吐的恶性循环。初诊时，患者形体偏瘦、舌红少苔、脉弦细为阴液亏损之象，口干为胃阴不足以上承，夜寐不安正应了"胃不和则卧不安"之理，胃津不足则肠道失于濡润。故以旋覆花、代赭石、姜半夏、姜竹茹降逆治标，砂仁辛香开胃，增液汤加瓜蒌仁、石斛既滋养润肠通便又滋养胃阴，川朴花、佛手理气和胃又无香燥伤阴之弊，以太子参、焦白术、炒枳壳、云茯苓调补脾胃、扶助正气，以枣仁养心安神。二诊时，患者已无明显呕恶，仅有明显的阴虚之象。故去姜半夏、姜竹茹、旋覆花、代赭石等治标之品，加知母以加强滋养胃阴之效，去茯苓加茯神、夜交藤、远志以养心安神，加葛根使胃之津液得以上承。

（十三）过敏性荨麻疹

过敏性荨麻疹，俗称风团或风疹块，有的地区叫鬼风疙瘩，是一种皮肤病。症状是局部皮肤忽然成块地红肿、发痒，几小时后消退，不留痕迹，常常反复发作，严重降低患者的生活质量，甚至会引发过敏性休克。目前西医治疗以 H_1 - 受体拮抗剂为主，但该类药物常常有抑制呼吸、失眠、头痛、肠胃不适等副作用，且无预防及根除本病的效果，其运用受到一定限制。

中医学认为本病属于外来风邪侵袭人体，加之患者平素正气不足、饮食不慎、劳逸失调等内在因素导致本病的发生。风为百病之长，常与其它病邪相挟侵袭肌表，若挟寒邪则风团色白，若挟热邪则风团色红，若挟湿邪则伴随头晕鼻塞等清窍不通之征。风为阳邪，易袭阳位，而肺为华盖之脏，易受风邪；肺主气、司开合，又外合皮毛，故肺有实邪或肺卫受损都可影响皮毛，加之外来风邪，则易发风团。风行而善变，风团常在无明显诱因下出现，也可在无有效治疗下消失，发作时呈全身游走不定。风邪犯表，风团反复发作，则卫表不固，患处皮肤红肿，则有营不内守之象。王灿晖认为，本病的治疗当以祛风为主，针对病因可通过调补脾胃以辅助正气，发作时若夹寒热则辅以调和营卫之治标之法，后期治疗则重视固本培元。现将王灿晖治疗荨麻疹的经验介绍如下：

1. 祛风调脾法

祛风调脾法是以解表祛风药配合健脾助纳之品，适用于风疹反复发作，纳食渐减者，此类患者多见于小儿。《医原·儿科论》中说："小儿稚阳未充，稚阴未长者也。"小儿为"稚阴稚阳"之体,脏腑娇嫩,形气未充。因此当风邪入侵小儿机体,最容易损伤脾胃,张从正在《儒门事亲》中说:"小儿始生,肌肉绵脆,易饥易饱,易虚易实,易寒易热。"因此,临床常见小儿风团反复发作往往伴有消化系统功能障碍,如纳差、呕吐、腹泻等。王灿晖认为,治疗罹患风团的小儿,除了祛风治标外,还必须借助调补脾胃的方法以增加疗效。

本法运用时祛风药不可过于温燥,否则容易化火伤及阴液,更易使风邪益盛,用药如:荆芥、防风、蝉衣等,此类药物多归类于"解表药"中,但并非发汗之品,药理实验证明此类药物有明显的抗过敏作用。调补脾胃之品多为健脾之品配合消食药物,如黄芪、太子参、焦白术、炒枳壳、茯苓、鸡内金、砂仁等,通过调补脾胃来辅助正气,以助卫气固表,从而达到祛风的目的,这在哲学上符合"两点论"的原理。

病案举隅

薛某,男,4岁,2010年12月4日初诊。荨麻疹反复发作1年,常有上呼吸道感染,鼻塞时痒,流涕色黄,纳差。2个月前发作时曾在南京市儿童医院就诊,静脉推注葡萄糖酸钙溶液后可缓解,其后又反复发作。查体:体表皮肤未见明显风团,双肺未闻及明显干湿啰音,划痕征(+)。刻下:风团偶作,纳差,舌淡胖,苔薄,脉细。西医诊断:过敏性荨麻疹,中医病名:风疹。辨证为:风邪外袭,脾胃受损。治拟祛风健脾,具体方药如下:

太子参10g,黄芪10g,荆芥8g,焦白术8g,炒枳壳8g,鸡内金10g,砂仁3g,防风6g,五味子3g,银花10g,黄芩8g,蝉衣6g,金荞麦15g,辛夷5g。1日1剂,水煎服,共7剂。

二诊,2010年12月11日,患儿家属诉患儿药后风团未发,近来咳嗽未作,无鼻塞流涕,纳可,大便偏干。查体:体表皮肤未见风团,划痕征(-)。刻下:风团未发,咳嗽不作,无鼻塞流涕,大便偏干,1日1行,舌略红苔薄,脉细。具体方药如下:

太子参10g,黄芪10g,焦白术8g,炒枳壳8g,鸡内金10g,防风6g,麦冬10g,五味子3g,银花10g,黄芩8g,蝉衣6g,瓜蒌仁10g。1日1剂,水煎服,共7剂。

随访1个月未见复发。

按: 初诊时,患儿风团反复发作,平素易外感,鼻塞流涕,结合查体说明该患儿为过敏体质,容易因各种致敏原而发生过敏反应,符合祖国医学"卫表不固"的症候,究其原因当与饮食调护不当有密切联系。由于患儿家长饮食调护不当，加之患儿"稚阳未充，稚阴未长"，导致患儿脾胃功能受损，卫气无以生化，因此风邪容易侵袭肌表而发为风团。王灿晖采用祛风兼以补益脾胃之法使卫气得以生化，外邪得以疏散。故以荆芥、防风、蝉衣之轻清上浮之品以宣散风邪，以辛夷、银花、黄芩、金荞麦以清理肺气、上通鼻窍，以太子参、黄芪、焦白术、炒枳壳健脾，以鸡内金、砂仁以开胃消食，以五味子防肺气宣散过度。二诊时，患儿药后风团不作，胃纳明显改善，但大便干燥。王灿晖认为，祛风药过燥，由于肺与大肠互为表里，肺津不足时，肠液亦会干涸，导致传导失于濡润。故加麦冬、瓜蒌仁以养阴润肠，去荆芥、砂仁、辛夷以防过燥，此方中黄芪、防风、焦白术即玉屏风散，以补脾胃之气来充实肺卫。

2. 调和营卫法

调和营卫法为纠正营卫失和、祛除风邪的方法，常用于荨麻疹的急性发作期。风邪自表而入，可引起营卫失和，证见风疹遍布，色不红，奇痒难忍，或伴恶寒发热、自汗等症状。《灵枢·本藏》"卫气者，所以温分肉、充皮肤、肥腠理、司开合者也"，"卫气充则分肉解利，皮肤调柔，腠理致密矣"，因此卫气具有司汗孔开阖与护卫肌表、抗御外邪的功能。营气则是由水谷精气中的精华部分所化生，《素问·痹论》中说"循脉上下，贯五脏，络六腑也"。如果风邪入侵肌表，则卫气郁于内而不走表，则恶寒发热；营浮于外而不走经络，则自汗而出、瘾疹遍布。王灿晖认为，在荨麻疹的诊治中，调和营卫法是通过药物将卫气重新循行于表，营气重新循行于里，有助于刻下皮疹的消退。用药如：桂枝、炒白芍、赤芍、生姜等，常配凉血药、收敛药、清热解毒药，为临床缓解荨麻疹急性发作的最有效的办法。

病案举隅

李某，女，42 岁，2009 年 2 月 4 日初诊。荨麻疹反复发作 2 年，3 日前因气温突降而复发，1 月前在江苏省人民医院做过敏原检查，未检查出明确致敏原，自服氯雷他汀片可缓解，停药即发。查体：四肢遍布风团，高出皮肤，色红，划痕征（+）。刻下：病患处奇痒难忍，恶寒发热，汗多，纳可，舌边尖红，口不干，脉浮。西医诊断：过敏性荨麻疹，中医病名：风疹。辨证当为：风邪外袭、营卫不和。治拟祛风解表、调和营卫，具体方药如下：荆芥 10g，防风 10g，蝉衣 10g，桂枝 8g，炒白芍 12g，苦参 10g，地肤子 10g，徐长卿 10g，生地 10g，丹皮 10g，银花 15g，黄芩 10g，乌梅 10g，丹参 12g，甘草 5g，1 日 1 剂，水煎服，共 7 剂。

随访 1 个月患者诉药后荨麻疹未有发作，无恶寒发热。

按：患者素体敏感，因受外来风邪侵袭，荨麻疹发作，四肢遍布风团，且恶寒发热，汗出脉浮，符合《伤寒论》所说"太阳中风"之表现。太阳中风一证多由外来风寒之邪入侵肌表导致营卫不和，但患者则有一派热象，王灿晖认为这是因为患者卫气功能失常郁于肌表化热所致。风团色红，与荨麻疹发作期毛细血管在炎性介质下扩张有关，王灿晖认为，此为"营不内守，浮于肌表"所导致，又因汗为营气所化，故自汗而出。因此，王灿晖在用药时，以桂枝加强发表祛风之力，以炒白芍敛阴和营，乌梅佐之以酸味加强收敛作用，以生地、丹皮、银花、黄芩凉血和营，以丹参取其"血行风自灭"之意，以苦参、地肤子、徐长卿止痒以救其标急，而荆芥、防风、蝉衣为祛风药统领整张处方。

3. 补肾培元法

临床常见不少慢性荨麻疹反复发作病人在运用祛风健脾和调和营卫等法治疗后无明显效果，对于此类患者，临床可在祛风方剂中配伍补肾培元之品或改用补肾之法。一般急性风团多为实证，慢性则多为虚证，许多慢性荨麻疹多从先天禀赋——肾论治。顽固性荨麻疹与脏腑病变有着密切关系，且日久多损及肾阴肾阳，如能恰当运用补肾培元之法，往往使痼疾治愈。因此，通过药物培补肾元，达到改变病人素体禀赋的目的，往往取得显效。王灿晖运用补肾培元法时，格外注意补益药的运用要点：①勿过温热，以防化燥生风；②多用补益肾精且具收敛之品；③由于肝肾"乙癸同源"，注重同时补益肝肾。

病案举隅

白某，男，22岁，2011年3月5日初诊。荨麻疹反复发作5年，平素易反复发作，有哮喘史，平素畏寒，时有腰酸，夜尿频数。查体：体表皮肤无明显风团，划痕征（＋）。刻下：风团未发，未见咳喘，畏寒，时有腰酸，夜尿频数，舌淡苔薄，脉细弱。西医诊断：过敏性荨麻疹，中医病名：风疹。辨证当为：风邪外袭，肾气不足。治拟：祛风益肾。方药如下：

黄芪20g，太子参20g，五味子6g，荆芥10g，防风10g，蝉衣10g，巴戟天10g，肉苁蓉10g，乌梅10g，金樱子10g，益智仁10g，桑螵蛸6g，枸杞10g，甘草5g，1日1剂，水煎服，共14剂。

二诊，2011年3月19日，药后2周未见风团发作，夜尿1次，腰酸缓解，无畏寒，舌淡苔薄，脉细。查体：体表皮肤未见风团，划痕征（－）。方药如下：

黄芪20g，太子参20g，五味子6g，荆芥10g，防风10g，蝉衣10g，川断

10g，全蝎 5g，巴戟天 10g，肉苁蓉 10g，乌梅 10g，益智仁 10g，桑螵蛸 6g，枸杞 10g，甘草 5g，1 日 1 剂，水煎服，共 14 剂。

随访 2 月未见风团、哮喘复发。

按：患者风团长期反复发作，正气不足，不能固护肌表，加之素体敏感，有哮喘病史，正气更为不固，故王灿晖认为，本虚为主之证应以固护肾之根本为主，以防病情复发。由于肾气亏损，故膀胱开合失司、气化失常，夜尿频数；加之腰为肾之外府，肾气不足时，常自感腰酸神疲，身体不能温煦。因此，初诊时以祛风药配合辅助正气的药物，故以黄芪、太子参、五味子补益正气，以荆芥、防风、蝉衣祛风透表，并配合乌梅以解风团，以巴戟天、肉苁蓉、枸杞补益肝肾之精，以益智仁、金樱子、桑螵蛸补肾缩泉。二诊时，患者风团未发，尚有腰酸、夜尿等肾亏之征，故以川断补肝肾、强腰脊，以全蝎加强搜风通络之用。

（十四）寻常型银屑病

1. 病因病机探讨

银屑病是一种常见的慢性红斑鳞屑性皮肤病，中医有"白疕""松皮癣""干癣"等名称。初起为红斑、丘疹，逐渐融合成片，边缘清楚，上覆多层银白色鳞屑，刮去后有薄膜和点状出血现象。此病常反复发作，缠绵难愈，严重时皮损泛发全身，伴随大量脱屑，剧烈瘙痒，给患者的身心健康带来严重的影响。祖国医学治疗以清热、凉血、润燥为主，分阶段论治。赵炳南提出"内有蕴热，郁于血分"为银屑病的基本病机。朱仁康认为血分有热为本病的主因。李相玉认为，银屑病与温病病因都是温邪，传变特点都是初起邪在卫分，温邪由表入里，传入气分，进一步内传深入营分，并进而进入血分，因此可应用卫气营血理论辨证施治。冯健清认为，解毒活血法主要适用于毒热血瘀证如结节性红斑、滴型银屑病、过敏性紫癜等。王灿晖认为，本病发病之始多为血热，而其又是病机转化的关键。血分蕴热不能及时清解，久之耗伤阴血，以至阴血亏虚，生风化燥，肌肤失养而成血燥；或因毒热煎熬阴血日久，气血运行不畅，导致经脉阻塞，气血郁结，肌肤失养而成血瘀证。

2. 立论基础及临证选方

王灿晖认为，寻常型银屑病的病因病机及证候特点与温病热入血分证颇为相似。《温热论》说："入血就恐耗血动血，直须凉血散血，如生地黄、牡丹皮、阿胶、赤芍等物。"概括了血分证的病机和治法，即"耗血动血"与"凉血散血"。凉血散血即用凉血活血之品来清解血分热邪。血分热盛，不仅需要凉血解毒如犀角、生地黄、牡丹皮等，还要活血散血，如用牡丹皮、赤芍、丹参、桃仁等，不可一味予以凉血止血，以至血虽止而上则留瘀在络，下则留瘀在胸，甚至留瘀化热。临证可选用犀角地黄汤加减。本方中犀角味咸，能深入血分以清泄邪热，生地黄清热凉血又能滋补阴液，赤芍可祛除瘀血并能滋生新血，牡丹皮能泻伏藏于血分中的邪热。四药合用，共奏清热养阴、凉血活血之功。临证时可用水牛角片重用代替犀角，血热较重可加生槐花、白茅根、紫草、赤芍、丹参、鸡血藤等。血燥明显的可加生地黄、阿胶、天冬、麦冬，加强其养阴润燥之功。病程较久，热毒煎阴导致经脉阻塞，血瘀明显者，可加三棱、莪术、桃仁、红花、白花蛇舌草等。

3. 病案举隅

姚某，男，46岁，2011年1月15日初诊。患寻常型银屑病7年余，久医不效。7年前上感后，从头部及下肢开始起疹，后迅速泛发全身，自觉瘙痒。检查见头部皮肤有散在指甲大的红斑，轻度浸润，表面有少量银白色鳞屑，躯干及四肢见大量皮疹，并相互融合成片，银白色鳞屑较厚，基底潮红，浸润明显。舌质红，苔薄黄。辨证属热毒内蕴、血热炽盛，治以清热凉血活血。处方：水牛角片30g，生地黄15g，牡丹皮15g，赤芍15g，紫草15g，槐花20g，土茯苓20g，菝葜20g，红藤20g，鸡血藤15g，生甘草6g。7剂，每日1剂，水煎服。

二诊：见皮疹色泽、鳞屑较前均有明显改善，现皮损色红，部分皮损表面上覆有鳞屑，以细小的鳞屑为主。原方去红藤，水牛角片改为15g，7剂。

三诊：皮损变薄，未见新生皮疹，头部及躯干大部分消退，四肢皮疹仍色红。原方不变，继服7剂。

四诊：全身皮疹消退呈色素脱失，双上肢皮损未退净。原方去水牛角片、槐花、土茯苓、菝葜，加天冬15g，麦冬15g，并嘱其调畅情志，注意休息，加强营养，促其康复。

2个月后随诊，皮疹已经全部消失，临床痊愈。

按： 王灿晖认为，本例患者热在血分，由血热熏蒸肌肤，血燥不能荣外所致，故在治疗初期以清热凉血活血为主。复因久病伤阴，气血两亏，故后期在凉血活血的基础上加以养血益阴润肤之药，以使病情很快痊愈。

（十五）痤疮

1. 痤疮的现代医学研究

痤疮是一种发生在毛囊皮脂腺的慢性皮肤病，多发于头面部、颈部、前胸后背等皮脂腺丰富的部位。多有丘疹脓疱、硬节、结节及脓肿等表现。内分泌因素（垂体分泌过多 LH、FST）是本病的主要因素；另外，还与免疫体液调节（血清 IgG 水平升高）、过食腥荤油腻食物、精神紧张以及外界湿热气候等因素相关。青春期雄激素增多，皮脂腺增大、皮脂分泌增多，使毛囊、皮脂腺导管角化过度，皮脂瘀积于毛囊形成脂栓，同时，皮脂被毛囊中存在的痤疮棒状杆菌，生成游离脂肪酸，刺激毛囊引起炎症，使毛囊壁损伤破裂，毛囊内容物进入真皮，引起毛囊周围炎症反应，化脓而形成脓肿。王灿晖平素较关注相关现代医学的新研究成果，他认为随着科技的发展，人们衣食住行以及环境等各方面发生变化，致病的邪气随之发生变化，亦即疾病的病种变化，传统医学研究在这方面明显不足，而现代医学研究进步较快，尤其在微观领域，故可弥补传统医学在此方面不足。在现代医学理论和现代科技手段进行辨病的基础上结合传统医学的辨证论治，具有开拓性，可以使人们对疾病的发生发展、预后、药物的功效等认识更深入和全面，故在临证时能制定更为有效的治法、用药等，以利于提高疗效，缩短疾病病程，减少疾病复发的概率。

2. 痤疮的病因病机—肾阴虚是根本

痤疮，中医古代称面疱、酒刺、粉刺、肺风粉刺、痤痱等。王灿晖结合多年的临证经验，认为痤疮的辨证要点可归纳为：风、热、湿、瘀、虚，内外合邪而发病。内因为素体肾阴（精）不足，脾肺气虚，肾阴（精）不足为根本病因。肾藏精，主生殖与发育，肾中阴精不足，则性腺的功能减退。外因，不外感受风、热、湿等六淫邪气。基本病机为：正气亏虚，风热伏于肺，内窜营血。"风为百病之长"，凡湿、热等诸邪多依附于风邪而侵犯人。体虚者，肺气不足，卫分固护体表肌腠的功能失调，风邪乘虚侵犯体表，邪郁于颊面局部，化热化火，阻塞经络，火热毒邪郁于局部，致痰凝血瘀，经络不通，生成粉刺。瘀久化热，热胜肉腐成脓，久病入络，结聚成块，或火热伤阴，灼伤血络，肺经郁热熏蒸肌肤，血热壅滞毛窍而发病。素体脾虚，或过食辛辣肥甘厚味、或情志不畅，伤脾生湿，水湿失运，湿热胶着，湿热上蒸阻于肌肤而成痤疮。肾阴不足致虚火上炎，阴液失于濡养，日久虚火炼为痰，或冲任不调，肌肤疏泄功能失常，瘀阻脉络，凝于肌腠而发。

3. 痤疮的治法治则及用药特点

王灿晖认为，治疗本病应当遵循"扶正驱邪，祛风清热，清营（透疹）凉血，滋肾健脾"的基本法则。但须要禁忌以下三点：一忌用辛温发表祛风药，恐助热动血；二忌壅补，以免恋邪；三忌疹点初透之机，过用寒凉，以使邪热遏伏，发生变证。患者在感受外邪初始，一般无明显临床表现，多在面部痘疹较多时，影响日常生活或美观时就医，即此时病位以气分、营（血）分为主，故临证时主要治法为：清热解毒、凉血活血、滋肾养阴。清热凉血多以夏枯草、黄芩、金银花、蒲公英、紫草、羊蹄根、漏芦、生地、赤芍、丹皮、丹参等为主。滋肾养阴多以山茱萸、怀（川）牛膝、怀山药、炙龟板、炙鳖甲、肉苁蓉、巴戟天等平性补肾药为主。热盛时加用水牛角片、焦山栀；湿重时，可加用薏苡仁、茯苓等；兼有面部瘙痒感时加用荆芥、蝉蜕等药性平和或稍偏凉类的祛风药；若口干明显、大便干结者加用知母、石斛以滋养阴液；月经不调者加红花、茜草、当归、益母草、女贞子、茺蔚子、鸡血藤等；对于疹点消失者此时病邪一般基本祛除，而痤疮的主要病因是内分泌失调，故根据"缓则治标"基本法则，此时清热凉血药可适量减少，酌情增加滋补肾阴、健脾益气之平性类药物以调节人体内分泌系统。另外，青春期患者病位主要在肝，肝喜条达，易为七情所伤。《灵枢·五音五味》曰："妇人之生，有余于气。"先天不足，肾阳阴亏损，同源之肝失疏泄，致冲任不调。故而需兼以疏肝理气之药物，如广郁金、柴胡等。

　　王灿晖用药时多在方剂学及中药学基础上，结合现代中药药理学知识。例如：在治疗本病时，王灿晖喜用紫草。紫草性甘、咸、寒。《本草纲目》中指出紫草主治"心腹邪气、五疸、补中益气、利九窍、通水道、疗肿胀满痛，以合膏治疗小儿疮及面治恶疮顽癣，斑疹痘毒，活血凉血之"。《本草备要》述："血热则毒闭，得紫草凉之，则血行而毒出。"说明紫草有凉血、活血、解毒透疹之功效。而现代药理研究表明：紫草含有乙酰紫草素、紫草素等多种萘醌色素，为抗炎抗菌有效成分。另外，现代动物实验研究表明：紫草可抑制雌性大鼠脑下垂体性腺轴分泌 LH、FST、E2 水平。内分泌失调，雄性激素偏高是痤疮的主要原因，故治疗本病时常用此药。

4. 病案举隅

　　陶某，女，26 岁。2009 年 8 月 5 日初诊。患者末次月经（2009 年 7 月 24 日）前 1 周面部始生红色疹点，当时偶有瘙痒感，口腔内有散在溃疡面，陆军总院皮肤科诊断为痤疮，服用复合维生素 B 后无明显改善。就诊时两侧面颊部红色丘疹，无明显瘙痒、疼痛，既往月经正常，但末次月经持续时间约 12 天，口干，纳寐尚可，二便尚调。舌淡苔稍腻，脉细。拟清热凉血滋肾之法。药用：夏枯草 10g，紫草 10g，丹皮 10g，生地 15g，羊蹄根 12g，黄芩 10g，金银花 15g，薏苡仁 20g，太子参 20g，知母 10g，山茱萸 10g，怀牛膝 10g，炙甘草 5g。7 剂，水煎服，每日 1 剂，2 次分服。并告知患者平素忌食荤腥油腻、辛辣、海鲜、高糖等食物。

于 2009 年 8 月 15 日复诊：面部疹点较初诊时明显减少，颜色明显变淡，口腔溃疡愈合，余一般情况良好，舌淡，苔薄，脉细滑，效不更方，继遵上法。药用：夏枯草 10g，紫草 10g，丹皮 10g，丹参 12g，生地 15g，赤芍 12g，羊蹄根 12g，黄芩 10g，金银花 20g，薏苡仁 20g，知母 10g，山茱萸 10g，炙鳖甲 20g。7 剂。用法同上。8 月 22 日月经来潮，故未复诊。

2009 年 8 月 29 日复诊：患者面部光滑，面色红润，无新旧疹点，月经正常，唯近 2 日，口干明显，大便偏干，小便较少，舌红苔少，脉稍滑数。拟滋阴补肾、清热凉血之法。药用：生地 15g，丹皮 10g，丹参 12g，赤芍 12g，羊蹄根 12g，黄芩 10g，金银花 15g，水牛角片 15g，焦山栀 10g，紫草 10g，知母 10g，川牛膝 12g，山茱萸 10g。7 剂，用法同上。

三诊病情痊愈。随访半年余，痤疮未复发，月经正常，一般情况良好。

（十六）运用二仙汤加减治疗围绝经期综合征

1. 病因病机探讨

围绝经期综合征是指妇女绝经前后出现性激素波动或减少所致的一系列躯体及精神心理症状。主要表现为月经紊乱、绝经、烘热汗出、烦躁易怒、潮热面红、眩晕、耳鸣、心悸、失眠、皮肤蚁行感、情志不宁等症状。《素问·上古天真论》曰："女子七七，任脉虚，太冲脉衰少，天癸竭，地道不通，故形坏而无子也"，天癸枯竭即月经停止。王灿晖认为肾为先天之本，肾藏精，肾精所化生之气为肾气，肾气又包含肾阴肾阳，对其他脏器起濡润滋养、温煦生化的作用；停经前后，肾气渐衰，冲任亏虚，脏腑经络失于濡养温煦，真阴亏损，阳失潜藏，阴阳平衡失调，故易波及心、肝、脾等其他脏腑，使其功能失调，发生多种病理改变。治疗围绝经期综合征应补肾养肝，滋阴降火，调补阴阳为主。

2. 辨证论治

在治疗上王灿晖强调补肾养肝，滋阴降火，调补阴阳。选用二仙汤加减治疗围绝经期综合征，取其补肾滋阴，调和阴阳之意。二仙汤是由张伯纳教授针对肾精不足、相火偏旺所致更年期综合征而研制出的 1 首现代名方，该方中仙茅、淫羊藿为君，巴戟天为臣，黄柏、知母为佐，当归为使。方中仙茅、淫羊藿、巴戟天温补肾阳；知母、黄柏泻相火而坚肾阴；当归补血和血。方中温补与寒泻同施，壮阳与滋阴并举，温而不燥，寒而不滞，共奏调和阴阳之功效。王灿晖运用本方治疗围绝经期综合征常根据患者具体情况加减。

如乏力加太子参、黄芪等；心烦易怒加丹参、郁金、柴胡、合欢皮等；失眠、多梦加天麻、远志、石菖蒲、酸枣仁、夜交藤、百合等；烘热出汗，多加碧桃干、糯稻须等。

3. 病案举隅

柴某，女，47岁，2010年8月28日就诊。患者主诉失眠，每天睡眠时间只有4小时左右，时有心慌不适，时而面红潮热汗出，夜间尤甚，腰痛乏力，怕冷，形瘦，记忆力下降，面色萎黄，舌黏。辨证为：肾阴亏虚，心肾不交。治宜滋阴补肾，养血柔肝，交通心肾。处方：熟地黄15g，当归10g，怀牛膝12g，巴戟天10g，淫羊藿10g，酸枣仁20g，夜交藤20g，知母10g，黄柏10g，紫草15g，柴胡8g。用上方14剂后，心慌、烘热汗出较前明显好转，睡眠也较前有所好转，但睡不安稳，易醒，胃有不适感，在原方基础上去柴胡加天麻10g，石菖蒲8g，炒白芍10g，焦白术12g。继服14剂，心慌失眠，烘热汗出，腰酸乏力等症状均有显著改善。并嘱其避免情志刺激，加强营养，促其康复。

按：本例患者肾阴先衰，肾水亏虚，不能上济于心，心火偏旺，表现为心烦失眠，烘热汗出，发无定时。治宜滋阴补肾，养血柔肝，交通心肾。张景岳所谓"善补阴者，必于阳中求阴，则阴得阳升而源泉不竭"。王灿晖认为二仙汤具有调整阴阳平衡的作用，故用二仙汤加减用以治疗围绝经期综合征非常适宜。二仙汤寒温并用，补泻兼施，有温润补虚之能而无苦寒伤阴之弊，同时生地黄味甘苦性大寒，归心、肾，有滋养肾阴而清心除烦之功。酸枣仁宁心敛汗，治虚汗出烦而不眠。数剂之后，患者诸症大减。

（十七）应用三甲散治疗杂病

三甲散出自《温疫论》，由明代吴又可创制，其功用在于滋补肾阴，祛瘀化痰，治疗温病久病入络、正邪交结于血脉的病证。至清代，薛生白禀吴氏之旨，制"仿吴又可三甲散方"，功效滋阴通络，破滞散结，治疗温病后期患者气血呆滞、灵机不运的病证。兹将王灿晖应用三甲散治疗杂病的临床经验介绍如下。

1. 痤疮性皮炎

病案举隅

李某，女，24岁，2009年5月23日初诊。患者15岁时，头、面、胸背部出现丘疹如刺，自觉患处硬结、时时瘙痒。多年来曾口服并外用西药治疗（具体药物不详），以及做面部皮肤护理等，效果均不理想，病情时轻时重，迁延反复。刻诊：患者颜面潮红，面部多发丘疹，丘疹如米粒样，融合成片，中夹有脓疱，尤以面颧部为重。患处瘙痒，夜卧不宁，心烦、口渴，喜凉饮，大便偏硬，舌质黯红，苔微黄，脉滑数。西医诊断：面部痤疮性皮炎。中医诊断：粉刺；证属瘀热内郁，化火蕴毒。治宜泄热活血祛风。方用三甲散加减。药物组成：制鳖甲20g，制龟板20g，炮穿山甲8g，制地鳖虫10g，生牡蛎20g，黄芩10g，蝉蜕10g，赤芍药12g，牡丹皮10g，当归10g，金银花15g，荆芥10g，防风10g，紫草10g，甘草5g。日1剂，水煎2次取汁300mL分2次服。药尽7剂，丘疹萎缩淡化，瘙痒消失，无新皮损出现，余症同时缓解。上方续服14剂，丘疹消失，颜面光洁。

按：痤疮是男女青春发育期皮脂腺分泌过多或排泄不畅，皮脂淤积，毛囊口上皮过度角化所致，与丙酸杆菌感染等因素有关。中医学认为患者素体阳热偏盛是发病内因，过食辛辣肥甘厚味、外邪侵袭是发病外因。王灿晖认为本病由于邪热壅于肌肤，热毒蕴聚，导致气滞血瘀，故治疗应清热、活血、散瘀三者有机结合。三甲散加减方中黄芩、金银花清热解毒；赤芍药、牡丹皮、当归、紫草凉血活血；制鳖甲、制龟板、炮穿山甲、制地鳖虫、生牡蛎养血化瘀；荆芥、防风、蝉蜕祛风解毒。全方共奏郁热清、瘀血散、肿毒消的作用。

2. 糖尿病

病案举隅

姚某，男，47岁。2004年5月20日初诊。患者11年前因其每日饮用可口可乐饮料，后出现糖尿病酮症酸中毒，入院治疗。出院后，空腹血糖一直波动在7.8～10.5mmol/L之间，餐后2h血糖波动在11.5～13.8mmol/L之间，一直服用西药降糖治疗。近1年来，患者自觉口干尿多，形体变瘦，手指、脚趾有麻木或刺痛感，入夜尤甚。刻诊：患者面色晦黯，肌肤甲错，唇紫不华，舌质黯略有瘀斑，脉弱。西医诊断：2型糖尿病。中医诊断：消渴病，证属瘀血阻滞。治宜活血化瘀通络，兼以扶正。方用三甲散加减。药物组成：炮穿山甲10g，制鳖甲30g，制龟板30g，怀牛膝12g，太子参20g，黄芪20g，黄精15g，山茱萸15g，生地黄15g，牡丹皮12g，玄参10g，麦门冬10g，地骨皮15g，黄连8g，土茯苓20g，知母10g。日1剂，水煎2次取汁300mL分2次服。服药14剂。

2004年6月5日复诊，自诉感觉精力大增。续服上方15剂，患者自测血糖已基本正常。后患者坚持服药3个月，血糖完全正常，余症消失，现彻底放弃服用西药降糖治疗。

按：糖尿病是一组以慢性血糖水平增高为特征的代谢性疾病群，以多饮、多食、多尿、乏力、消瘦，或尿有甜味为主要临床表现，属中医学消渴范畴。王灿晖认为本病阴虚为本，燥热为标。本例患者病久导致气阴亏虚，血脉瘀滞，瘀血闭阻，治疗上活血化瘀以治其标，益气养阴以护其本，此为诊治糖尿病的根本大法，也是防止出现并发症的关键。三甲散加减方中炮穿山甲、牡丹皮、生地黄活血化瘀；太子参、黄芪、黄精、制鳖甲、制龟板、山茱萸、玄参、麦门冬、知母益气养阴润燥；怀牛膝、地骨皮、黄连、土茯苓清热解毒。王灿晖强调，本病临床辨证不能忽视瘀血之病理变化，特别是有血管病变患者。

3. 特发性肺纤维化

病案举隅

黄某，女，51 岁，2009 年 3 月 20 日初诊。患者 1 年前出现不明原因的干咳，气急，未予治疗。1 个月前突然出现活动性呼吸困难，呈进行性加重，入院检查，CT 示：肺间质呈毛玻璃样改变，血气分析见低氧血症，遂入院治疗。予激素和抗生素等对症治疗 1 个月后，症状未见明显好转，改求中医诊治。刻诊：患者干咳阵阵，自觉有痰难咯，胸闷，气短，活动后尤甚，舌黯红，苔少欠润，脉细。西医诊断：特发性肺纤维化。中医诊断：肺痿；证属气阴亏虚，痰瘀阻肺。治宜滋阴益气，清肺活血通络。方用三甲散加减。药物组成：制鳖甲 30g，制龟板 30g，炮穿山甲 6g，牡蛎 30g，地鳖虫 10g，牡丹皮 12g，赤芍药 12g，莪术 10g，太子参 30g，麦门冬 10g，知母 10g，黄芩 10g，瓜蒌 10g，鱼腥草 30g，炙款冬花 10g，蒸百部 10g，矮地茶 20g。日 1 剂，水煎 2 次取汁 300mL 分 2 次服。服 7 剂。

2009 年 3 月 28 日复诊，自述咳嗽明显减少，无痰。续服上方 6 个月，临床症状基本好转，CT 复查示两肺玻璃样影明显减小、变淡。

按：肺间质纤维化以弥漫性肺泡炎和间质纤维化为基本病理改变，早期症状不明显，以活动性呼吸困难、喘气、乏力、消瘦为主要临床表现，X 线胸片检查可见弥漫阴影、限制性通气障碍、弥散功能降低，血气分析见低氧血症，患者最终多因呼吸衰竭而死。王灿晖认为，本病属中医学肺痿、胸痹范畴，本病病初在气分，久病入血分，病情呈现本虚标实的证候，气阴两虚为本，痰、热、瘀阻滞肺络为标。总的病机为肺之气阴两虚，痰浊瘀血相互胶结阻滞脉络。故治疗以扶正气培其本，化瘀结治其标。三甲散加减方中制鳖甲、制龟板、炮穿山甲、牡蛎、地鳖虫、牡丹皮、赤芍药、莪术活血化瘀，软坚散结；太子参、麦门冬、知母益气养阴，扶助正气；黄芩、瓜蒌、鱼腥草、炙款冬花、蒸百部、矮地茶清肺泻热，宽胸散结止咳。诸药合用，使阴液补，正气充，血脉和，瘀血散。

（十八）运用枕中丹治疗杂病

枕中丹全名孔圣枕中丹，出自唐·孙思邈《千金要方》，由龟板、龙骨、菖蒲、远志组成，有宁心安神、益肾健脑之功能，治疗心肾不足所致失眠、健忘多梦、神志不宁等疾患。王灿晖在几十年的临床中，运用枕中丹治疗多种疾病颇有独特经验，现介绍如下。

1. 枕中丹加丹参、决明子治疗老年性眩晕

老年性眩晕是目前临床上较为多见的疾患，主要原因与老年人肝肾已亏、水不涵木有关，而年老气虚，气血津液运行极易失畅，易产生瘀血、痰浊等病理产物，阻塞上窍导致眩晕发作，常表现为头晕目眩，行走不稳，劳累后加重，腰酸膝软，耳鸣，失眠多梦，神疲乏力，舌苔薄，脉弦细或细涩。治疗取枕中丹益肾健脑、宁心安神之功效，加决明子滋肾平肝、丹参活血通络，共成补肾柔肝、活血通络、宁心安神定眩之功效，对老年性眩晕的治疗有很好的疗效。

病案举隅

张某，男，68岁。1999年6月8日初诊。患者眩晕反复发作已3年，近1周来头晕目眩加重，行走不稳，伴腰酸膝软，耳鸣，夜寐早醒，苔薄白，脉细涩。脑血流图检查示：血管硬化。血压在正常范围。给予枕中丹加丹参、决明子治疗。处方：龟板20g（先煎），龙骨20g（先煎），菖蒲10g，远志10g，决明子10g，丹参30g。上方服用2天后即感觉头晕目眩等症减轻，连服2周后未再明显发作。

2. 枕中丹加菟丝子、白芍治疗更年期综合征

妇女绝经前后，肾精渐衰，冲任二脉失充，内分泌系统紊乱，从而出现头昏、心慌、低热、烦躁不安、失眠多梦、神疲乏力等不适，统称为更年期综合征。治疗以补肾柔肝宁心为法，而枕中丹本为益肾健脑、宁心安神方，加入菟丝子、白芍增强滋肾柔肝功效，对妇女更年期综合征有独特疗效。

病案举隅

王某，女，50岁。1999年4月5日初诊。患者近2月来反复出现头昏，心慌不适，烦躁不安，易汗出，失眠多梦，手足心热，月经量时多时少，周期紊乱，舌偏红苔薄黄，脉细数。在多家医院诊治，查血压、心电图、脑血流图等未见异常，诊为更年期综合征，服药多次无明显疗效。给予枕中丹加

菟丝子、白芍治疗。处方：菟丝子10g，白芍10g，龟板20g（先煎），龙骨20（先煎），菖蒲10g，远志10g。上方服用1周后见效，连服1月余，诸症明显减轻。

3. 枕中丹加莲子心、酸枣仁治疗梦游症

梦游症多属中医"脏躁"范畴。多由于素体虚弱，肾气不足，加之遭受惊吓或忧思过度，心神被扰，阴阳失调，水不制火，心不藏神，神不守舍，而发生本症。故以枕中丹加莲子心、酸枣仁滋水制火，宁心安神。

病案举隅

周某，男，18岁。1999年7月15日初诊。患者数周前因复习迎接高考，紧张过度，出现失眠多梦，后又出现入睡后梦中走动，在某精神病院诊为梦游症。服药治疗（药名不详）数周后好转，但停药不久梦游又作，白天头昏耳鸣，烦躁不安，苔薄白，脉弦细。治以枕中丹加莲子心、酸枣仁。处方：龟板20g（先煎），龙骨20g（先煎），菖蒲10g，远志10g，莲子心2g，酸枣仁10g。治疗10余天不再发生梦游，后又连续服用半月余，观察2月未再发作。

4. 枕中丹加覆盆子、桑螵蛸治疗小儿遗尿症

中医认为小儿遗尿的发病机理多与小儿肾阳不足、下焦虚寒有关，心肾不交为此病关键。患儿主要表现为睡眠时遗尿，醒后方觉，多于梦中遗尿。正常人入睡后，阳入于阴，心神内收。若肾水不足，不能上济心火，心火不能下温肾水，则心肾不交而发遗尿。治当滋肾宁心，使心肾互济，阳入于阴，心神内守，遗尿可止。枕中丹为交通心肾之要方，加入覆盆子、桑螵蛸助其益肾缩尿之功，故治遗尿有佳效。

病案举隅

李某，女，8岁。1999年10月8日初诊。患儿3岁前每二三日遗尿1次，3岁后约三四天发作1次，在多家医院诊治，西医检查未发现有发育异常。服缩泉丸治疗1月后遗尿次数显著减少，但继续服用疗效无明显提高，平时夜寐多梦，常于梦中惊叫，醒后方知遗尿。舌红苔薄白，脉细数。小便常规正常。给予枕中丹加覆盆子、桑螵蛸治疗。处方：炙远志6g，菖蒲6g，龙骨（先煎）15g，龟板15g（先煎），覆盆子10g，桑螵蛸10g。上方连服3周后遗尿未再发作，观察3月未作。

5. 枕中丹加益智仁、茯神治疗小儿学习障碍症

儿童学习障碍症表现为上课注意力难以集中，烦躁好动，接受能力差，

学习困难。中医认为心藏神，肾藏志，心肾不足则智力不强，学习状态较差。枕中丹加益智仁、茯神有交通心肾之功，初服养心宁神，久服强志益智。

病案举隅

朱某，男，10 岁。1999 年 3 月 5 日初诊。患儿平时难以安静，上课时多小动作，注意力极难集中，性情急躁，接受能力差，成绩极不理想，夜寐常梦语，梦中磨牙，舌苔薄白，脉细数。治以枕中丹加益智仁、茯神。处方：炙远志 6g，菖蒲 6g，龙骨 15g（先煎），龟板 15g（先煎），益智仁 10g，茯神 10g。服用上方近 1 月，家长诉说患儿上课注意力较前集中，夜寐也安，作业也能基本完成。继服 2 月后成绩有明显提高。

6. 枕中丹加郁金、川楝子治疗神经症

神经症主要表现为各种躯体或精神的不适，常伴有精神焦虑或植物神经系统症状。在中医学中虽没有神经症一词，但在《金匮要略》中已有类似症状的描述，分别称为梅核气、奔豚气、惊悸、脏躁等。其临床表现主要为精神抑郁或烦躁不安，心慌、心悸，失眠多梦，健忘等不适。属肝郁气滞，心肾不交，心神被扰所致。治以宁心安神之枕中丹加疏肝解郁之郁金、川楝子，共成疏肝解郁、滋肾宁心安神之效。

病案举隅

张某，女，40 岁。1999 年 11 月 5 日初诊。患者近因工作不顺而出现胸闷心慌，精神抑郁，闷闷不乐，常独自流泪，夜不能寐，失眠多梦，头昏腰酸等不适，舌苔薄白，脉弦。治以枕中丹加郁金、川楝子。处方：炙远志 10g，菖蒲 10g，龙骨 20g（先煎），郁金 10g，川楝子 10g，龟板 15g（先煎）。上方服完 5 剂，胸闷心慌显著好转，连服 1 月余诸症消失。

（十九）运用加味连苏饮治疗脾胃病

1. 慢性浅表性胃炎

病案举隅

徐某，女，46 岁。2010 年 7 月 17 日初诊。患者患慢性浅表性胃炎 2 年余，自诉胃脘饱胀不适，堵塞感明显，但不疼痛，因情绪波动而加重，伴嗳气，无泛酸，口不渴，舌质稍红干，苔薄，脉弦。证属肝郁胃热，胃失和降。治当疏肝解郁，和胃降逆，兼以泻火扶中。处方：苏叶 10g，黄连 4g，吴茱萸 3g，郁金 10g，八月札 10g，姜半夏 10g，炒枳壳 10g，厚朴花 10g，砂仁 4g，旋覆花 10g（单包），蒲公英 20g，焦白术 10g，茯苓 12g，14 剂。二诊：胃脘堵塞感，嗳气，食少易饱稍有改善，白带多，舌质红，苔黏。原方去焦白术、茯苓加红藤 20g，莲须 12g，莪术 10g，14 剂。三诊：胃脘堵塞感，嗳气等症已不显。再调理 12 剂而诸症悉平。

按：王灿晖认为，慢性胃炎证多夹杂为患，注重辨脏腑、辨气血、辨虚实、辨寒热，抓住本质，分清层次，不可拘于一证，固守一法。并指出治胃主法有四：清、温、养、和，常配疏肝理气、活血散瘀、健脾利湿、辛开苦降等综合运用，慢性胃炎日久局部病灶有充血水肿，据叶天士"久病通络"理论又当加活血通络之品。本案属肝胃同病，病在气分，以实为主，夹有郁热。采用"清""和"大法，重用辛开苦降，疏肝理气。方中苏叶、黄连、吴茱萸辛开苦降，开泄胃脘之郁热，配以郁金、八月札疏肝解郁，其效更著，厚朴花、炒枳壳、砂仁行气消胀，合苏叶而其力更强，姜半夏、旋覆花降逆和胃，蒲公英苦寒泻火，同黄连加强清热泻火作用，辅以焦白术、茯苓健脾扶中。全方配伍严谨，主次分明，自可起到郁热除、滞气达、逆气平。

2. 胆汁返流性胃炎

病案举隅

蒋某，女，60 岁。2010 年 3 月 24 日初诊。患者 2 月前查胃镜示：胆汁返流性食道炎、胃炎，伴有糜烂，萎缩，肠上皮化生。Hp（＋）。刻下：胃脘胀痛，嗳气，呕恶，泛酸，舌苔黄腻，脉濡。证属湿热内蕴，气机不畅，胃气上逆。治当辛开苦降，清热祛湿，和胃降逆。处方：苏叶 10g，黄连 4g，吴茱萸 3g，蒲公英 20g，豆蔻仁 8g，焦白术 10g，茯苓 12g，炒白芍 12g，旋覆花 10g（包），厚朴花 10g，炒枳壳 10g，仙鹤草 20g，延胡索 10g，14 剂。二诊后胃痛，嗳气好转，仍有泛酸，大便不成形，舌苔中度黄腻。其后与此方稍作变化调理半年，其间虽有反复，每与此方而收效，患者病情日益稳定。

按：中医学虽无胆汁返流性胃炎之名，多属于中医学"呕吐、吞酸"等范畴。王灿晖指出其主要病机为肝胃不和，胃气上逆，易受情绪波动及饮食不调而反复，故在辨证论治的同时，要抓住"降"字，因胆与肝同属于木，以畅为顺，胃与脾为气机升降之枢纽，以降为和。王旭高在《薛氏湿热论歌诀》中云："夫治呕之法，必用苦辛通降，然有分别，如呕恶、吞酸、胁痛者，用左金法，川连连同吴茱萸，直达肝经郁结之热……盖苏叶质轻，气味辛芳，能宣通上焦肺胃，合川连之苦能燥湿，寒能清热，以治湿热在上焦作呕，尤足称为神化。"故方中苏叶、黄连苦辛通降，配合吴茱萸兼合左金之法尤善止呕。豆蔻仁辛温芳香，行滞化湿，厚朴花、炒枳壳、旋覆花行气降逆而止呕嗳诸症，白芍药酸柔缓急，延胡索行气活血，共止胃痛。仙鹤草苦涩收敛尤能镇痛，蒲公英苦寒清热又可杀菌。焦白术、茯苓健脾祛湿而顾中气。

诸药合用，寓"苦辛通降"于"清热、祛湿、理气、止痛"等法之中，可谓"形散而意专"。

3. 消化性溃疡

病案举隅

许某，男，59岁。2010年5月12日初诊。既往胃溃疡病史5年余，伴有前列腺增生4年。因苦于胃痛及小便不畅而就诊。刻下：精神差，胃脘嘈杂且胀痛，泛酸，嗳气，口干且甘，纳可，小便频数且余沥不尽，排解前后小腹疼痛，大便尚可，失眠，耳鸣，腰酸，乏力，怕冷，舌红，苔黏，脉细涩。证属胃热郁滞，肾虚瘀阻，治当清胃理气，补肾消散为主。处方：苏叶10g，黄连5g，吴茱萸4g，焦白术10g，枳壳10g，白花蛇舌草20g，丹参12g，赤芍12g，川芎12g，红花8g，桃仁8g，炮穿山甲6g，怀牛膝12g，王不留行10g，7剂。二诊后胃已不痛，偶嗳气，但小便排解仍欠通畅，腰酸腿乏，守方加活血消散、补肾固精缩尿之品，调理1月胃病大好，稍有反复，均于此方稍作加减而稳定，患者因小便尚欠畅继续就诊。

按： 王灿晖常说，中医既是自然科学，也是人文科学，除了深知医理，还要上知天文，下知地理，中旁人事，才能细察秋毫，把握患者病情。故临证察病，要充分运用科学辨证方法，分清主次，去粗存精。就本案而言，患者症状繁多，有虚有实，寒热夹杂，但其病只在胃与肾两端且以标实为主，一则胃热郁滞，一则肾虚瘀阻。失眠仍为疾病所苦，久治不愈所致，本病除则标即安，不必专用安神之品。"用药如用兵"，粗工不晓此理，欲以全得，处方杂乱，其力不专，岂能效焉！故本方配伍，一则用苏叶、黄连、吴茱萸辛开苦降，解除郁热；二则用桃仁、红花、赤芍、丹参、炮穿山甲、王不留行活血消散以通利小便。同配枳壳、白花蛇舌草以行气通利清热，焦白术益气健脾，怀牛膝补益肝肾、活血通淋兼顾其本虚。

4. 慢性肠炎

病案举隅

卜某，男，63岁。2010年4月14日初诊。患慢性肠炎、慢性胃炎反复发作10年余，曾查胃肠镜示：结肠降段糜烂、轻度萎缩性胃炎。B超示：胆囊炎。近来病情加重，多次求医而无效，自诉对生活失去信心。刻诊：解脓便，黏液多，无血丝，日行3次，腹部胀满不适，肠鸣，胃脘嘈杂，食油腻后尤甚，口苦，泛酸，嗳气，精神欠佳，面黄晦暗无华，腿酸，舌淡红苔白腻，脉滑无力。证属脾肾两虚，湿热内阻，肠胃不调。治当健脾和胃，清肠止泻为主。处方：党参15g，焦白术10g，山药12g，黄连5g，吴茱萸4g，马齿苋

25g，郁金 10g，砂仁 5g，青皮 10g，姜半夏 10g，炒白芍 12g，败酱草 15g，石榴皮 10g，厚朴花 10g，7 剂。二诊：大便由稀转厚，黏冻略减，泛酸量少，余症基本无变化，去黄连、郁金、砂仁、青皮、厚朴花，加黄芩 10g，芡实 12g，炒地榆 10g，焦山楂 10g，甘草 5g 增强清肠止泻之力，14 剂。三诊：大便黏冻大减，质稀，日行 2 次，胃脘嘈杂不适，嗳气，泛酸。此肠病大减，胃病仍在，上方去党参、山药、黄芩、芡实、炒地榆、焦山楂、甘草，加苏叶 10g，茯苓 12g，炒枳壳 10g，煨肉果 5g，瓦楞子 30g，木香 8g，14 剂。后以此方稍做加减，调理 3 月余，患者胃病已安，肠病未作。

按：王灿晖识病，强调辨病与辨证相结合，善于阶段分析，辨证施治。对于本案属胃肠同病，先清肠健脾，化湿和胃，二者并调。二诊时见肠病大好，遂"急优势兵，乘胜追击"，重加黄芩、芡实、炒地榆清肠止泻之品，三诊时见肠病已稳，胃病仍著，遂转移重心，以加味连苏饮化裁治胃为主，兼顾调肠巩固疗效。王灿晖说此例患者伴有萎缩性胃炎，日久易致血瘀络阻，可以酌加莪术、炮穿山甲、丹参等活血通络之品。

王灿晖临证机灵而法活，遣方用药常在传统配伍理论基础上借鉴现代药理研究成果以期提高临床疗效。对于本案，现代医学认为其本质都是炎症，治疗上均需抗炎治疗。如方中黄连具有抗炎，利胆，抑制胃酸分泌，抗腹泻作用，对幽门螺杆菌、大肠杆菌等有不同的抗菌作用；地榆既有抗伤寒杆菌、痢疾杆菌等作用又有收敛抗溃疡作用。

（二十）运用凉营法治疗疑难病

1. 清热解毒，忌苦寒峻猛、燥烈太过

营分火毒内炽是营分证的病理特征，故凉营法治疗营分证首当清热解毒，即《内经》所云："必伏其所主，而先主其所因。"否则，火毒不清，病势将进一步发展。王灿晖认为，在清热解毒的药物选择上，既要看到营分热毒炽盛的客观存在，同时也要认识到营分证有营阴耗伤的特点，因此药物的选择应以甘苦寒或苦咸寒为主，切勿苦寒燥烈太过。清营汤方中所用金银花、连翘、犀角（或水牛角）等，即体现了这一点。《景岳全书》中云："金银花，善于化毒……但其性缓，用须倍加。"说明金银花既具清热解毒之效，同时性能也比较和缓。由于金银花甘寒，功擅清热解毒，且无伤阴之弊，不仅卫分、气分可用，营分、血分也可使用；连翘除具有清热解毒的功效外，还擅"泻心经客热"（《珍珠囊》），并能"散结而泄化络脉之热"（《本草正义》），对温病热陷心营、包络闭阻者尤为适宜。犀角苦咸寒，功擅清热解毒、凉血定

惊，是凉营法常选药物之一，《药性论》中称其能："镇心神，解大热，散风毒"。《本草纲目》认为，犀角不仅能解毒凉血化斑，还可以"泻肝凉心"，故营热炽盛而窜络扰心逼肝者皆可选用。但由于犀角货源紧，价昂贵，临床常用大剂量水牛角代替。《陆川本草》就曾记载此药可主治麻痘斑疹，现代研究发现其所含钙质有增加毛细血管致密性，降低炎性充血水肿的作用。黄连虽然苦寒，但功擅清热解毒，只此一味配合凉营养阴药同用，则无苦燥伤阴之弊，而又可收清心火、解热毒之效，故亦常用。此外，大青叶能清热解毒，"凡以热兼毒者"，如"瘟疫发狂，风热斑疹"，"皆宜用之"（《景岳全书》）；地锦草，苦辛寒，能"凉血散血解毒"，"善通流血脉"，"凡血病因热所致者，用之合宜"（《本草汇言》），故亦可酌情选用。

2. 滋养营阴，当滋而不腻、滋而能通

对滋养营阴药物的选择，王灿晖提出"滋而不腻，滋而能通"的原则。因为大多数的滋阴药性质比较滋腻，易困遏邪气，阻滞气机，使营热难以清解，营分病变难以纠正，所以叶天士说营热证应"先清营热，勿得滋腻为稳"。故滋养营阴的药物常选择甘寒之品，如生地、麦冬、石斛、玉竹等，咸寒的玄参也常被选用。至于血分证中，因邪热在血分淹滞日久，损伤肝肾阴血，而常用的酸寒及血肉有情之品，在凉营法中使用较少。我们曾对叶天士、吴鞠通、王孟英、陆子贤、柳宝诒等几位清代医家治疗营血分证的医案进行分析，发现使用了养阴药物的医案有百余则，并且观察到这些养阴药物使用频率的排列依次为：生地、玄参、麦冬、知母、石斛……其中使用频率最高的是生地、玄参、麦冬。可见吴鞠通清营汤中配合此三味药物绝非偶然。其中生地甘苦寒，功擅滋阴生津，清热凉血，《本经逢原》称其："内专凉血滋阴。"现代研究还发现生地有类激素样作用；玄参苦甘咸寒，能清热滋阴，凉血解毒，《本草纲目》称其"滋阴降火，解斑毒……通小便血滞"，可见玄参还具有一定的散血作用，现代研究认为其对结缔组织病变之发热具有较好的退热效果；麦冬甘寒微苦，具有养阴生津，清心火的作用，对营分证营热炽盛扰乱心神出现神志改变者，尤为适合。

3. 凉营散瘀，勿凉遏酸收、辛燥破散

王灿晖指出，凉营散瘀药物的选择，应以具有"凉"和"散"双重作用的药物为主，既不可选用寒凉凝滞、酸敛收涩之品，亦不能使用辛燥逐血破血的药物。常用药物有丹参、丹皮、赤芍等，它们大多可入心营血分，不仅具有活血散瘀之功，并且有一定的养血之能，更具有清热凉血的作用，特别有利于营分病变的治疗。如丹参一味，苦而微寒，功擅活血化瘀，凉血安神，

《本草纲目》认为具有"活血、通心包络"的作用，药理研究发现其对体液免疫亢进具有一定的抑制作用；丹皮苦辛寒，具有清热凉血，活血散瘀的作用，能"和血、生血、凉血。治血中伏火，除烦热"（《本草纲目》），赤芍可"行血破瘀，散血块……退血热"（《滇南本草》），并能"退热除烦"（《日华子本草》）等。可见，选用具有"凉"和"散"双重作用的药物，主要是针对营热亦易致瘀的特点而设的。若营热波及血分，紫草、侧柏叶也可加入。紫草"功长于凉血活血"（《本草纲目》），善"清理血分之热"（《本草正义》），故"无问男女杂证，但见血紫血热，及热毒深者俱宜用之"（《药鉴》）。研究发现紫草可以调节 NK 细胞的活性，对急性淋巴细胞型白血病具有一定的抑制作用，并能降低血糖；侧柏叶味苦性寒，功擅凉血泄热，能抗组织胺引起的血管通透性增加，并能抗透明质酸酶，并具有一定的止血作用。

4. 验案举隅

（1）血小板减少性紫癜

顾某，女，42 岁。患者 1 年来，月经先期而至，量多如崩，7～10 日方净，四肢反复出现散在出血点。在某医院确诊为原发性血小板减少性紫癜。刻下：四肢有散在紫癜，色鲜红，左小腿外侧有 2cm×2cm 大小紫斑一枚，伴齿衄，手足心发热，心中烦，口干溲赤，腰酸，舌质红紫，脉细数。血常规：血小板 $30×10^9$/L，红细胞 $3.2×10^{12}$/L，白细胞 $5.1×10^9$/L，血红蛋白 93g/L，出血时间大于 5 分钟；毛细血管脆性试验阳性。证属营热阴伤，血络受损，肝肾不足。治当凉营清热，滋养营阴，培补肝肾为法。处方：水牛角 30g，生地 12g，黄连 3g，丹参 6g，卷柏、茜草、龟板、鳖甲、山萸萸、丹皮、玄参各 10g，生甘草 5g。7 剂。

二诊：药后四肢出血点明显减少，齿衄止，手足心热亦减，然时有盗汗。前方加地骨皮 10g，7 剂。

三诊：肢体紫癜隐现，色暗不鲜，查血小板计数 $60×10^9$/L，神疲乏力，腰酸，四肢不温，舌红而嫩，苔薄，脉细。证属气阴不足，肝肾亏虚。以益气养阴，培补肝肾为法。处方：太子参 20g，生地、生鳖甲、龟甲、鸡血藤各 15g，山萸萸、女贞子、茜草各 12g，补骨脂、骨碎补、巴戟天、肉苁蓉各 10g，生甘草 5g。7 剂。

后以此为法加减调治 2 月，血小板升至 $105×10^9$/L，基本恢复正常。

（2）亚急性红斑狼疮

钱某，女，26 岁。反复发热 6 个月，伴面颊对称性红斑，被某医院以亚急性红斑狼疮收住入院，激素治疗后缓解。因自停激素，近 2 周来，发热又作，体温达 39.6℃。初诊症见：发热日晡为甚，心烦不安，颧红伴蝶形红斑色黯，胸背部及两手背斑疹隐隐，周身痛楚，溲赤便结，舌红绛，苔黄，脉弦细数。证属热毒炽盛，气营两燔。治以清气泄热，解毒凉营为法。方选《温病条辨》加减玉女煎化裁，药用生石膏30g，知母、生地各12g，栀子、牡丹皮、赤芍、玄参、连翘各10g，水牛角30g（先煎），黄连6g，生甘草5g。7剂。

二诊：身热渐退，斑疹颜色亦稍浅，然时有心烦，口干唇燥，溲赤，舌红苔黄，脉弦细数。前方去栀子、黄连，加玉竹10g，7剂。

三诊：身热明显减退，斑疹色淡红，颧红盗汗明显，头晕乏力，舌红苔少，脉细数。此属热毒渐消，营阴受损。处方：青蒿、玄参、麦冬、知母各12g，地骨皮、黄柏、玉竹、丹参各10g，生地15g，生甘草5g。7剂后身热尽退，调治2个月后恢复工作。

（3）糖尿病微小血管并发症

姚某，男，58岁。2年前体检中发现血糖增高，因无明显症状，故未予重视。近来视力明显下降，眼前有暗影飘浮，检查眼底发现视网膜有多处出血点，颜色鲜红，伴血管迂曲怒张。刻下：视物模糊，伴云翳飘动，头晕耳鸣，心烦少寐，时有心悸，口干欲饮，舌红少苔，脉弦细数。查空腹血糖：9.2mmol/L，餐后2小时血糖17.6mmol/L。证属肝肾亏虚，营热扰动，血络受损。治以滋阴凉营为先。处方：生地30g，麦冬、仙鹤草、怀牛膝各10g，侧柏叶、赤芍、白芍、丹皮、玄参、茜草各12g，旱莲草20g，黄连5g，白茅根30g。7剂。

二诊：心烦口渴减轻，眼底检查无明显新鲜出血点发现，前方加密蒙花10g，7剂。

三诊：视物模糊较前好转，仍伴黑影飘浮，头晕眠差，舌红苔少，脉细数，眼底检查出血点明显减少，颜色暗红。应滋阴益肾，凉营散瘀。处方：生地、丹参、葛根各12g，赤芍、白芍、山茱萸、怀牛膝、侧柏叶、茺蔚子、枸杞子、密蒙花、白蒺藜各10g，旱莲草20g，生甘草5g。7剂。

后随证调治3个月，血糖基本恢复正常，眼底未再发生出血现象。

（二十一）从气虚热郁血瘀论治疑难病

1. 气虚是发病基础

对于疑难病的发生和演变，机体的抗病能力往往起主导作用，正气虚弱是疾病难治的根本所在。慢性难治病证常为年老久病，或因饮食劳倦内伤，或因素体禀赋不足，导致机体、脏腑功能衰退，出现全身性虚弱证候表现。其与脾肾关系最为密切。肾气虚衰，多因先天不足，元精不充，髓海空虚所致；脾胃气虚，多因后天失调，饮食不节，劳倦过度，脾胃之气生化无权所致。李东垣认为："元气之充足，皆由脾胃之气无所伤，而后能滋养元气。若胃气本弱，饮食自倍，则脾胃之气既伤，而元气亦不能充，而诸病之所由生也。"

2. 热郁是发病关键

疑难病发展过程中，多会出现脏腑功能紊乱，气血津液运行郁滞，而产生郁邪。郁邪是诸多疾病发生的共同病理基础。丹溪曰："气血冲和，万病不生；一有怫郁，诸病生焉。或郁久而生病，或病久而生郁，当升不得升，当降不得降，当变化不得变化，此为传化失常。故凡治病，必参郁结治之。"

内伤杂病中，情怀不遇，可使肝失条达。气郁不伸，日久化热，产生气分郁热，即谓五志过极皆能化火。或痰饮、瘀血等病理产物阻遏气机，使阳气壅积，变生郁热。何梦瑶说："痰饮所在之处，气被阻滞，郁而成热。"《医门法律》曰："血瘀则荣虚，荣虚则发热。"

3. 血瘀使疾病迁延

瘀血是疑难病的重要致病因素，《素问》云："病久入深，营卫之行涩。"叶天士在《临证指南医案》中云"经年宿病，病必在络"，"久病入络，气血不行"，说明病久络瘀。

元气亏损，气虚无力推动血运，致营卫不和，经脉或脏腑瘀阻。郁热亦可致瘀，何廉臣说"伏火郁蒸血液，血被煎熬而成瘀"。王灿晖认为，疑难病病变过程中，气虚是主要的病理基础，郁热、血瘀是重要的致病因素，三者互为因果，其病机变化常相互影响，致使疾病病程迁延，临床表现错综复杂。

4. 治法与药物应用

审察气虚、热郁、血瘀等因素对病情的影响，王灿晖常采用益气清热活血法治疗疑难病，正虚兼顾，气血同调。补气，王灿晖多用黄芪、太子参、党参、黄精等药。补脾胃之气，重在健运，药用白术、枳壳、茯苓等，辅以消导之品山楂、神曲、麦芽等；补肾气，王灿晖注重温肾益精，常用淫羊藿、肉苁蓉、菟丝子、巴戟天等药，温而不燥，滋而不腻。清解脏腑郁热，王灿晖每根据郁热所在部位分别用药。如慢性肝炎肝经郁热用黄芩、虎杖、垂盆草等；慢性支气管炎肺经郁热用黄芩、银花、知母等；慢性盆腔炎盆腔郁热用红藤、墓头回、土茯苓等；泌尿道感染湿热用苍术、黄柏、薏苡仁等；慢性胃炎脾胃湿热用黄连、黄芩、藿香、薏苡仁等；荨麻疹血分郁热用生地、丹皮、银花等；肿瘤郁热瘀毒用半枝莲、菝葜、蛇舌草、三棱、莪术等；辨治病久瘀热常用丹皮、赤芍、桃仁等。解郁遵从叶天士"郁从肝论"思想，治郁之要在于疏泄肝胆郁结，调畅三焦气机，常用柴胡、枳壳、郁金、香附等。气行则血行，王灿晖治疗血瘀证，常联合应用补气活血法和行气活血法，如黄芪、枳壳、川芎等同用。

5. 病案举隅

病案 1：糖尿病。

王某，女，72 岁，2012 年 2 月 22 日初诊。有糖尿病史多年，平时服用拜糖平治疗。刻诊：尿频，尿中多泡沫，大便量多，乏力，时有头昏、头晕，舌偏红，苔薄白，脉细弦。空腹血糖 7.11mmol/L。尿常规：葡萄糖（＋＋＋＋）。辨证为气虚郁热血瘀。治以益气健脾，清热活血。处方：黄芪 20g，太子参 15g，焦白术 10g，山药 12g，玄参 10g，地骨皮 15g，知母 10g，黄连 6g，山萸肉 12g，凤尾草 20g，益智仁 10g，葛根 20g，丹参 12g。7 剂。

2012 年 2 月 29 日二诊：尿频明显好转，尿中泡沫减少，头昏减轻，稍腹胀，苔薄腻。尿常规（－），FBG6.3mol/L。原方去益智仁，加枳壳 10g。12 剂。后不定期来诊，症情稳定，血糖控制理想，尿检未有尿糖。

按：对于糖尿病，王灿晖认为气阴两虚，脾肾亏损是基本病机，郁热、血瘀为重要病理因素。《灵枢》云："中气不足，溲便为之变。"本例患者尿频、大便多伴乏力，是中气不足的表现。头昏、头晕为血瘀之象。舌偏红、苔薄是阴虚郁热之征。方中黄芪、太子参、白术、山药益气健脾，山萸肉补肾缩尿，地骨皮、知母、黄连、玄参、凤尾草清热养阴，丹参、葛根活血化瘀，益智仁固涩二便。黄芪、黄连、知母、地骨皮、山萸肉等均为王灿晖治疗糖尿病的常用药物。

病案 2：慢性胃炎伴异型增生。

魏某，男，74 岁，2011 年 11 月 30 日初诊。因胃脘隐痛反复发作，半月前作胃镜检查，诊断为食管炎、慢性浅表性胃炎、十二指肠球部溃疡。病理示：食管上段胃底型黏膜（异型增生？）。齿状线黏膜中度慢性炎症有活动，柱状上皮肠化伴低级别上皮内瘤变，鳞状上皮有糜烂。刻诊：胃脘隐痛，嗳气，嘈杂，舌质淡红，苔薄白腻，脉细。证属中虚气滞郁热。治以补脾理气，清胃和中，活血消癥。处方：黄芪 20g，太子参 20g，焦白术 10g，炒白芍 12g，白及 15g，茯苓 12g，莪术 10g，黄芩 10g，蛇舌草 20g，仙鹤草 20g，香附 10g，青皮 10g，砂仁 5g，制乳香 5g，炮山甲 6g。7 剂。

2012 年 2 月 29 日二诊：胃脘隐痛，烧心感。处方：太子参20g，焦白术10g，炒白芍10g，白及15g，麦冬10g，石斛12g，蛇舌草20g，吴茱萸3g，黄芩10g，瓦楞子30g，炮山甲6g，焦山栀10g，甘草5g。14 剂。

2012 年 4 月 9 日复查胃镜示：食管炎、轻度慢性浅表性胃炎。病理诊断：食道上段黏膜示少量胃黏膜轻度浅表性炎，胃窦黏膜示轻度慢性浅表性炎。幽门螺杆菌（－）。一般情况尚可，偶觉胃脘灼热不适，易感冒，苔薄。继续调治，方宗前法：太子参20g，黄芪20g，焦白术10g，炒枳壳10g，莪术10g，蒲公英30g，炮山甲6g，瓦楞子30g，黄连5g，吴茱萸3g，焦山栀10g，仙鹤草20g，白及15g，甘草5g。14 剂。症情稳定，原方进退，调治善后。

按：本案以脾胃气虚，兼有郁热，气血失和为基本病机。王灿晖认为气虚、郁热、血瘀三者互为因果、相互影响，故拟法健脾养胃，清化郁热，理气和血。方中黄芪、太子参、白术、茯苓益气健脾，麦冬、石斛濡养胃阴，蒲公英、黄连、焦山栀清化郁热，枳壳、香附、青皮、砂仁理气止痛，白芍缓急活血，莪术、乳香、炮山甲活血生肌消瘕，黄芪亦能补气生肌，蛇舌草、仙鹤草对胃黏膜上皮化生有治疗作用。

病案 3：溃疡性结肠炎。

阮某，男，42 岁。2012 年 2 月 8 日初诊。腹泻稀便，有时夹黏液，病延2 月。肠镜示多发性溃疡性结肠炎。有时肠鸣，腹隐痛，舌淡红，苔薄白。证属脾虚湿热，肠腑受损。治以健脾清肠，补气生肌。处方：黄芪20g，焦白术10g，炒白芍15g，败酱草15g，羊蹄根12g，银花15g，黄连5g，制乳香5g，芡实12g，马齿苋30g，甘草5g。7 剂。

2 月 29 日二诊：黏液便消失，大便日 1 次，成形，腹胀，矢气多，进食寒凉易腹泻，舌淡红，苔薄白。原方去羊蹄根，加木香6g，炒枳壳10g，茯苓12g。14 剂。

4 月 11 日三诊：大便日行 1～2 次，成形，左下腹时感隐痛，苔薄，舌嫩。原方加肉桂5g，香附10g。14 剂。

按：原方随证加减前后服药近 1 年，大便成形，日 1 次，左下腹隐痛减轻偶作。2013 年 3 月复查肠镜示：乙状结肠息肉（已夹除），慢性直肠乙状结肠炎。王灿晖认为本案患者泄泻日久，脾胃受损，运化失常，水湿内停，郁久生热，湿热蕴于肠道，气机阻滞，气血凝滞。脾气亏虚为本，湿热瘀滞为标。故治以党参、茯苓、白术等益气健脾助运，败酱草、羊蹄根、银花、黄连、马齿苋清肠化湿，木香、香附、枳壳理气止痛，白芍缓急止痛活血，肉桂温通消滞，黄芪补气生肌，乳香活血生肌，芡实、石榴皮涩肠止泻。

病案4：乳腺癌术后。

宋某，女，41岁。2012年5月23日初诊。右乳腺癌术后4月，乏力，右上肢活动受限，食欲正常，舌苔薄白，舌质红嫩，脉细。2012年1月，在江苏省肿瘤医院，诊断为右乳癌，行"右乳癌改良根治术"，病理为"右乳侵润性导管癌，1.6cm×1.2cm，腋窝淋巴结转移"，免疫组化：ER（++），PRC（++），Her-2（-）。TE方案化疗6次。血常规：WBC3.4×10^9/L。概括病机为：热瘀搏结乳房，形成癥积，术后血脉循行不畅，气血亏损。处方：黄芪20g，猪苓15g，莪术10g，半枝莲30g，海藻12g，生茜草12g，龙葵10g，丹皮10g，鸡血藤15g，炙全蝎5g，丹参12g，生薏苡仁20g。20剂。

2012年7月30日二诊：乏力好转，右上肢仍难上举，饮食、二便正常，舌红嫩。黄芪20g，猪苓20g，半枝莲30g，鸡血藤15g，莪术10g，炙全蝎5g，片姜黄10g，夏枯草10g，香附10g，青皮10g，天麻10g，伸筋草10g。14剂。

2012年8月15日三诊：举臂症状好转，夜寐欠香，舌嫩，脉细。黄芪20g，生地15g，炙全蝎5g，灵芝10g，丹皮10g，生薏苡仁20g，猪苓15g，莪术10g，三七5g，丹参12g，当归10g，酸枣仁20g，旱莲草12g，仙鹤草20g。14剂。后复查B超示左侧乳腺无明显占位性异常。血常规正常。原方出入调治至今，症情基本稳定，自觉无明显不适。

按：王灿晖认为肿瘤的病理以血瘀、热毒、痰结、气滞为标，正气亏虚为本。中医辨证调治，应当注重提高机体防御功能，减轻手术创伤所致的生理功能紊乱和放、化疗之毒副作用，稳定病情。本案益气扶正以黄芪、猪苓、灵芝为主；祛邪分为清热解毒和活血化瘀，半枝莲、生薏苡仁、龙葵等解毒抗癌，莪术、海藻化痰消痰散结，全蝎、丹皮、丹参、鸡血藤、片姜黄、伸筋草等活血通络。

（二十二）用药经验掇英

1. 滑药愈久泻

久泻滑泄，常理治以固涩敛肠。但王灿晖认为治此病之要，在于明滑泻之理，从源而治，心为五脏六腑之大主，神明之所出处，"主明则下安，主不明则十二官危"。久泻致虚，"心生不明"故十二官功能失调，大肠传道失常，因而久泻不止。此与现代医学之大脑皮层功能紊乱，导致肠蠕动异常引起腹泻之理甚为相似，临床常见久泻不止，肠鸣辘辘，头昏失眠，情绪异常等现象。王灿晖每于辨证方药中加入含油滑肠之柏子仁、酸枣仁，且用量独重，常在20g左右，以宁心安神而使"主明"，利用二药镇静作用以调整大脑皮层功能，从而达到"下安"、"十二官不得相失"，肠蠕动正常而腹泻停止之自的。曾治一包姓少妇，小学教师，腹泻 3 年余。来诊时症见腹泻日行 5～6 次，肠鸣有声，心情紧张时腹泻更甚，日行可达数十次，面色黄白无华，舌淡、苔微黄而腻。观前医所用多为健脾固涩、轻化湿热之剂，何以疾不愈？王灿晖曰：此乃心主不明，控制失职，可宗前医之法加入酸枣仁、夜交藤、柏子仁各 15g，石菖蒲 8g 治之。服 10 剂，腹泻日行仅 2～3 次；复诊数次，如上法进退用药，调治月余，数年之泻竟告痊愈。

2. 涩药祛湿热

中焦湿热，困扰脾胃，气机不畅，腹泻痢疾诸症蜂起，治宜清热化湿、调畅气机，勿宜收涩，以免留邪。然王灿晖临证治疗湿热痢疾、溏泄之病初起，每以石榴皮 15g，炒地榆 12g 为主，配以焦苍术、炒黄芩、川厚朴花、青木香、凤尾草、马齿苋诸药，屡获良效。笔者曾问王灿晖：湿热初起，何用石榴皮、炒地榆之收涩？况：《医学入门》对地榆有"热痢初起，亦不可用、恐涩早也"之戒，而石榴皮其性温微涩，宜于久痢而忌用于初起。王灿晖认为此 2 味涩药现代药理研究证明有良好之抗菌、抗病毒、杀原虫之功，对肠道诸多病原体均有较强抑杀作用，于痢疾之病不论是菌痢或是原虫痢均宜，且其收涩之性正好能减少泻痢次数，乃对因对症之良药。验之临床，此 2 味涩药确能"祛湿热"，而未见其"留邪"。

3. 淡味疗癥积

新生肿物，性质不论良恶，临床多从癥积论治，活血逐瘀、破结消癥之药在所必用。但王灿晖临证对此，治疗用药有别于诸家，常以性味，平淡之药，稍加活血理气之味，而疗效卓著。其基本方为：猪苓、茯苓、生薏苡仁、白花蛇舌草各 30g，瓜蒌仁、丹参各 15g，桃仁 10g，三棱、莪术各 8g。随病加药，治疗各种具有癥积瘀血表现的良恶性新生肿物，在改善临床症状，抑制新生肿物发展方面有较好效果。如肺癌加鱼腥草、虎杖、金荞麦、平地木；食道癌、胃癌、胃息肉加威灵仙、龙葵、半枝莲；肝癌、肝硬化加醋柴胡、半边莲、败酱草等。王灿晖曾用基本方加龙葵、半枝莲、威灵仙各 15g，黄芪 20g，焦白术 10g，进退加减，治疗一刘姓妇女。38 岁，因胃多发性息肉难以手术切除干净，术后仍留有多个细小息肉，体质差，面黄肌瘦，疲乏食少等，经用上方调治 3 个月，患者体质恢复良好，胃镜检查息肉大部分消失。王灿晖基本方中诸药，皆具有一定抗肿瘤、抑制组织异常增生之功，并能增强巨噬细胞的吞噬能力，提高免疫功能，且随病加减，全面调整体质状况，对肿瘤治疗较为合适。因此轻淡之味同样可疗痼重之疾，故古有"轻可去实"

之训。

4. 利药宁痛风

痛风，治疗多从湿热痰瘀论治，常以朱丹溪上中下通用痛风方及二妙散为法，进退加减。王灿晖疗痛风，其法异于朱氏，每以渗利之剂取效，常以金钱草、海金沙、虎杖各 30g，猪苓、泽泻各 15g 为基本方，随证加药，并嘱多饮开水。对急性痛风性关节炎则辅以祛风通络、凉血活血之药。方中金钱草，《本草求原》有"祛风湿、止骨痛"之说。《本草拾遗》则称虎杖能"祛风在骨节间及血瘀"；而药理研究证明金钱草、虎杖、海金沙等药，其渗利之性能促进尿酸排出，控制高尿酸血症，虎杖尚能降血脂、降血糖，对痛风常伴发之高脂血症、糖尿病也有治疗作用。而痛风的治疗，控制血尿酸于正常范围，即可使病情逆转，再利用辨证用药之长，随证加药，综合成方，便是治病之法。曾治一吴姓少年，经某省人民医院诊断为痛风，膝关节红热肿亮，血沉增快，血白细胞总数为 $20 \times 10^9/L$，血尿酸浓度为 0.4mmol/L，西药治疗 3 周，疗效不显，遂来专家门诊求治，王灿晖以基本方加独活、防己、地龙、川牛膝各 10g，生地 20g，红花 8g，络石藤 12g，甘草 5g。治疗 3 周，共服药 18 剂，膝关节红肿消退，活动自如，血象恢复正常，血尿酸浓度为 0.38mmol/L。后以基本方加车前子、土茯苓续服以巩固疗效。

5. 威灵仙除逆气

威灵仙性温、味辛咸，有祛风湿、通经络、止痹痛、消痰涎、治骨鲠之功，常用于痹证及鱼骨鲠喉之治疗。但王灿晖却专用威灵仙下气降逆，治疗嗳气呃逆，泛恶欲吐，梅核气之咽中如有物梗阻，以及食道肿瘤、憩室等所致之胸骨后窒塞不舒，食入欲呕诸症，且其用量独重，常在 15～20g 之间。曾治一妇女，年近不惑，来诊时呃声连连，坐立不安，胸闷窒塞，诉病时语难连续，于呃声之中断续诉说，病已 5 天，服过胃复安及中药 4 剂。前医用小半夏加茯苓汤加竹茹、代赭石、枳壳，王灿晖谓药证相符，可按法加威灵仙 20g，尽服 3 剂而未闻呃声。王灿晖曰：此药之用，全凭现代药理研究，文献报道威灵仙能使食道蠕动增强，变食道之节律收缩为蠕动，因而有"下气除逆"之功。

第四章
验案选粹

一、心系病证

验案 1：刘某，女，59 岁。初诊：2014 - 07 - 18。

主诉：失眠 10 余年。

现病史：失眠 10 余年，时轻时重，有时彻夜难眠，没有明显的其他疾病引发，血压正常。两年前开始服用舒乐安定助眠，否则难以入睡，即使入睡也容易醒来，醒后难以再睡着。白昼头胀心烦，头部觉烘热，耳鸣，偶或心悸，胸闷不舒，好嗳气。精神萎靡，舌质红嫩，舌苔薄黄，花剥，脉弦细。

辨证分析：肝阳偏亢，心阴亏虚。

中医诊断：不寐。

治则治法：平肝解郁，滋阴养血安神。

处方：旋覆花 10g，代赭石 30g，太子参 30g，法半夏 10g，天麻 10g，炒酸枣仁 20g，云茯神 12g，石菖蒲 8g，炙远志 8g，夜交藤 20g，生地 12g，知母 10g，玄胡索 10g，灵芝 10g，甘草 5g。

二诊：2014 - 07 - 25。诉药后诸症稍有改善，拟前方加减。

处方：旋覆花 10g，代赭石 30g，太子参 30g，法半夏 10g，天麻 10g，炒酸枣仁 20g，云茯神 12g，石菖蒲 8g，炙远志 8g，夜交藤 20g，生地 12g，知母 10g，玄胡索 10g，太子参 30g，灵芝 10g，甘草 5g。

按语：王灿晖认为，患者失眠 10 余年，平素心烦，易生气，属肝阳偏亢，心阴亏虚，致使阴不敛阳，而发为本病。既有肝阳偏亢的实火，又有心之阴液亏虚虚损，证情虚实夹杂，必须两者兼顾。同时，失眠的患者，久治不愈，容易出现焦虑、心烦易怒的情绪，而烦躁易怒的情绪状态往往又反过来影响肝之疏泄功能，导致肝气不舒，气失条畅。肝气不舒畅，又进一步影响睡眠，形成恶性循环。据此，王灿晖以平抑肝阳，养心安神为主，兼以滋阴养血为基本治则，方用归脾汤加减。方中旋覆花、代赭石、法半夏、天麻、玄胡索潜降肝阳，镇静安神；太子参、灵芝、炒酸枣仁、云茯神、石菖蒲、炙远志、夜交藤益气养血安神，生地、知母、甘草滋阴养液。诸药共用，共奏阴平阳秘之功，精神乃治。

验案2：王某，女，50岁。初诊：2014－11－15。

主诉：失眠一周。

现病史：患者诉一周来，失眠多梦，急躁易怒，耳鸣，不思饮食，舌红苔黄，脉弦。有颈椎病病史。

辨证分析：肝火扰心证。

中医诊断：不寐。

治则治法：疏肝泻火，镇心安神。

处方：天麻10g，葛根20g，夜交藤20g，代赭石30g（先煎），枣仁20g，石菖蒲6g，益智仁10g，丹参12g，炙远志6g，茯神12g，五味子5g，甘草5g。

二诊：2014－11－29。患者诉药后失眠症状稍改善，耳鸣减轻，仍纳呆，急躁易怒，小便偶有失禁，舌红苔黄，脉弦数。肝火扰心，疏泄失调，拟方遵疏肝泻火，镇心安神兼固摄为治。

处方：天麻10g，葛根20g，桑螵蛸6g，益智仁10g，金樱子10g，芡实12g，莲须10g，生地15g，山萸肉10g，丹参12g，石菖蒲6g，枣仁20g，何首乌15g。

按语：患者失眠多梦，急躁易怒，耳鸣，不思饮食，舌红苔黄，脉弦。有颈椎病病史。此属不寐范畴，为肝火扰心证。治应疏肝泻火，镇心安神，方中天麻疏肝泻火，夜交藤、代赭石、枣仁、远志、茯神安养心神，五味子收敛心气，复诊时出现尿失禁，因而加入桑螵蛸、金樱子、芡实、莲须缩尿止禁，取缩泉丸之意，山萸肉益气补肾，甘草调和诸药。

验案3：李某，女，56岁。初诊：2014－11－22。

主诉：失眠6年，加重近1个月。

现病史：患者六年前出现不明原因的失眠，一直未予以系统治疗。近一个月来失眠加重，重则彻夜难眠，轻则寐后易醒，或不易入寐。现症见：精神状态较差，神情疲倦，多梦易醒，心悸健忘，面色少华。舌质淡，脉细弱。

辨证分析：患者年过五旬，阴血亏损、心失所养，心脾两虚致血不能荣养心神，而发为本病。

中医诊断：不寐。

治则治法：补益心脾，养心安神。

处方：党参18g，黄芪15g，白术、当归各12g，远志6g，茯苓12g，龙眼肉 10g, 酸枣仁 15g, 合欢皮 12g, 大枣 5 枚。

二诊: 2014 - 11 - 27。患者诉药后失眠症状稍微改善, 仍神疲, 纳差, 多梦易醒, 伴心悸健忘, 面色少华, 舌淡, 脉细。患者年过五旬, 心血不足, 不能荣养心神, 致心失所养。治以补养心脾, 益气生血。

处方: 天麻 10g, 真珠母 30g, 酸枣仁 20g, 夜交藤 20g, 石菖蒲 8g, 炙远志 6g, 丹参 12g, 云茯苓 12g, 鸡内金 10g, 姜半夏 10g, 炙甘草 5g。

按语: 不寐一证, 多为情志所伤, 劳逸失度, 久病体虚, 饮食不节等, 引起阴阳失交、阳不入阴而形成。临床辨证需分清虚实, 虚证多属阴血不足, 责在心脾肝肾。本例患者经过近半年补益心脾的治疗后, 失眠之症完全消失。体现了王灿晖治疗失眠的显著疗效。

验案 4: 杨某, 女, 38 岁。初诊: 2014 - 11 - 22。

主诉: 自感心跳加快三天。

现病史: 患者诉三天前自觉心跳偏快, 失眠易惊, 夜寐不酣, 五心烦热, 盗汗, 伴头晕目眩, 性急燥易怒, 舌红少津, 苔少, 脉细。

辨证分析: 阴虚火旺证。

中医诊断: 心悸。

治则治法: 滋阴清火, 养心安神。

处方: 太子参 20g, 麦冬 10g, 五味子 5g, 天麻 10g, 珍珠母 30g（先煎）, 枣仁 20g, 黄连 6g, 苦参 10g, 茯苓 12g, 石菖蒲 8g, 蝉衣 10g, 甘草 5g, 炙龟板 20g（先煎）, 灵芝 10g。

二诊: 2014 - 11 - 29。诉药后心悸稍减, 眠差, 盗汗, 急躁易怒, 舌脉如前。拟前法论治。

处方: 太子参 20g, 麦冬 10g, 五味子 5g, 天麻 10g, 珍珠母 30g（先煎）, 枣仁 20g, 黄连 6g, 石菖蒲 8g, 甘草 5g, 龟板 20g（先煎）, 灵芝 10g, 丹参 12g, 川芎 10g, 茯神 12g。

按语: 患者属中医心悸之范畴, 就诊时所表现出的自觉心跳加快, 夜寐不酣, 盗汗, 性急燥易怒, 舌红少津, 苔少脉细等症状说明属于阴虚火旺证。治应滋阴清火, 养心安神, 方中麦冬滋阴清热, 当归、丹参补血养心, 太子参补益心气, 黄连清热泻火, 茯苓、茯神、枣仁安养心神, 珍珠母、炙龟板重镇安神, 五味子收敛耗散之心气, 甘草调和诸药。

验案 6: 冯某, 女, 54 岁。初诊: 2014 - 12 - 06。

主诉: 心烦心慌一周。

现病史: 患者诉一周前出现心烦, 心慌, 易惊, 夜寐不酣, 口干, 盗汗,五心烦热，思虑劳心则症状加重，急躁易怒，舌红少津，脉细。

辨证分析：肝肾阴虚，心火内动。

中医诊断：心悸。

治则治法：滋阴清火，养心安神

处方：瓜蒌仁12g，珍珠母30g（先煎），石菖蒲6g，太子参20g，麦冬10g，丹参12g，赤芍12g，五味子5g，黄连5g，枣仁20g，广郁金10g，夜交藤20g，降香6g，当归10g。

二诊：2014－12－15。患者诉药后心悸心慌改善，时有失眠，舌脉如前。拟前方加减。

处方：太子参20g，麦冬10g，五味子5g，广郁金10g，石菖蒲6g，黄连5g，枣仁20g，当归10g，丹参12g，川芎12g，珍珠母30g（先煎），茯神12g，天麻10g。

按语：患者属中医之心悸范畴，肝肾阴虚，水不济火，心火内动，继而扰动心神，因而出现心慌、口干、盗汗、急躁易怒、劳心时加重等阴虚症状，舌苔脉象均属阴虚之征。治应滋阴清火，养心安神。首诊方中用麦冬滋阴清热，太子参补益心气，赤芍、丹参当归补养气血，黄连清热泻火，珍珠母、夜交藤、枣仁安神，瓜蒌仁、石菖蒲、郁金燥湿化痰，五味子收敛耗散之心气。复诊中心悸心慌改善，时有失眠，因而方中加重了安神药的比例，加入茯神，以加强安神之功。

验案7：唐某，男，70岁。初诊：2014－12－15。

主诉：心悸三年余。

现病史：患者诉三年前自感心悸至今，睡眠不实，时有手抖，五心烦热，口干，盗汗，思虑劳心则症状加重，急躁易怒，舌红少津，脉细。

辨证分析：肝肾阴虚，水不济火，心火内动，扰动心神。

中医诊断：心悸。

治则治法：滋阴清火，养心安神。

处方：炙甘草9g，茯苓12g，天麻10g，丹参12g，珍珠母30g（先煎），枣仁20g，黄连6g，知母10g，夜交藤20g，石菖蒲6g，炙远志6g，女贞子12g。

二诊：2014－12－22。患者诉心悸症状稍有改善，眠差，舌脉如前，拟前方加减。

处方：炙甘草10g，茯苓12g，珍珠母30g（先煎），夜交藤20g，石菖蒲6g，炙远志6g，当归10g，天麻15g，生地15g，知母10g，黄连6g，丹参

12g，枣仁 20g。

按语：患者自感心悸，睡眠不实，时有手抖，五心烦热，口干，盗汗，思虑劳心则症状加重，急躁易怒，舌红少津，脉细。此为一派阴虚之象，系肝肾阴虚，水不济火，心火内动，扰动心神所致。治应滋阴清热，养心安神。方中黄连清热泻火，炙甘草补益心气，夜交藤、炙远志、枣仁安养心神，珍珠母重镇安神，知母、生地滋阴清热，当归、丹参补血养心，茯苓健脾渗湿，石菖蒲燥湿，天麻息风。

验案 8：张某，男，60 岁。初诊：2015 - 01 - 04。

主诉：自觉心跳加快一周。

现病史：患者一周前自觉心跳加快，失眠易惊，五心烦热，盗汗，伴头晕目眩，性急躁易怒，舌红少津，苔少，脉细。

辨证分析：此为心火内动，扰动心神。

中医诊断：心悸。

治则治法：滋阴清火，养心安神。

处方：太子参 20g，麦冬 10g，五味子 5g，天麻 10g，珍珠母 30g（先煎），枣仁 25g，黄连 6g，苦参 10g，茯苓 12g，石菖蒲 8g，蝉衣 10g，甘草 5g，炙龟板 20g（先煎），灵芝 10g。

二诊：2015 - 01 - 11。患者诉药后心悸、失眠症状改善，仍五心烦热，盗汗，舌红少津，苔少，脉细。阴虚火旺，内扰心神。仍以滋阴清火，养心安神为治，拟前方加减。

处方：太子参 20g，麦冬 10g，五味子 5g，天麻 10g，珍珠母 30g（先煎），枣仁 25g，石菖蒲 8g，甘草 5g，炙龟板 20g（先煎），灵芝 10g，丹参 12g，川芎 10g，茯神 12g。

按语：患者自觉心跳加快，失眠易惊，五心烦热，盗汗，伴头晕目眩，性急躁易怒，舌红少津，苔少，脉细。此为心火内动，扰动心神，为中医心悸之阴虚火旺证。治应滋阴清火，养心安神。方中麦冬滋阴清热，当归、丹参补血养心，太子参补益心气，黄连清热泻火，茯苓、茯神、枣仁安养心神，珍珠母、炙龟板重镇安神，五味子收敛耗散之心气，甘草调和诸药。

验案 9：王某，男，70 岁。初诊 2015 - 02 - 08。

主诉：心悸不安 1 月。

现病史：1 月前，患者外出游玩时突发心悸，休息后缓解。此后，每遇劳累则发，休息则缓解。现症见：心悸不安，头昏，腰酸耳鸣，舌红苔根稍厚，脉结代。

辨证分析：患者为老年男性，气阴两虚，血不足以养心，故心悸。阴虚火旺，灼液为痰，炼血为瘀，阻塞心窍而致心神不安。

中医诊断：心悸。

治则治法：滋阴清火，养心安神。

处方：太子参 20g，麦冬 10g，五味子 5g，天麻 10g，珍珠母 30g，黄连 6g，苦参 10g，石菖蒲 6g，丹参 12g，酸枣仁 20g，生地 15g，川芎 12g，当归 10g，甘草 5g。

二诊：2015 - 02 - 15。患者诉服药后心悸症状缓解，仍头晕，失眠，舌红，苔厚，脉结代。证属阴虚火旺，心神失养，仍以滋阴清火，养心安神为治，依前方加减。

处方：太子参 20g，麦冬 10g，五味子 5g，天麻 10g，珍珠母 30g，黄连 6g，苦参 10g，石菖蒲 8g，丹参 12g，酸枣仁 20g，生地 15g，川芎 12g，当归 10g，甘草 5g，云茯苓 12g。

按语：王灿晖认为：心悸病因多端，如体质虚弱，饮食劳倦，七情所伤等，病机不外气血阴阳亏虚，心失所养，或邪扰心神，心神不宁。临床上多虚实夹杂，所以治疗上在扶正同时应兼顾祛邪。患者为老年男性，气阴两虚，血不足以养心，故心悸。阴虚火旺，灼液为痰，炼血为瘀，阻塞心窍而致心神不安。王灿晖强调，治疗本病以益气养阴为主，同时要注意去除病理产物，祛瘀化痰。方中用生脉饮加生地益气养阴，收敛心气之耗散。当归、川芎、丹参补血养心，天麻潜阳以治头昏，珍珠母潜阳安神，酸枣仁养心安神，石菖蒲、丹参涤痰活血开窍。二诊心悸好转，夜寐仍不佳，故予云茯神加强安神之效以对症治疗，增加石菖蒲用量以开窍安神。

验案 10：乔某，男，57 岁。初诊：2015 - 05 - 07。

主诉：心前区绞痛一周。

现病史：患者诉一周前觉心前区绞痛，时作时休，气短，动则益甚，伴倦怠乏力，声息低微，面色㿠白，多汗出，舌淡红，舌质胖，苔薄白，脉细缓。

辨证分析：气阴两虚。

中医诊断：胸痹。

治则治法：益气养阴，活血通脉。

处方：太子参 20g，麦冬 10g，五味子 5g，黄芪 20g，丹参 12g，赤芍 12g，川芎 12g，降香 6g，苏罗子 10g，广郁金 10g，炙全蝎 5g，细辛 4g，甘草 5g。

二诊：2015 - 05 - 14。患者诉药后气短乏力稍有改善，心前区仍时有绞痛。依前法加减。

处方：黄芪 20g，太子参 20g，当归 10g，五味子 5g，丹参 12g，赤芍 12g，川芎 12g，降香 6g，苏罗子 10g，广郁金 10g，炙全蝎 5g，细辛 4g，甘草 5g，三七 6g。

按语：患者属胸痹范畴，证见心前区绞痛，时作时休，气短，动则益甚，伴倦怠乏力，声息低微，面色㿠白，多汗出，舌淡红，舌质胖，苔薄白，脉细缓，属气阴两虚之征。治疗应益气养阴，活血通脉。方中生脉散益心气，敛心阴，黄芪、太子参大补元气，通经利脉，丹参、当归养血活血，川芎、郁金、赤芍行气活血，五味子收敛心气，降香、苏罗子、三七缓急止痛。

验案 11：王某，男，62 岁。初诊：2015 - 11 - 10。

主诉：胸闷气短三天。

现病史：患者诉三天前自觉胸闷气短，时有疼痛，遇冷即有咳嗽，伴形寒肢冷，面色苍白，苔薄白，脉沉细。

辨证分析：寒凝心脉。

中医诊断：胸痹。

治则治法：辛温散寒，宣通心阳。

处方：黄芪 20g，太子参 20g，麦冬 10g，五味子 5g，玉竹 10g，丹参 15g，川芎 10g，赤芍 10g，广郁金 10g，降香 6g，桂枝 5g，菟丝子 10g，生山楂 10g。

二诊：2015 - 11 - 17。患者诉药后胸闷疼痛稍减，纳差，舌脉如前，查胆红素升高，拟前法加减。

处方：黄芪 20g，太子参 20g，麦冬 10g，五味子 5g，制首乌 10g，决明子 10g，泽泻 10g，茵陈 15g，广郁金 10g，当归 10g，丹参 15g，川芎 10g，生山楂 10g。

按语：患者属中医胸痹之范畴，证见胸闷气短。遇寒即咳，形寒，面色苍白，苔薄白，脉沉细，此为寒凝心脉之征。治应辛温散寒，宣通心阳，方中黄芪、太子参大补心气，桂枝温散寒邪，丹参、当归、赤芍养血活血，玉竹、麦冬滋阴，五味子收敛心气，因患者有胆红素升高现象，所以选用泽泻、茵陈清热利湿。

验案 12：王某，女，35 岁。初诊：2015 - 11 - 10。

主诉：胸脘痞闷不舒 1 年。

现病史：患者 1 年前在无明显诱因的情况下发生胸脘痞闷不舒，进食有阻塞感，有时心悸，大便偏干，查食道钡餐，未见异常。

辨证分析：患者虽然以"胸脘痞闷不舒"为主证，但进食有阻塞感，考虑可能有瘀血存在，证属胸阳不展，痰瘀痹阻。加之患者心悸时作，不排除有心脏疾患。

中医诊断：胸痹。

治则治法：化痰活血。

处方：瓜蒌仁 12g，炒枳壳 10g，广郁金 10g，川朴花 10g，姜半夏 10g，丹参 12g，川芎 12g，赤芍 12g，太子参 20g，麦冬 10g，五味子 5g，石菖蒲 6g，降香 6g，三七 6g。

二诊：2015－12－13。患者诉药后胸脘痞闷改善，心悸，大便困难，以前法加减治疗。

处方：苏叶梗 10g，焦白术 10g，炒枳壳 10g，川朴花 10g，姜半夏 10g，旋覆花 10g，川芎 12g，丹参 12g，降香 6g，苏罗子 10g，广郁金 10g，黄连 5g，石菖蒲 6g。

验案 13：张某，男，39 岁。初诊：2015－10－15。

主诉：癫痫发作一天。

现病史：患者诉一年前癫痫发作，经西医治疗有所好转，昨日又发作，发作前眩晕，乏力，胸闷，发作时意识丧失，抽搐吐涎，喉间痰鸣，舌质红，苔白腻，脉弦滑。

辨证分析：痰浊素胜，肝阳化风，风痰闭阻，上干清窍所致，属痫病风痰闭阻证。

中医诊断：痫病。

治则治法：涤痰息风，开窍定痫。

处方：天麻 10g，石菖蒲 8g，炙地龙 10g，僵蚕 10g，陈胆星 5g，茯苓 12g，珍珠母 30g（先煎），当归 10g，黄芪 20g，炒枳壳 10g，麦冬 10g，五味子 5g，丹参 12g，甘草 5g。

二诊：2015－11－19。患者诉药后症状改善，痰涎减少，服药期间未再发作，舌红，苔腻，脉弦滑。此时属恢复期，治疗时应在涤痰开窍之外，另加益气养阴，安神定志之药促进康复。

处方：黄芪 20g，太子参 20g，玄参 10g，丹皮 10g，天麻 10g，珍珠母 30g（先煎），甘草 5g，僵蚕 10g，炙地龙 10g，炙远志 6g，石菖蒲 6g，当归 10g，茯神 12g。

按语：患者发病前眩晕，胸闷，乏力，发作时意识丧失，喉间痰鸣，抽搐吐涎，舌质红，苔白腻，脉弦滑，此为痰浊素胜，肝阳化风，风痰闭阻，上干清窍所致，属痫病风痰闭阻证。治应涤痰息风，开窍定痫。方中天麻、僵蚕、地龙平肝息风镇痉，菖蒲、陈胆涤痰开窍而降逆，茯神镇心安神定痫，丹皮、当归活血化瘀，麦冬滋阴，五味子收敛心气，珍珠母、炙远志安神。

二、肺系病证

验案 1：丁某，男，20 岁。初诊 2013 – 12 – 12。

主诉：发热、咳嗽 5 天。

现病史：患者于 5 天前因起居不慎，引致发热，体温 37.9 度，微恶寒，咳嗽，少痰，鼻流黄涕，口微渴，舌淡红，苔薄黄，脉浮数。

辨证分析：风热犯表。

中医诊断：感冒。

治则治法：辛凉解表。

处方：连翘 9g，银花 9g，苦桔梗 6g，薄荷 6g，竹叶 12g，生甘草 5g，荆芥穗 10g，淡豆豉 10g，牛蒡子 9g，芦根 12g。

二诊：2013 – 12 – 17。患者诉药后热退，仍咳嗽。少痰，口渴，舌红，苔薄黄，脉浮数。为邪热犯肺，治以清肺润燥。

处方：蝉衣 10g，银花 20g，黄芩 10g，蒸百部 10g，土牛膝 12g，鱼腥草 15g，金荞麦 20g，前胡 10g，焦白术 10g，云茯苓 12g，太子参 20g。

按语：患者因起居不慎，引致发热，体温 37.9 度，微恶寒，微咳。鼻流黄涕，口微渴，舌淡红，苔薄黄，脉浮数。此为感冒，风热犯表证，予银翘散辛凉解表，后恶寒症状消失，以咳嗽为主，乃邪热犯肺，肺失宣肃，故以桑菊饮加减治之，病情明显好转。方中银花、连翘、薄荷、荆芥、豆豉辛凉解表，疏风清热，竹叶、芦根清热生津，牛蒡子、桔梗、甘草宣肺利气。复诊时咳嗽仍作，故用鱼腥草、金荞麦清解肺热，前胡、百部止咳，白术、茯苓健脾燥湿，太子参养阴。

验案 2：王某，男，18 岁。初诊：214 – 04 – 14。

主诉：鼻塞流涕反复发作 5 年，加重两月余。

现病史：患者诉近 5 年来时常鼻塞流涕，两个月前因感冒以致鼻塞流涕又作，并自觉逐渐加重，今晨起流涕浓稠色黄，不易擤出，至下午 3 时流清水鼻涕，夜晚鼻塞甚，睡觉时需张口呼吸，喷嚏连连，嗅觉完全丧失，咽喉肿痛，咳嗽，食欲不振，余无不适，舌绛，舌色偏暗，苔薄黄，脉弱。

辨证分析：风热犯表，卫表失和，肺失清肃，气阴不足。

中医诊断：感冒。

治则治法：辛凉解表，益气养阴。

处方：生地 15g，丹皮 10g，赤芍 12g，荆芥 10g，防风 10g，黄芩 10g，金银花 15g，野菊花 20g，杏仁 10g，黄芪 20g，太子参 20g，怀山药 12g，焦白术 10g，甘草 5g。

二诊：2014 - 04 - 28。患者诉药后流涕减少，喷嚏、鼻塞减轻，仍咳嗽、咽喉肿痛，舌绛，苔黄，脉弱。邪犯肺卫，入里化热，恐入血分，宜疏风泄热，益气养阴。

处方：生地 15g，丹皮 10g，赤芍 12g，荆芥 10g，防风 10g，黄芩 10g，金银花 15g，野菊花 20g，杏仁 10g，黄芪 20g，太子参 20g，怀山药 12g，焦白术 10g，甘草 5g。

按语：感冒的中医治疗重在改善人体状态，扶助正气，通过补益肺、脾、肾气和调理体质，从而消除过敏表现。本例患者病起多年，本虚标实，肺经郁热，肺气失宣，导致以鼻塞不通为主要临床表现的证候。患者流脓黄涕，咽痛，舌绛，提示内有郁热，治应辛凉解表。方中金银花、野菊花清热解毒，黄芩祛痰热，防风、荆芥辛凉解表，杏仁止咳，丹皮活血，山药、白术健脾益肾。

验案 3：辛某，女，32 岁。初诊：2014 - 04 - 21。

主诉：咳嗽三天。

现病史：患者诉三天前出现咳嗽，咳声短促，咽痒不舒，痰少，颧红，神疲，素有手心发热，舌红少苔，脉细数，妊娠 7 个月。

辨证分析：患者出现咳嗽，咳声短促，咽痒不舒，痰少，颧红，神疲，素有手心发热，舌红少苔，脉细数。此为咳嗽的肺阴亏耗证。

中医诊断：咳嗽。

治则治法：滋阴润肺，化痰止咳。

处方：荆芥 10g，黄芩 10g，蒸百部 10g，钩藤 15g，玄参 10g，蝉衣 10g，银花 10g，炙款冬 10g，枇杷叶 10g，五味子 5g，知母 10g，鱼腥草 20g，甘草 5g。

二诊：2014 - 04 - 28。患者诉药后咳嗽减轻，咽痒，痰少，神疲，手心仍热，拟前法加减论治。

处方：荆芥 10g，黄芩 10g，蒸百部 10g，钩藤 15g，玄参 10g，蝉衣 10g，银花 10g，炙款冬 10g，枇杷叶 10g，五味子 5g，知母 10g，鱼腥草 20g，甘草

5g，木蝴蝶 5g，地骨皮 12g，前胡 10g。

按语：患者诉出现咳嗽，咳声短促，咽痒不舒，痰少，颧红，神疲，素有手心发热，舌红少苔，脉细数，妊娠 7 个月，此为咳嗽的肺阴亏耗证，治应滋阴润肺，化痰止咳，方中知母、黄芩滋阴清热化痰，蝉衣、银花清热，地骨皮清肺泻热，五味子敛肺气，炙款冬、木蝴蝶、枳壳利咽，鱼腥草清热化痰。

验案 4：吴某，男，6 岁。初诊：2014 - 10 - 24。

主诉：咳嗽一天。

现病史：患儿有"哮喘"病史。患儿母亲代诉一天前突发咳嗽，白天常有呛咳，喉痒，咽喉干痛，无痰，舌质红干而少津，苔薄白，脉浮数。

辨证分析：风燥伤肺，肺失清润所致。

中医诊断：咳嗽。

治则治法：疏风清肺，润燥止咳。

处方：太子参 10g，荆芥 6g，银花 10g，平地木 15g，炙款冬 6g，麦冬 8g，蝉衣 6g，黄芩 8g，款冬皮 8g，五味子 3g，知母 8g，金荞麦 5g，甘草 5g。

二诊：2014 - 10 - 31。患儿母亲代述药后咳嗽减轻，舌脉如前，拟前方续服三剂，后病退。

按语：患儿突发咳嗽，白天常有呛咳，喉痒，咽喉干痛，无痰，舌质红干而少津，苔薄白，脉浮数。有"哮喘"病史。为风燥伤肺，肺失清润所致，属中医咳嗽范畴，为风燥伤肺证，治应疏风清肺，润燥止咳。方中荆芥、蝉衣疏风解表，麦冬、知母清肺泻热滋阴，炙款冬、甘草温润止咳，五味子收敛肺气，太子参平补。

验案 5：朱某，男，36 岁。初诊：2014 - 12 - 07。

主诉：咳嗽低烧两天。

现病史：患者既往有先天性肺囊肿，18 岁时曾做过两次引流，25 岁时曾继发感染，后每年一发。诉二天前突发低烧咳嗽，持续低烧，咯黄痰，昨夜受凉，咯痰色黄质稠，舌红，苔黄腻。T：38℃

辨证分析：痰热壅肺，肺失肃降所致。

中医诊断：咳嗽。

治则治法：清热肃肺，豁痰止咳。

处方：太子参 20g，麦冬 10g，五味子 5g，知母 10g，黄芩 10g，银花 15g，虎杖 15g，金荞麦 20g，鱼腥草 20g，蛇舌草 20g，蒲公英 30g，桑白皮 10g，瓜蒌仁 10g，甘草 5g。

二诊：2014－12－14。患者诉药后咳嗽减轻，痰少色黄，低热，舌红，苔黄腻，脉滑数，拟前方加减论治。

处方：太子参10g，麦冬10g，知母10g，黄芩10g，银花15g，虎杖15g，金荞麦20g，鱼腥草30g，蛇舌草20g，蒲公英20g，大贝母8g，瓜蒌仁12g。

按语：患者突发低烧咳嗽，持续低烧，咯黄痰，昨夜受凉，咯痰色黄质稠，舌红，苔黄腻，脉滑数。既往有先天性肺囊肿，18岁时曾做过两次引流，25岁时曾继发感染，后每年一发。此为痰热壅肺，肺失肃降所致，为中医咳嗽范畴，证属痰热郁肺。治应清热肃肺，豁痰止咳。方中黄芪、知母、桑白皮清肺泻热，麦冬养阴生津，贝母、瓜蒌仁清肺化痰，五味子收敛肺气，鱼腥草、金荞麦清热化痰，蛇舌草、蒲公英、虎杖、银花清热解毒。

验案6：王某，女，48岁。初诊2014－12－21。

主诉：咳嗽十余年。

现病史：患者诉咳嗽十多年。咽痒，痒作即咳，阵咳，可达10分钟。痰少不易咯出。春秋季易发。最近半年咳嗽频发，且咳嗽剧烈时小便失禁，颧红，神疲，舌红苔淡黄，脉细数。X线示：肺纹理增多。

辨证分析：肺阴亏虚，虚热内灼，肺失润降所致。

中医诊断：咳嗽。

治则治法：滋阴润肺，化痰止咳。

处方：黄芪20g，麦冬10g，五味子6g，蝉衣10g，防风10g，炙款冬10g，蒸百部10g，平地木20g，鱼腥草25g，金荞麦20g，枇杷叶10g，知母10g，钩藤15g，甘草5g。

二诊：2014－12－28。患者诉药后病情减轻，咳嗽稍减，仍神疲，颧红，舌红，苔黄，脉细。依前法加减。

处方：太子参20g，麦冬10g，五味子6g，益智仁10g，蝉衣10g，钩藤15g，炙款冬10g，蒸百部10g，平地木20g，鱼腥草30g，金荞麦20g，制半夏10g，黄芩10g。

按语：患者诉咳嗽十多年。咽痒，痒作即咳，阵咳，可达10分钟。痰少不易咯出。春秋季易发。最近半年咳嗽频发，且咳嗽剧烈时小便失禁，颧红，神疲，舌红苔淡黄，脉细数。X线示：肺纹理增多。此为肺阴亏虚，虚热内灼，肺失润降所致，当属中医咳嗽之肺阴亏耗证范畴。治应滋阴润肺，化痰止咳。方中麦冬滋养肺阴，鱼腥草、金荞麦清热化痰，百部、款冬止咳，五味子收敛肺气，蝉衣、防风疏风。

验案7：叶某，男，5岁。初诊：2015－05－08。

主诉：咳嗽1周。

现病史：患儿1周前感冒，症见发热、流涕、打喷嚏、咳嗽，经治诸症减，唯咳嗽加剧，经肌注青霉素、丁胺卡那霉素并配合口服蛇胆川贝枇杷液，症状未见好转，故转中医治疗。刻下：咳嗽，呈刺激性阵咳，咳时面色潮红，喉中痰鸣，痛苦不堪，不发热，无气喘，舌尖红苔薄黄，脉浮数。检查咽喉部明显充血，双肺呼吸音粗糙，胸部摄片无异常。

辨证分析：风热犯肺，肺卫失宣。

中医诊断：感冒。

治则治法：疏风清热，宣肺止咳。

处方：桑叶10g，菊花8g，连翘10g，鱼腥草12g，牛蒡子10g，浙贝10g，桔梗6g，薄荷6g，黄芩10g，甘草3g。

二诊：2015-05-12。药后咳嗽减轻，痰量减少，舌红少苔，脉浮数。风热未净，肺阴受损。治以疏风宣肺，滋养肺阴。

处方：桑叶10g，菊花8g，连翘10g，牛蒡子10g，浙贝10g，桔梗6g，黄芩10g，太子参10g，麦冬10g，天花粉10g，甘草3g。

按语：本案患儿的主要临床表现为咳嗽，病位在肺，舌边尖红，脉浮数，提示为风热病邪犯表，其病机关键为风热侵袭肺卫，故治以疏风宣肺为法，用桑菊饮加减。

验案8：郭某，女，28岁。初诊：2015-05-23。

主诉：咳嗽7天。

现病史：时令燥热当行，久晴无雨，患者7天前罹外感燥热之邪，初起头痛鼻塞，微寒身热，干咳，咽干，唇鼻干燥，经用西药治疗后，头痛、鼻塞、微寒、身热缓解。现症见：干咳连声作呛，痰少质黏不易咯出，喉痒咽干痛，唇鼻干燥，舌红而干，苔薄白，脉浮。查体：咽部略充血，咽后壁可见滤泡，扁桃体不大，双肺呼吸音粗，无干湿性啰音。X线示：双肺纹理增粗。

辨证分析：燥热伤肺，肺卫失宣。

中医诊断：咳嗽。

治则治法：疏风清肺、润燥止咳。

处方：炙桑叶12g，杏仁9g，川贝12g，沙参10g，桔梗6g，黄芩10g，梨皮30g，麦冬15g，银花10g，蝉衣10g，苏叶6g，元参12g，甘草6g。

二诊：2015-05-28，患者诉咳嗽好转，喉痒咽干，舌干红少苔，脉浮略数。为燥热伤肺，肺阴受损，肺气失宣。治以清燥润肺止咳。

处方：太子参 15g，南沙参 12g，麦冬 10g，炙桑叶 12g，杏仁 9g，川贝 12g，梨皮 30g，炙百部 10g，蝉衣 10g，枇杷叶 10g，元参 12g，甘草 6g。

按语：肺主气，为五脏之华盖，上连喉咙，开窍于鼻，司呼吸，为气机升降出入之道，司清浊之宣运，外合皮毛，主一身之表。由于肺叶娇嫩，不耐寒热，上连于喉，借鼻窍通于外界，易受邪侵，故又称为"娇脏"。本案患者外感燥热之邪，外邪袭肺，则肺气不宣，清肃之令失常，肺气上逆，引起咳嗽。燥为秋主气，秋季天气收敛，其气清肃，最易耗伤肺津，表现干咳少痰，痰黏难咯或痰中带血等症。故治以桑杏汤疏风清肺、润燥止咳。

验案 9：徐某，男，17 岁。初诊：2015 – 05 – 19。

主诉：咳嗽 7 天，加重 2 天。

现病史：患者于一周前因起居不慎，感冒，当时发热，体温 37.9℃，微恶寒，微咳。现症见咳嗽阵作，发热恶寒，鼻流黄涕，口微渴，舌淡红，苔薄黄，脉浮。

辨证分析：风热之邪袭于肺卫。

中医诊断：咳嗽。

治则治法：辛凉解表，宣肺泄热。

处方：连翘 9g，银花 9g，苦桔梗 6g，薄荷 6g，竹叶 15g，生甘草 5g，荆芥穗 10g，淡豆豉 10g，牛蒡子 9g，芦根 15g。

二诊：2015 – 05 – 22。身热，咳嗽仍作，已不恶寒，鼻塞，偶流黄涕。测体温 37.8 度，舌淡红，咽红，苔薄，脉浮数，为邪袭肺卫之证。以肺失宣肃为主。以清热宣肺止咳为治。

处方：蝉衣 10g，银花 20g，黄芩 10g，炙款冬 10g，蒸百部 10g，土牛膝 12g，鱼腥草 20g，金荞麦 20g，前胡 10g，焦白术 10g，云茯苓 12g，太子参 20g。

按语：本案患者，初起寒热咳嗽，为邪犯卫表，故王灿晖施予银翘散辛凉解表，后恶寒症状消失，以咳嗽为主，乃邪热犯肺，肺失宣肃，故以桑菊饮治之，效显，病瘥。

验案 10：林某，男，53 岁。初诊：2015 – 06 – 23。

主诉：咳嗽 3 天，加重 1 天。

现病史：患者三天前感冒、咳嗽，昨日自作主张用冰糖炖梨，服后咳嗽加重，遂来就诊。现症见咳嗽频作，咳甚微喘，面色涨红，咳出黏痰始能稍安，随后又咳。苔白不腻，脉浮弦。

辨证分析：属邪郁肺腑，肺气闭郁。

中医诊断：咳嗽。

治则治法：宣通肺气。

处方：川贝 6g，炙麻黄 10g，荆芥 10g，广郁金 10g，枇杷叶 15g，射干 10g。

二诊：2015 - 06 - 27。患者诉药后症状稍减，舌脉如前，拟前方加减。

处方：川贝 6g，荆芥 10g，炙麻黄 10g，广郁金 10g，枇杷叶 15g，射干 10g，杏仁 10g。

按语：本证病初本属风邪袭表所致，理应辛散疏解，服用冰糖炖梨，致风邪闭郁，反不利宣透。故治疗在于宣肺，使肺气恢复正常的宣发肃降，则病瘥。

验案 11：袁某，男，60 岁。初诊：2014 - 03 - 07。

主诉：咳喘十余年，发作三天。

现病史：患者诉既往有咳喘二十余年，三天前突然发作，喘逆上气，鼻煽，吐痰稠黏，形寒，身热，烦闷，口渴，苔薄白，舌边红，脉浮数。荨麻疹病史二十余年。

辨证分析：寒邪束表，热郁于肺，肺气上逆。

中医诊断：实喘。

治则治法：解表清里，化痰平喘。

处方：炙麻黄 8g，杏仁 10g，炙款冬 10g，蒸百部 10g，葶苈子 10g，黄芪 20g，太子参 20g，五味子 6g，防风 10g，鱼腥草 30g，金荞麦 20g，平地木 20g，黄芩 12g，丹参 12g，甘草 5g。

二诊：2014 - 03 - 14。患者诉药后咳喘减轻，痰黏，形寒，烦闷，舌红。脉数，拟前法加减。

处方：炙麻黄 10g（另包），炙款冬 10g，蒸百部 10g，鱼腥草 30g，金荞麦 20g，葶苈子 6g，合欢皮 10g，苦参 10g，丹参 10g，五味子 6g，菟丝子 10g，补骨脂 10g，怀牛膝 12g，甘草 5g。

按语：患者诉既往有咳喘二十余年，三天前突然发作，喘逆上气，鼻煽，吐痰稠黏，形寒，身热，烦闷，口渴，苔薄白，舌边红，脉浮数。荨麻疹病史二十余年。为寒邪束表，热郁于肺，肺气上逆所致，属实喘之表寒肺热证。治应解表清里，化痰平喘。方中炙麻黄宣肺解表，黄芩清泻里热，杏仁、款冬花降气化痰，金荞麦、鱼腥草清泻肺热，百部、葶苈子泻肺止咳，菟丝子、怀牛膝、补骨脂补肾平喘。

验案 12：宋某，男，60 岁。初诊：2014 - 10 - 10。

主诉：咳嗽气喘反复发作 10 年，加重 1 月。

现病史：患者 10 年来咳喘反复发作，开始时多于冬天发作，后来不分季节，四季均有发作，发则咳嗽，咳痰，气喘。近一月来咳喘又作。刻下患者咳嗽，咳痰较多，色黄质稠，气喘，动则尤甚，不发热，胸脘痞闷，大便秘结，二至三日一行，舌质红，苔黄腻，脉濡数。

辨证分析：痰热壅肺。

中医诊断：咳喘。

治则治法：清热化痰，宣肺平喘。

处方：炙麻黄 6g，杏仁 10g，生石膏 20g，鱼腥草 30g，金银花 15g，黄芩 10g，金荞麦 20g，瓜蒌仁 12g，虎杖 12g，知母 10g，法半夏 10g，陈皮 8g，黄芩 10g，瓜蒌仁 12g，制大黄 6g，甘草 5g。

二诊：2014 - 11 - 18。患者诉药后咳喘减轻，痰量减少，大便改善，神疲乏力，舌红少苔，脉细数。证属肺经痰热渐消，肺脾气虚。以益肺健脾，兼清痰热为治。

处方：炙麻黄 6g，杏仁 10g，生石膏 20g，鱼腥草 30g，黄芩 10g，虎杖 12g，法半夏 10g，陈皮 8g，黄芩 10g，黄精 12g，太子参 12g，焦白术 12g，茯苓 12g，砂仁 6g，甘草 5g。

按语：本案患者咳喘反复发作 10 年，痰浊内伏，肺气受损，属本虚标实之证，本次发作以痰热蕴肺为主要病理变化，故治以麻杏石甘汤清肺化痰平喘。二诊痰热有减，但现肺脾气虚之象，故治以益肺健脾，兼清痰热。

验案 13：周某，女，64 岁。初诊：2014 - 11 - 23。

主诉：咳喘 1 周，加重 2 天。

现病史：患者患咳喘多年，入冬为甚，暴感寒饮冷易发。近 1 周来因天气转冷，咳嗽复发，近 2 天来咳嗽明显加重。现症见：恶寒，身热，咳喘气促，倚息不能平卧，动则尤甚，咯出白色黏痰，中夹痰沫，胸闷。口燥咽干，苔薄黄，舌红。

辨证分析：旧有宿邪郁内，又兼感新邪，属内外合邪，虚实夹杂之证。

中医诊断：咳喘。

治则治法：外散表寒，内清里热。

处方：白果 10g，麻黄 9g，款冬花 12g，桑白皮 10g，甘草 5g，杏仁 10g，黄芩 10g，法制半夏 10g。

二诊：2014 - 11 - 30。患者诉药后身热明显减退，咳喘亦减少。胸闷较甚，气不接续，下肢浮肿，小便短少。乃肺肾虚耗，心气不足之证。治以宣肺平喘，补益肺肾。

处方：麻黄 6g，生石膏 25g，杏仁 10g，制附片 8g，泽泻 10g，太子参 12g，巴戟天 12g，菟丝子 10g，淫羊藿 10g，仙茅 10g，甘草 5g。

按语：患者患咳喘多年，入冬为甚，暴感寒饮冷易发。病中见恶寒，身热，咳喘气促，倚息不能平卧，动则尤甚，咯出白色黏痰，中夹痰沫，胸闷，口燥咽干，苔薄黄，舌红，乃旧有宿邪郁内，又兼感新邪，属内外合邪，虚实夹杂之证。服用定喘汤后，药已对症。初诊后身热明显减退，咳喘亦减少。胸闷较甚，气不接续，下肢浮肿，小便短少。肺肾虚耗，心气不足故予以麻杏石甘汤加减方后，症状明显减轻。后随症加减调理近 6 个月，诸症基本未再发。

验案 14：周某，女，39 岁。初诊：2014-12-07。

主诉：喘促不宁便秘 3 天。

现病史：患者一周前感冒，自以为身体向来健康，多喝水就能好，未予以治疗。后病情不断加重，3 天前出现发热，咳嗽，便秘等症。遂来就诊。现症见：潮热便秘，痰涎壅盛，喘促不宁，苔黄腻，脉右寸实大。

辨证分析：痰热壅盛。

中医诊断：咳喘。

治则治法：宣肺化痰，泄热攻下。

处方：生石膏 30g，生大黄 10g，杏仁 10g，全瓜蒌 15g，黄芩 10g，生甘草 5g。

二诊：2014-12-14。患者诉药后便秘减轻，痰涎减少，喘促改善，现痰稠，舌红，苔黄腻，脉数。仍以宣肺化痰，泄热攻下为治，巩固治疗。

处方：生石膏 30g，生大黄 6g，杏仁 8g，全瓜蒌 15g，黄芩 10g，桔梗 9g，生甘草 5g。

按语：本案由患者失治引起。患者因感冒未得到及时有效治疗，后发展为以潮热便秘，痰涎壅盛，喘促不宁，苔黄腻，脉右寸实大为主要临床表现的症状，系肺经痰热壅盛，肠腑热结不通之肺肠并病。由于肺与大肠相表里，肺气不降则腑气不通，腑气不通，则肺中邪热亦少外泄之机，证属肺肠同病，故治疗为脏腑合治，效果明显。

验案 15：徐某，男，26 岁。初诊：2015-03-24。

主诉：发热 4 天。

现病史：患者四天前因饱食赶路，汗出甚多而受风，当晚即恶寒发热，头痛，脘胀，呕吐，寒热持续，汗出而热不退，继又增咳嗽，胸痛。现症见恶寒发热，汗少，头胀痛，左胸疼痛，咳嗽，痰吐淡黄而黏，夹有少量铁锈色，脘部胀满，大便不行，口干喜凉饮，舌苔薄白微黄，舌边尖偏红，脉浮滑数。

辨证分析：感受风热病邪，风热袭于肺卫。

中医诊断：发热。

治则治法：辛凉解表。

处方：银花 15g，连翘 10g，桑叶 9g，荆芥 10g，薄荷 5g，杏仁 9g，牛蒡子 10g，淡豆豉 12g，全瓜蒌 12g，桔梗 9g，枳壳 6g，枇杷叶 12g。

二诊：2015 - 03 - 31。患者诉药后热退，咳嗽、胸痛减轻，痰量减少，色黄，脘腹胀满减轻，大便尚可，苔薄黄，舌红、脉滑数。为卫分之邪渐入气分，治以解表清热。

处方：银花 15g，连翘 10g，桑叶 9g，荆芥 10g，薄荷 5g，杏仁 9g，牛蒡子 10g，淡豆豉 12g，桔梗 9g，枇杷叶 12g，栀子 10g，黄芩 10g，前胡 10g。

按语：患者病发于春季，出现恶寒发热，汗少，头胀痛，左胸疼痛，咳嗽，痰吐淡黄而黏，夹有少量铁锈色，脘部胀满，大便不行，口干喜凉饮，舌苔薄白微黄，舌边尖偏红，脉浮滑数等症状。此为春季外感风热病邪，犯于卫表，同时兼有食滞中阻之证，故治疗中以辛凉解表为主，佐予导滞。在初诊结束后，食滞已祛，但苔薄黄，为卫分之邪有渐入气分之象，故以解表清热善后。

三、脾胃系病证

验案 1：刘某，男，36 岁。初诊：2014 - 08 - 09。

主诉：胃脘疼痛伴腹泻反复发作 5 年，加重 2 周。

现病史：患者有胃炎病史多年，胃脘时痛，饥饿时尤甚，时伴肠鸣腹泻，近二周来加重。口干苦，舌红苔白滑，脉弦。

辨证分析：湿热余邪犯胃，肝胃郁热夹胆火上冲。

中医诊断：胃痛。

治则治法：清化湿热，理气和胃。

处方：青皮 10g，吴茱萸 4g，黄连 9g，黄芩 15g，陈皮 10g，赤芍 15g，炒白芍 15g，丹皮 15g，焦山栀 15g，川朴花 10g，泽泻 20g，佛手 10g，香橼皮 15g，瓦楞子 30g，竹茹 20g，甘草 5g。

二诊：2014 - 08 - 23，患者诉药后饥饿时胃脘痛减，大便调，口干，苔根稍黏，提示有胃阴不足之象，故稍加养阴之品。拟方以清化湿热，疏肝和胃，滋养胃阴为治。

处方：青皮 10g，吴茱萸 4g，黄连 5g，黄芩 15g，陈皮 10g，赤芍 20g，炒白芍 15g，丹皮 15g，焦山栀 10g，川朴花 10g，天花粉 10g，佛手 10g，香橼皮 15g，瓦楞子 30g，沙参 20g，甘草 5g。

按语：患者初诊胃脘疼痛伴腹泻反复发作，邪热犯胃，故胃脘灼痛，痛势急迫。肝胆互为表里，肝胃郁热夹胆火上冲，故口干苦，舌红苔白滑为湿热郁胃之象，湿甚则脾病，故从大便泄泻。治以清化湿热，理气和胃。药后饥饿时胃脘痛减，便调，但口干，苔根稍黏，提示胃阴不足，故在原方基础上稍加养阴之品。

验案 2：胡某，女，68 岁。初诊：2014 – 09 – 28。

主诉：胃脘时痛 10 年，加重 1 月。

现病史：患者有慢性胃炎病史 10 年，常觉胃脘时痛隐隐不适。近 1 月来病情加重，胃脘疼痛，喜温喜按，纳差，形瘦，大便有时稀溏，舌淡，苔白，脉细。

辨证分析：脾气虚弱，运化失衡，气机不畅。

中医诊断：胃痛。

治则治法：益气健脾，理气助运。

处方：太子参 20g，焦白术 10g，炒枳壳 10g，怀山药 12g，鸡内金 10g，云苓 12g，川朴花 10g，广郁金 10g，黄芪 10g，佛手 10g，柴胡 5g，焦楂曲各 10g，甘草 5g。

二诊：2014 – 10 – 12。患者胃脘疼痛稍减，纳差，形瘦，便溏，舌淡，苔白，脉细弱。脾气虚弱，运化失衡，兼气机阻滞。治以益气健脾，理气助运。

处方：太子参 20g，焦白术 10g，怀山药 12g，炒枳壳 10g，鸡内金 10g，炒白芍 12g，黄芪 10g，丹参 12g，川芎 12g，焦山楂 10g，玄胡索 10g，广郁金 10g。

按语：脾与胃同居中焦，是人体消化系统的主要脏器。机体的消化运动，主要依赖于脾胃的生理功能，才能使水谷得以摄入、消化和吸收其精微物质，脾失健运，脾不升清，故见胃失于和降之腹胀，泄泻诸症。故所谓"实则阳明，虚则太阴"即脾病多虚多寒，胃病多实多热。本例治疗从脾入手，脾运恢复正常。则胃脘不适自除。

验案 3：俞某，男，13 岁。初诊：2014 – 10 – 17。

主诉：胃痛 1 月。

现病史：患者一月来，经常感胃脘疼痛，嗳气频频，食欲可，大便有时溏泻，口干苦，心烦，舌红，苔薄黄，脉弦。

辨证分析：肝胃郁热，胃失和降。

中医诊断：胃痛。

治则治法：清肝泄热、和胃降逆。

处方：苏叶6g，吴茱萸3g，黄连4g，焦白术10g，炒枳壳10g，川朴花10g，木香6g，蔻仁6g，姜半夏8g，蒲公英20g，青陈皮10g，云苓10g，八月札10g。

二诊：2014-10-24。诉药后诸证稍减，拟前方巩固治疗。

处方：苏叶6g，吴茱萸3g，黄连4g，焦白术10g，炒枳壳10g，川朴花10g，木香6g，蔻仁6g，姜半夏8g，黄芩10g，青陈皮10g，云苓10g，砂仁5g，八月札10g。

按语：胃痛属热者，多由肝郁化热犯胃所致，且总以肝气犯胃、胃失和降为基本病机。嗳气，腹痛为气机不利所致。患者食欲尚可，为脾之运化功能尚可，此类患者但可清肝泄火，理气和胃即可。

验案4：马某，女，40岁。初诊：2014-11-12。

主诉：胃痛时作5年，加重伴腹泻1周。

现病史：患者有"萎缩性胃炎"病史5年，常感胃脘疼痛，一周前因饮食不慎，导致胃脘疼痛，腹胀腹泻，日行2-3次，伴肠鸣，不思饮食。舌淡苔腻，脉弦滑。

辨证分析：食滞内停，脾胃失和。

中医诊断：胃痛。

治则治法：消食导滞，运脾和胃。

处方：焦白术10g，焦山楂10g，莱菔子10g，炒枳壳10g，鸡内金10g，炒白芍12g，木香8g，砂仁5g，广郁金10g，马齿苋20g，玄胡索10g，川朴花10g，乌药10g。

二诊：2014-11-19。药后胃脘疼痛稍减，腹泻减轻，纳少，舌脉如前，拟前方加减巩固治疗。

处方：焦白术10g，炒枳壳10g，川朴花10g，川石斛12g，鸡内金10g，炒白芍12g，生山楂10g，八月札10g，仙鹤草20g，黄芩10g，蛇舌草20g。

按语：患者胃脘胀满疼痛为饮食停滞，阻塞胃中气机。不思饮食示宿食停滞，脾胃受损。系由于饮食伤胃，积滞不化所致。故使用消食导滞。患者原患萎缩性胃炎，脾运不力，故更加入醒脾、理气止痛之品。

验案 5：汤某，女，39 岁。初诊：2014 – 11 – 15。

主诉：胃脘胀痛时作 5 年，加重 1 月。

现病史：患者 5 年来常感胃脘胀痛不适，近一月来病情加重，胃脘胀痛，嘈杂，食欲不振，体倦乏力，睡眠不香，经少伴痛经，面色萎黄，舌质淡，苔少，脉细弱。

辨证分析：脾虚失运，气血亏虚，气滞血瘀。

中医诊断：胃痛。

治则治法：健脾和中，行气活血止痛。

处方：太子参 20g，焦白术 10g，怀山药 12g，云苓 12g，甘草 5g，炒枳壳 10g，当归 10g，炒白芍 12g，川芎 12g，玄胡索 10g，仙鹤草 20g，制香附 10g，青皮 10g。

二诊：2014 – 11 – 24。诉药后胃脘胀痛少见，纳眠差，面黄，舌淡，苔薄，脉细数。脾虚失运，气机不畅。治以健脾益气，理气和中。

处方：太子参 20g，焦白术 10g，炒枳壳 10g，川朴花 10g，炒白芍 12g，鸡内金 10g，焦山楂 10g，青皮 10g，仙鹤草 20g，玄胡索 10g，甘草 5g。

按语：患者食欲不振，体倦乏力，面色萎黄，舌质淡，脉细弱。提示脾胃虚弱，气血亏虚，此种胃脘胀痛，为脾虚失运所致。所以治经健脾益气为主。党参益气补中，白术健脾燥湿，茯苓渗湿健脾，甘草甘缓和中，山药补脾养胃，四物去生地之腻，而加入香附、青皮等理脾之品，使补而不腻，运化渐趋正常。原症中有失眠，经少伴痛经，由于气血亏虚所致，故补气健脾后，睡眠自安，经量亦自足。

验案 6：周某，男，40 岁。初诊：2015 – 04 – 22。

主诉：胃脘胀痛半年，加重 2 天。

现病史：患者半年前饮冰啤酒过量后出现胃脘部胀痛，服奥克、达喜后胀痛缓解，后每遇心情不好，过饮酒浆，饥饱失常后均出现胃脘胀痛加剧。2 天前，患者因公司事务繁忙，劳累过度，胃脘胀痛又作，服达喜、奥克效果不佳，现症见胃脘胀痛，遇寒则甚，温按较舒，略进饮食则痛减，稍多进食则胀甚，脘中灼热、嘈杂、嗳气频频，时泛酸水、恶心，寐可，二便调。

辨证分析：饮食不节损伤脾胃，虚实寒热错杂，痞结胃脘。

中医诊断：胃脘痛。

治则治法：辛开苦降。

处方：苏叶 10g，苏梗 10g，吴茱萸 4g，黄连 5g，苍术 12g，炒白术 12g，姜半夏 10g，炒枳壳 10g，厚朴 10g，木香 8g，砂仁 4g（后下），延胡索 10g，炒白芍 12g，煅瓦楞子 30g，莪术 10g，白花蛇舌草 30g，甘草 5g。

二诊：2015 - 04 - 29。诉药后胃脘胀痛稍减，仍喜温按，灼热嘈杂，泛酸，恶心，寐可便调。仍遵前方辛开苦降，消补并用论治。拟方如前去苍术，余药同前。

按语：王灿晖认为，慢性胃炎除按传统认识进行辨证论治，分为脾胃虚寒、肝胃不和、中焦湿热、气滞血瘀等外，临床上着重强调寒热错杂，虚实相兼，胃气升降失常的辨析。病机多为寒热虚实错杂，痞结胃脘，治疗上多用辛开苦降，酌配活血理气之品。本例患者饮食不节损伤脾胃，病机为虚实寒热错杂，痞结胃脘，故予苏叶、苏梗、吴茱萸、黄连、半夏辛开苦降以除痞满；炒枳壳、厚朴、木香、砂仁理气除胀；延胡索理气止痛，白芍、甘草缓急止痛；煅瓦楞子制酸。久病入络，莪术可活血通络。现代研究证实白花蛇舌草、黄连有消炎作用，故针对 Hp（＋）而用来消炎。患者苔腻乃为湿浊聚胃，予苍术、厚朴等燥湿，二诊，腻苔渐化，故去之，以防苦燥伤阴，予性较缓和之川朴花。消补共用，寒温抑制，共奏和胃气，健脾运，清郁热，和血络之功。经治疗后饮食结滞和湿浊渐化，胃气和降渐复。

验案 7：吴某，女，41 岁。初诊：2015 - 04 - 29。

主诉：胃脘胀满时作 3 年。

现病史：患者 3 年前在无诱因的情况下发生胃脘胀满，近年时作，怕冷显著，纳谷不香，大便稀溏。苔薄舌红，脉细。

辨证分析：脾胃虚弱，中阳不运。

中医诊断：胃痛。

治则治法：运中和胃。

处方：黄芪 20g，太子参 20g，焦白术 10g，炒枳壳 10g，川朴花 10g，仙鹤草 20g，川石斛 12g，蒲公英 30g，茯苓 10g，当归 12g，怀山药 12g，八月札 10g。

二诊：2015 - 05 - 05。患者诉药后病情改善，仍胃胀，时有呃逆，舌脉如前，治以辛开苦降。

处方：苏子 10g，吴茱萸 10g，黄连 10g，白术 10g，枳壳 10g，川朴花 10g，姜半夏 10g，旋覆花 10g，木香 10g，蒲公英 30g，防风 10g，甘草 5g。

按语：患者初诊时胃脘胀满，怕冷，大便稀溏，为脾胃虚弱，中阳不运之象。治以运中健脾，和胃消食。二诊时患者以胃部胀满，胃气上逆为主证，治疗上则以辛开苦降为主。

验案 8：程某，女，39 岁。初诊：2015 - 12 - 10。

主诉：胃脘胀满不适 2 年。

现病史：2 年前，患者因工作紧张而胃脘胀满不适，易饥，嗳气则舒，平素情绪容易激动紧张，月经淋漓不断。舌红，苔薄，脉弦。

辨证分析：肝气犯胃。

中医诊断：胃痛。

治则治法：疏肝和胃。

处方：炒柴胡 8g，炒白芍 12g，炒枳壳 10g，青皮 10g，木香 6g，吴茱萸 4g，黄连 5g，广郁金 10g，蒲公英 25g，仙鹤草 20g，当归 10g，乌药 10g，甘草 5g。

二诊：2015 – 12 – 17。患者诉药后症情改善，仍急躁易怒，易饥，舌脉如前，效不更方，拟前方续服。

按语：患者平素情绪容易激动紧张，为肝郁之体质，就诊时胃脘胀满不适，易饥，嗳气则舒，当属"肝气犯胃"，治拟疏肝和胃之法。二诊时诉药后病情改善，拟前方巩固治疗。

验案 9：周某，女，60 岁。初诊：2015 – 12 – 17。

主诉：胃脘胀痛一周。

现病史：患者诉一周前胃脘嘈杂胀痛，嗳气，喜温喜按，受凉后加重，偶犯酸水，神疲纳呆，四肢倦怠，大便不成形，舌淡，苔白，脉虚弱。

辨证分析：脾胃虚寒，失于温养。

中医诊断：胃痛。

治则治法：温中健脾，和胃止痛。

处方：党参 15g，焦白术 10g，苏叶 10g，苏梗 10g，炒枳壳 10g，川朴花 10g，黄连 5g，吴茱萸 4g，炒白芍 10g，甘草 5g，莪术 10g，仙鹤草 20g，蛇舌草 20g，炮山甲 6g。

二诊：2015 – 12 – 24。患者诉药后疼痛减轻，嘈杂缓解，仍喜温按，余症如前，拟前法加减。

处方：黄芪 20g，太子参 20g，焦白术 10g，炒枳壳 10g，川朴花 10g，莪术 10g，黄芩 10g，八月札 10g，蛇舌草 20g，仙鹤草 20g，炮山甲 6g，炒白芍 12g，甘草 5g。

按语：患者一周前胃脘嘈杂胀痛，嗳气，喜温喜按，受凉后加重，偶犯酸水，神疲纳呆，四肢倦怠，大便不成形，舌淡，苔白，脉虚弱。此为脾胃虚寒，失于温养所致，属中医胃痛范畴，为脾胃虚寒证。治应温中健胃，和胃止痛。方中黄芪补中益气，炒枳壳、川朴花行气和胃，焦白术健脾渗湿，八月札止痛，太子参养阴，炒白芍、甘草缓急止痛，黄连、吴茱萸制酸和胃。

验案10：史某，女，31岁。初诊：2011-04-11。

主诉：胃痛半年。

现病史：患者诉既往有浅表性胃炎病史。近半年来饥饱过度则胃痛，乏力，咽痛，舌红少津，苔薄，脉细。

辨证分析：胃阴亏耗，胃失濡养。

中医诊断：胃痛。

治则治法：养阴益胃，和中止痛。

处方：太子参20g，焦白术10g，炒枳壳10g，川朴花10g，炒白芍12g，甘草5g，玄胡索10g，蒲公英20g，银花15g，黄芩10g，土牛膝12g。

二诊：2011-04-18。患者诉药后诸症改善，仍胃痛，泛酸，拟前法加减。

处方：太子参20g，焦白术10g，茯苓12g，炒枳壳10g，川朴花10g，炒白芍12g，甘草5g，蒲公英20g，玄胡索10g，银花15g，黄芩10g，乌贼骨5g，仙鹤草20g。

按语：患者既往有浅表性胃炎病史。近半年来饥饱过度则胃痛，乏力，咽痛，舌红少津，苔薄，脉细。此为胃阴亏耗，胃失濡养所致，属胃痛的胃阴亏耗证。治应养阴益胃，和中止痛。方中太子参养阴，芍药、甘草、玄胡索缓急止痛，厚朴、炒枳壳行气止痛，因有咽痛，故加蒲公英、银花、黄芩清热解毒，土牛膝利咽，焦白术健脾渗湿，复诊时有泛酸症状，所以添加乌贼骨制酸。

验案11：张某，女，46岁。初诊：2011-07-04。

主诉：胃痛三天。

现病史：患者诉既往有"萎缩性胃炎""胃下垂"病史。三天前胃脘胀痛，嗳气，泛酸，胃肠辘辘有声，口干，盗汗，乏力，纳呆，易怒，平素血压偏低，便溏，舌中苔干，边腻。脉细。

辨证分析：胃阴亏耗。

中医诊断：胃痛。

治则治法：养阴益胃，和中止痛。

处方：太子参20g，焦白术10g，茯苓10g，炒枳壳10g，川朴花10g，怀山药10g，青皮10g，木香8g，川石斛12g，鸡内金10g，仙鹤草20g，蒲公英20g，八月札10g，莪术10g。

二诊：2011-07-11。患者诉药后胃痛改善，仍胃胀、泛酸，嗳气，舌脉如前，拟前法加减。

处方：苏叶 10g，吴茱萸 4g，黄连 5g，焦白术 10g，炒枳壳 10g，川朴花 10g，姜半夏 10g，蒲公英 30g，莪术 10g，玄胡索 10g，甘草 5g。

按语：患者既往有"萎缩性胃炎"、"胃下垂"病史。三天前胃脘胀痛，嗳气，泛酸，胃肠辘辘有声，口干，盗汗，乏力，纳呆，易怒，平素血压偏低，便溏，舌中苔干，旁腻，脉细。此为胃痛的胃阴亏耗证，治应养阴益胃，和中止痛。方中石斛养阴益胃，白术、山药健脾燥湿，枳壳、川朴花行气，青皮、木香消痞，吴茱萸、黄连清热泻热和胃，姜半夏止呕，玄胡索、甘草缓急止痛。

验案 12：张某，男，45 岁。初诊：2011 - 08 - 09。

主诉：慢性浅表性胃炎病史 3 年余，胃脘部时有隐痛加重 1 周。

现病史：慢性浅表性胃炎病史 3 年余，主要表现为胃脘部时有隐痛，饥饿时疼痛明显，腹部胀满，食后尤甚，偶有泛酸、嘈心现象，伴口干、口苦，无明显嗳气。现症见：舌苔少，舌质偏红，睡眠尚可，大便偏干，苔少，舌质偏红，右手关脉浮，左手关脉稍弦。

辨证分析：脾虚气滞。

中医诊断：胃痛。

治则治法：健脾理气，和胃止痛。

处方：苏叶 10g，苏梗 10g，吴茱萸 4g，黄连 5g，焦白术 10g，炒枳壳 10g，炒白芍 12g，川朴花 10g，姜半夏 10g，瓦楞子 30g，元胡索 10g，仙鹤草 20g，砂仁 5g，公英 20g，炙甘草 5g。

二诊：2011 - 08 - 23。患者诉药后胃痛改善，舌红，少苔，脉弦，拟法前方加减。

处方：苏叶 10g，吴茱萸 4g，黄连 5g，焦白术 10g，云茯苓 12g，炒枳壳 10g，炒柴胡 8g，川朴花 10g，广郁金 10g，青皮 10g，木香 8g，炮山甲 5g，八月札 10g，砂仁 5g，姜半夏 10g。

按语：王灿晖善治胃病，平素患者以胃病患者最多，对于慢性浅表性胃炎，不论其以胃痛、胃胀、泛酸何症为主，王灿晖喜用苏叶 10g，吴茱萸 4g，黄连 5g，焦白术 10g，云茯苓 12g，炒枳壳 10g，炒白芍 12g，姜半夏 10g，川朴花 10g，为基本方加减治疗。其中胃痛明显者可加元胡索 10g，莪术 10g；泛酸明显者加瓦楞子 30g，乌贼骨 15g；胃胀明显者加党参 20g，砂仁 5g；伴溃疡者加白及 10g，炙乳香 5g，炙没药 5g；嗳气明显者加旋覆花 10g，代赭石 30g；胃阴虚者加川石斛 10g，怀山药 12g；气郁、气滞明显者加制香附 10g，青皮 10g，广郁金 10g；如 HP 阳性者加蒲公英 30g，蛇舌草 20g，仙鹤草 20g；如胃有出血者加棕榈碳 10g，三七 10g。

验案 13：周某，女，52 岁。初诊：2011 - 08 - 09。

主诉：胃痛时作，加重 10 天。

现病史：患者自称胃部疼痛病史达 10 余年，一直未得到有效系统的治疗。胃痛时作，喜按，嗳气频频，大便有时稀溏。平素精神抑郁。苔稍黏腻，脉弦细。

辨证分析：肝胃不和，胃气上逆。

中医诊断：胃痛。

治则治法：疏肝和胃。

处方：苏叶梗各 10g，焦白术 10g，蒲公英 25g，吴萸 4g，炒枳壳 10g，玄胡索 10g，黄连 5g，广郁金 10g，川朴花 10g，青皮 10g，木香 5g，砂仁 5g，炒白芍 12g，鸡内金 10g。

二诊：2011 - 08 - 22. 患者诉药后病情减轻，情绪压抑，苔腻，脉弦。拟前方加减。

处方：苏叶梗各 10g，焦白术 10g，蒲公英 25g，吴萸 4g，炒枳壳 10g，玄胡索 10g，黄连 5g，广郁金 10g，川朴花 10g，仙鹤草 10g，木香 5g，砂仁 5g，炒白芍 12g，佛手片 10g。

按语：本例患者，胃病迁延十余年，未行积极治疗，平素精神抑郁，加之饮食不节，故发为本病。治疗以疏肝，调畅情志，和胃气为主，经治疗三个月后，胃痛未作。

验案 14：孙某，女，39 岁。初诊：2011 - 08 - 09。

主诉：胃痛近八年，加重半月。

现病史：患者患胃病八年，胃脘疼痛，时轻时重，尚可忍受。治疗亦不彻底，经胃镜检查，诊断为："慢性浅表性胃炎"，幽门螺旋杆菌阳性，平素情绪急躁，半月前与爱人吵架后，胃痛加重，遂来就诊。现症见：形瘦，胃痛时作，胃酸少，食后作胀，时有嘈杂，胸中有热感，大便欠畅，夜寐欠安，苔薄欠润，脉弦带滑。

辨证分析：肝胃不和，胃失和降，肝郁化火，胃阴渐伤。

中医诊断：胃痛。

治则治法：舒肝和胃，泄热养阴。

处方：炒川楝子 6g，炒玄胡索 10g，炒五灵脂 9g，蒲黄炭 9g，川连 3g，山楂 12g，生谷麦芽各 12g，砂仁 6g，炒枳壳 6g。

二诊：2011 - 08 - 22。患者诉药后胃痛减轻，仍有嘈杂，热感，大便难，纳差，苔薄脉弦滑，拟前法加减。

处方：炒川楝子6g，炒玄胡索10g，炒五灵脂9g，蒲黄炭9g，川连3g，山楂12g，生谷麦芽各12g，川石斛10g，天花粉10g，炒枳壳6g。

按语：本案患者平素性急，易怒，故夜寐不安，纳后脘胀。证属肝胃不和，胃失和降，肝郁化火，胃阴渐伤。证情相对复杂，须肝胃同调，养阴泄热。患者前后服药约三个月，基本解除了困扰多时的胃痛症状。

验案15：刘某，男，45岁。初诊：2014 - 05 - 23。

主诉：便秘反复发作3年，加重1月。

现病史：患者便秘反复发作3年，近1月来便秘又作，大便2~3日一行，如羊屎状，口干，腹胀，夜寐可，纳可，舌淡，苔干，脉细数。

辨证分析：阴津不足，肠失濡润。

中医诊断：便秘。

治则治法：滋阴通便。

处方：熟地15g，黄精10g，肉苁蓉10g，山萸肉10g，川石斛15g，瓜蒌仁15g，决明子10g，羊蹄根12g，白术15g，当归10g，火麻仁8g。

二诊：2014 - 06 - 01。患者诉药后症状改善，余无不适，因属阴虚便秘，滋阴润肠通便之法效果显著，拟前方续服，约一月好转。

按语：患者便秘反复发作3年，近1月来便秘又作，大便2~3日一行，如羊屎状，口干，腹胀，夜寐可，纳可，舌淡，苔干，脉细数。此为阴津不足，肠失濡润所致，为阴虚秘。治以滋阴通便。方中熟地滋阴生津，石斛滋阴养血，火麻仁、瓜蒌仁、决明子润肠通便，肉苁蓉温肾行气，当归养血补血，黄精养阴。

验案16：葛某，女，37岁。初诊：2014 - 06 - 24。

主诉：便秘反复发作5年，加重2月。

现病史：便秘反复发作5年，近2月来便秘又作，大便2~3日一行，口干，腹胀，夜寐可，纳可，舌淡，苔干，脉细数。

辨证分析：阴液亏损所造成，无水则舟停。

中医诊断：便秘。

治则治法：养阴通便。

处方：熟地15g，黄精15g，肉苁蓉15g，山萸肉15g，川石斛15g，瓜蒌仁15g，决明子10g，羊蹄根12g，黄芪12g，白术15g，当归10g，火麻仁10g。

二诊：2014 - 07 - 01。患者诉药后便秘症状稍微改善，口干，舌脉如前，拟前法加减。

处方： 生地15g，黄精15g，肉苁蓉15g，山萸肉15g，川石斛15g，瓜蒌仁15g，决明子10g，羊蹄根12g，黄芪12g，白术15g，当归10g，火麻仁10g。

按语： 患者因"便秘多年"前来就诊，口干，舌苔干，多为阴液亏损所造成，无水则舟停。患者目前一般情况可，去熟地加生地15g，加强清润作用。

验案17：慕某，男，35岁。初诊：2014 - 11 - 19。

主诉： 腹泻便秘间作1月。

现病史： 患者1月前在长期大便带血后发生腹泻便秘间作，大便曾带血，食欲尚可。苔薄，口苦，脉弦。

辨证分析： 胃热旺盛。

中医诊断： 便秘。

治则治法： 清泄胃火。

处方： 太子参20g，焦白术10g，茯苓12g，怀山药12g，瓜蒌仁12g，羊蹄根12g，黄连5g，马齿苋20g，川石斛10g，炒地榆10g，焦山楂10g，甘草5g。

二诊：2014 - 11 - 26。患者药后证情改善，咽痒，舌红，脉数。胃热未尽又加为近来外感所导致，治以清胃火、泄胃热兼疏风散寒，拟方加减。

处方： 太子参20g，焦白术10g，怀山药12g，茯苓12g，防风10g，蝉衣10g，黄芩10g，银花15g，知母10g，赤芍12g，蒲公英20g，怀牛膝12g，甘草5g。

按语： 患者1月前在长期大便带血后发生腹泻便秘间作，大便曾带血，食欲尚可。苔薄，口苦，脉弦。为胃火旺盛所致，治以清胃泄火。二诊时，患者主证已明显改善，去止血、润肠之品，加防风、蝉衣、黄芩、银花、知母、赤芍、蒲公英以解表利咽。

验案18：崔某，女，26岁。初诊：2014 - 11 - 26。

主诉： 腹泻间作4年。

现病史： 4年来每遇饮食不节则腹泻，查肠镜示：慢性结肠炎伴炎性息肉增生。病理检查示：（升结肠）中度慢性炎症，活动性、伴淋巴滤泡形成。西医诊断为慢性结肠炎。平素主要服氟哌酸、黄连素等。现症见：大便每日3～4次，色黄质溏，无黏冻，无泡沫，无脓血，夹杂不消化食物，纳差，食后上腹胀，自觉腹中有冷气。肛门灼热重坠，舌淡胖边有齿印，苔黄腻，脉弦。

辨证分析：脾气虚日久伤阳，肠中湿热积聚。

中医诊断：泄泻。

治则治法：健脾清肠。

处方：党参15g，焦白术10g，云茯苓12g，炒枳壳10g，炒白芍12g，木香8g，黄连6g，煨肉豆蔻5g，广郁金10g，地锦草20g，石榴皮10g，焦山楂10g，甘草5g。

二诊：2014-12-03。患者诉药后症情改善，腹中冷感减轻，便次减少，泄泻好转，纳谷转佳，仍有腹胀，舌脉如前，拟前法加减。

处方：党参15g，焦白术10g，云茯苓12g，炒枳壳10g，炒白芍12g，木香8g，黄连6g，广郁金10g，石榴皮10g，甘草5g，干地黄12g，川朴花10g。

按语：慢性结肠炎多因脾胃受损，湿困脾土，肠道功能失司，病位在肠，脾失健运是关健。病理因素与湿邪关系最大。湿为阴邪，易困脾阳，脾受湿困，则运化不健，但可夹寒、夹热、夹滞，辨证应分清虚实、湿热、有无血瘀。治疗上以健脾为主，或兼温化，或兼清肠，或兼导滞。本例患者素禀薄弱，脾虚失运生湿，湿阻气滞。脾气虚日久伤阳，故而久泻不止，腹冷喜暖。湿聚生热，肠中湿热积聚，故泻下色黄，肛门灼热。方中党参、焦白术、云茯苓健脾祛湿；枳壳、广郁金理气除胀；木香、黄连清肠止泻；白芍、甘草酸甘化阴；焦山楂酸甘敛肝，收湿止泻；石榴皮止泻；地锦草清利湿热，现代研究提示还有消炎抗菌作用，用于消除结肠炎症；久病气虚及阳，故用肉豆蔻温阳和胃，治腹中冷气。肉豆蔻仅用5克，意在微补阳气，又防过用助热。二诊患者泄泻好转，纳谷转佳，故去地锦草、焦山楂、肉豆蔻，久泻伤阴，故加干地黄滋阴清热，加川朴花理气除胀。

验案19：崔某，男，33岁。初诊：2015-06-04。

主诉：大便稀溏1年，加重1月。

现病史：1年来大便稀溏不实，近1月来病情加重，腹部隐痛，有时肠鸣。现症见：胸腹灼热，呕恶，便溏不爽，色黄如酱，小便黄赤，苔黄垢腻，脉濡数。

辨证分析：湿热郁蒸气分，胶结胃肠所致。

中医诊断：泄泻。

治则治法：导滞通便。

处方：焦苍白术各10g，炒枳壳10g，炒白芍15g，木香8g，石榴皮6g，马齿苋25g，茯苓12g，黄连6g，肉桂5g，败酱草15g，焦楂肉10g，地锦草 20g。

二诊：2015 - 06 - 18。患者诉药后胸腹灼热，腹痛等症状减轻，仍便溏，色黄如酱，小便黄赤，苔黄腻，脉滑数，湿热未除，拟前方加减续服。

处方：党参 12g，焦白术 10g，炒枳壳 10g，炒白芍 12g，黄连 6g，石榴皮 10g，煨肉果 5g，焦查肉 10g，地锦草 20g，木香 8g，猪苓 15g，甘草 5g，黄芩 10g。

按语：本例患者患慢性溃疡性结肠炎，以大便便下不爽，时有腹胀等为主要临床表现，经投积实导滞汤，清除肠道的湿热积滞，前后服药近三个月，临床症状完全消失，再次查肠镜未见明显异常。效果显著。

验案 20：周某，女，31 岁。初诊：2015 - 07 - 26。

主诉：泄泻反复发作近五年，加重三天。

现病史：患者平素脾胃虚弱，每饮食生冷及油腻，即容易出现泄泻。未作系统治疗。三天前，贪凉饮冷，吃冰冻西瓜近一斤，当天即出现泄泻。一天达两次，未治疗。今天晨起泄泻三次，并伴有腹痛，故前来就诊。现症见：精神不振、脘腹饱胀、腹泻、泻下不消化物，肠鸣音时作，消瘦、乏力，舌淡，苔白，脉细。

辨证分析：饮食不慎，致邪客于肠胃，水湿潴留，清阳下陷。

中医诊断：泄泻。

治则治法：温运健脾，渗湿止泻。

处方：党参 15g，焦白术 10g，猪苓 15g，广郁金 10g，炒白芍 12g，黄连 5g，地锦草 20g，茵陈 12g，石榴皮 10g，黄芩 10g，甘草 5g，怀山药 12g。

二诊：2015 - 08 - 02。患者诉药后症情改善，腹胀，肠鸣减轻，仍便溏，拟前法加减。

处方：党参 15g，焦白术 10g，薏苡仁（炒）20g，炒白芍 12g，桔梗 9g，砂仁 5g，地锦草 20g，石榴皮 10g，黄芩 10g，怀山药 12g，甘草 5g。

按语：本证患者饮食不慎，致邪客于肠胃，水潴为湿，谷滞为积，水谷精华之气不能输化，清阳之气不升反下陷，分利无权与水湿并入大肠，遂致泄泻。本例为脾虚泄泻，是常见的消化道疾病。证见大便时溏时泻，迁延反复，完谷不化，饮食减少，食后脘闷不舒，稍进油腻食物则大便次数增多，面色萎黄，身重胸满，神疲倦怠，舌淡，苔白，脉细弱。故治疗以参苓白术散为主方。前后治疗近三个月，病人泄泻症状全消，疗效显著。

验案 21：雷某，男，31 岁。初诊：2015 - 08 - 06。

主诉：腹痛腹泻 3 天，加重半天。

现病史： 患者三天前与友人聚会，饮食不节，恣食生冷，回家后即出现腹泻，每日一次，不予以留意。连续三天腹泻水样便。今天晨起泻下三次，伴有腹痛，以左侧为甚，大便溏稀，自觉肛门坠胀。寒热往来，汗后热退，无发热，呕吐。舌红苔微黄，脉弦。

辨证分析： 邪客肠腑，肠热下利。

中医诊断： 泄泻。

治则治法： 清肠止利。

处方： 葛根20g，黄连6g，炒枳壳10g，炒白芍12g，广郁金10g，玄胡索10g，制香附10g，地锦草20g，柴胡10g，黄芩10g。

二诊： 2015－08－13。患者药后腹泻已止，唯觉腹胀，矢气多。余无特殊不适，乃邪已去，而肠腑气机运行失畅所致。以行气清肠止利为治。

处方： 党参15g，焦白术10g，炒枳壳10g，炒白芍12g，青皮10g，广郁金10g，玄胡索10g，制香附10g，地锦草20g，葛根20g，黄芩10g。

按语： 本病患者由饮食不节，恣食生冷，失治引起，经投葛根芩连汤等方药清肠止利，邪热有外达之机，病证随之缓解。余腹胀，矢气多，乃病延多日，肠气阻滞所致，故后期以疏理肠道气机为主，病遂瘥。

验案22： 史某，女，72岁。初诊：2015－08－13。

主诉： 腹泻两天。

现病史： 患者有"胆结石"病史。泄泻十余年。患者诉两天前腹泻，便前肠鸣辘辘，大便一日五六行，腹偶感胀满，食少，胆区疼痛，畏寒，汗出，口干口苦，面色萎黄，神疲倦怠，舌淡胖，苔腻色暗，脉细弱。

辨证分析： 脾胃虚弱证。

中医诊断： 泄泻。

治则治法： 健脾益气，化湿止泻。

处方： 党参15g，焦白术10g，茯苓12g，甘草5g，炒白芍10g，广郁金10g，石榴皮10g，芡实10g，煨肉果6g，地锦草20g，鸡内金10g，灵芝6g，海金沙（包煎）10g。

二诊： 2015－08－20。患者诉药后腹胀腹泻好转，胆区疼痛减轻，仍纳呆，面黄，神疲，舌脉如前，拟前法加减论治。

处方： 党参15g，焦白术10g，茯苓12g，炒白芍10g，广郁金10g，芡实10g，煨肉果6g，马齿苋20g，青皮10g，焦山楂10g，焦神曲10g，鸡内金10g，海金沙（包煎）10g，金钱草20g，蒲公英30g。

按语： 患者诉两天前腹泻，便前肠鸣辘辘，大便一日五六行，腹偶感胀满，食少，胆区疼痛，畏寒，汗出，口干口苦，面色萎黄，神疲倦怠，舌淡胖，苔腻色暗，脉细弱。有"胆结石"病史。泄泻十余年。此为泄泻的脾胃虚弱证。治应健脾益气，化湿止泻，方中党参、茯苓、白术健脾益气，山楂、神曲、鸡内金和胃化滞，芡实、煨肉果温肾止泻，海金沙、金钱草清热利胆，蒲公英解毒。

验案 23：管某，男，26 岁。初诊：2015 - 05 - 16。

主诉：黏液便三天。

现病史：患者诉既往有溃疡性直肠炎病史五年。三天前觉腹痛拘急，肛门坠胀，黏液便，口淡乏味，脘腹胀满，唇干，舌质淡，舌苔白腻，脉濡缓。

辨证分析：脾胃虚弱，寒湿内侵肠道。

中医诊断：痢疾。

治则治法：温中燥湿，调气和血。

处方：太子参 20g，焦白术 10g，炒枳壳 10g，炒白芍 15g，木香 8g，青皮 10g，黄连 6g，制乳香 5g，广郁金 10g，马齿苋 20g，芡实 12g，地锦草 20g，甘草 5g。

二诊：2015 - 05 - 30。患者诉药后腹痛腹胀减轻，肛门坠胀感缓解，大便仍有黏液，舌淡苔白，脉濡缓，拟前法加减。

处方：黄芪 20g，焦白术 10g，茯苓 12g，甘草 5g，黄连 6g，制乳香 6g，煨肉果 5g，石榴皮 10g，马齿苋 20g，地锦草 20g，芡实 12g，炒白芍 12g。

按语：患者既往有溃疡性直肠炎病史五年。三天前觉腹痛拘急，肛门坠胀，黏液便，口淡乏味，脘腹胀满，唇干，舌质淡，舌苔白腻，脉濡缓。此为痢疾之寒湿痢。治应温中燥湿，调气和血。方中枳壳、木香、青皮理气导滞，白术健脾燥湿，芍药调营和血，甘草行气散满，马齿苋、地锦草解毒。

验案 24：崔某，女，34 岁。初诊：2014 - 10 - 22。

主诉：胃胀伴嗳气反复发作 4 年。

现病史：四年来常有胃胀伴嗳气，一年前胆囊切除术后，仍时有胃脘作胀，刻下：胃脘痞胀不舒，大便偏稀，日行 1～2 次，嗳气频频，晨起眼胞微肿，舌红少苔，脉细数。月经停经两年。查幽门螺杆菌（＋）。

辨证分析：脾胃虚弱，气机阻滞，痞塞中脘。

中医诊断：胃痞。

治则治法：健脾和胃，理气消痞。

处方：黄芪 20g，太子参 20g，焦白术 10g，怀山药 12g，云苓 12g，鸡内金 12g，生山楂 10g，川朴花 10g，莪术 10g，仙鹤草 20g，八月札 10g，砂仁

4g，广郁金 10g，黄芩 10g。

二诊：2008 - 10 - 29。诉药后胃胀稍轻，嗳气稍减，余症如前。拟前法加减。

处方：黄芪 20g，太子参 20g，焦白术 10g，怀山药 12g，云苓 12g，川朴花 10g，鸡内金 10g，蒲公英 20g，砂仁 6g，黄芩 10g，川石斛 12g，生山楂 10g，芡实 12g。

按语：慢性胃痛病程长，病情绵。本病多在脾胃虚弱的基础上而发。从虚实辨证看，虚多于实，因实致虚，虚证贯穿于全过程。患者见有胃脘作胀，大便偏稀，晨起眼胞微肿乃脾气虚弱之症。根据《内经》"虚则补之"原则，因而选用参苓白术散以健脾益气，以黄芪、太子参、白术、茯苓等益气养阴，健脾使脾气得升，胃得润降，清升浊降，出入有序，理气则胃健安和。因患者有幽门螺杆菌感染，故加用蒲公英、黄芩等清热解毒之品。

验案 25：尤某，男，64 岁。初诊：2014 - 10 - 29。

主诉：胃脘部胀满不适半月。

现病史：患者有胃炎、肠炎病史。患者诉半月前胃脘部胀满不适，嘈杂，不泛酸，口不干，大便不爽，舌上微有裂纹，少苔，脉细。

辨证分析：胃阴亏虚，胃失濡养，和降失司。

中医诊断：虚痞。

治则治法：养阴益胃，调中消痞。

处方：焦白术 10g，炒枳壳 10g，川朴花 10g，茯苓 12g，炒白芍 12g，甘草 5g，吴茱萸 4g，黄连 6g，木香 8g，砂仁（后下）5g，炒莱菔子 10g，石榴皮 10g，地锦草 20g。

二诊：2014 - 11 - 04。患者诉药后胃胀减轻，仍有嘈杂，便溏，舌白苔少，脉细。拟前法加减论治。

处方：党参 15g，焦白术 10g，怀山药 12g，茯苓 12g，炒白芍 12g，甘草 5g，马齿苋 20g，石榴皮 10g，煨肉果 6g，芡实 12g，五味子 5g，吴茱萸 4g，黄连 5g，木香 8g。

按语：患者半月前胃脘部胀满不适，嘈杂，不泛酸，口不干，大便不爽，舌上微有裂纹少苔，脉细。有胃炎、肠炎病史。此为胃阴亏虚，胃失濡养，和降失司所致，属虚痞之胃阴不足证范畴。治应养阴益胃，调中消痞。方中山药滋阴，吴茱萸、黄连清热，用以治疗胃脘部嘈杂不舒，枳壳、川朴花、砂仁理气消胀，白芍、木香理气止痛。复诊时出现便溏，选用煨肉果、芡实温肾止泻，党参补中益气。

验案 26：徐某，男，57 岁。初诊：2014 – 11 – 11。

主诉：胃胀半月余。

现病史：患者诉既往有"萎缩性胃炎"病史，半月前出现食多即感胃胀，恶心嗳气，盗汗，舌红少苔，脉细数。

辨证分析：胃阴亏虚，胃失濡养，和降失司。

中医诊断：虚痞。

治则治法：养阴益胃，调中消痞。

处方：太子参 20g，焦白术 10g，怀山药 12g，川石斛 12g，鸡内金 10g，生山楂 10g，川朴花 10g，八月札 10g，仙鹤草 20g，炮山甲 6g，碧桃干 15g，蛇舌草 20g，莪术 10g。

二诊：2014 – 11 – 18。患者诉药后胃胀减轻，余症如前，拟前法加减论治。

处方：黄芪 20g，焦白术 20g，怀山药 12g，茯苓 12g，鸡内金 10g，生山楂 10g，莪术 10g，蛇舌草 20g，仙鹤草 20g，八月札 10g，炮山甲 5g，碧桃干 15g，川朴花 10g。

按语：患者既往有"萎缩性胃炎"病史，半月前出现食多即感胃胀，恶心嗳气，盗汗，舌红少苔，脉细数。此为胃阴亏虚，胃失濡养，和降失司所致，属中医虚痞的胃阴不足证。治应养阴益胃，调中消痞。方中石斛养阴生津，鸡内金、生山楂消食导滞，焦白术、茯苓、山药健脾渗湿，川朴花、莪术行气消痞。

验案 27：王某，女，32 岁。初诊：2014 – 11 – 18。

主诉：胃胀十余天。

现病史：患者诉十天前出现胃胀，胃气上冲，时轻时重，有反流，神疲乏力，大便不稀，舌质淡，脉细弱。

辨证分析：脾胃虚弱，健运失职，升降失司。

中医诊断：虚痞。

治则治法：补气健脾，升清降浊。

处方：太子参 20g，焦白术 10g，茯苓 12g，怀山药 12g，炒枳壳 10g，川朴花 10g，木香 6g，砂仁（后下）4g，蒲公英 30g，仙鹤草 20g，莪术 10g，姜半夏 6g，八月札 10g。

二诊：2014 – 11 – 25。患者诉药后胃胀减轻，仍有反流，神疲，大便难，拟前法加减。

处方：苏叶 10g，吴茱萸 4g，黄连 5g，旋覆花（包煎）10g，代赭石 25g，姜半夏（先煎）10g，瓜蒌仁 10g，炒枳壳 10g，川朴花 10g，木香 8g，砂仁（后下）5g，瓦楞子（先煎）30g。

按语： 患者十天前出现胃胀，胃气上冲，时轻时重，有反流，神疲乏力，大便不稀，舌质淡，脉细弱。此为虚痞，脾胃虚弱证，由于脾胃虚弱，健运失职，升降失司所致。治应补气健脾，升清降浊。方中太子参、白术益气健脾，鼓舞脾胃清阳之气，枳壳、木香、川朴花理气运脾，砂仁理气开胃，茯苓、山药健脾燥湿，旋覆花、代赭石降逆胃气，瓦楞子制酸。

验案 28： 陈某，女，32 岁。初诊：2014－11－18。

主诉： 胃脘胀满一周。

现病史： 患者自诉一周前胃脘出现饱胀感，呃逆，嗳气，面色萎黄，失眠多梦，急躁易怒，月经量少，大便不成形，解不尽，舌质胖淡红边有齿痕，脉弦。

辨证分析： 肝气犯胃，胃气郁滞。

中医诊断： 实痞。

治则治法： 疏肝解郁，和胃消痞。

处方： 党参 12g，焦白术 10g，炒枳壳 10g，怀山药 12g，茯苓 12g，广郁金 10g，川朴花 10g，天麻 10g，灵芝 10g，炙远志 6g，枣仁 20g，夜交藤 20g，苁蓉 10g。

二诊： 2014－11－25。患者诉药后胃胀减轻，呃逆嗳气缓解，仍失眠多梦，便溏，舌淡胖，有齿痕，脉弦细，拟法依前方加减论治。

处方： 太子参 20g，生白术 10g，茯苓 12g，甘草 5g，炒枳壳 10g，川朴花 10g，青皮 10g，当归 10g，夜交藤 20g，枣仁 20g，炙远志 6g，灵芝 10g，石菖蒲 12g，苁蓉 10g。

按语： 患者一周前胃脘出现饱胀感，呃逆，嗳气，面色萎黄，失眠多梦，急躁易怒，月经量少，大便不成形，解不尽，舌质胖淡红边有齿痕，脉弦。此为肝气犯胃，胃气郁滞，属实痞的肝胃不和证。治应疏肝解郁，和胃消痞。方中白术、茯苓健脾渗湿，夜交藤、炙远志、枣仁安养心神，怀山药、苁蓉温肾以助行经，当归养血补血，青皮行气，太子参养阴。

验案 29： 彭某，女，60 岁。初诊：2014－11－25。

主诉： 胃脘痞闷两天。

现病史： 患者有"浅表性胃炎""胃息肉""冠心病"病史。患者诉两天前胃脘嘈杂甚，脘腹痞闷，无泛酸，呕恶嗳气，自诉万事不顺，心绪不宁，头痛烦闷，纳差，舌质淡红，苔薄白，脉弦。

辨证分析：肝胃不和。

中医诊断：实痞。

治则治法：疏肝解郁，和胃消痞。

处方：焦白术 10g，川朴花 10g，炒枳壳 10g，姜半夏 10g，蒲公英 25g，八月札 10g，天麻 10g，炒柴胡 8g，广郁金 10g，丹参 12g，茯神 10g。

二诊：2014－12－02。患者诉服药后胃胀闷减轻，嘈杂改善，仍失眠，急躁易怒，肝火旺盛，横逆犯胃，拟前法加减论治。

处方：炒柴胡 8g，炒白芍 12g，当归 12g，茯苓 12g，甘草 5g，姜半夏 10g，天麻 10g，石菖蒲 25g，夜交藤 20g，炙远志 6g，枣仁 20g，广郁金 10g，蒲公英 25g，鸡内金 10g。

按语：患者两天前胃脘嘈杂甚，脘腹痞闷，无泛酸，呕恶嗳气，自诉万事不顺，心绪不宁，头痛烦闷，纳差，舌质淡红，苔薄白，脉弦。有"浅表性胃炎""胃息肉""冠心病"病史。此为实痞之肝胃不和证。治应疏肝解郁，和胃消痞。方中柴胡、郁金理气导滞消胀，半夏和胃止呕，夜交藤、远志、枣仁养心安神，天麻息风止痛，枳壳、川朴花行气消痞，茯苓健脾燥湿。

验案 30：张某，男，4 岁。初诊：2014－10－12。

主诉：厌食 2 月。

现病史：患儿近 2 月以来，食欲不振，稍食即呃，寐汗多，大便时夹不消化食物，面萎黄，精神稍差，舌淡，苔厚，脉虚无力。

辨证分析：脾胃虚弱，运化失调，结滞内停。

中医诊断：厌食。

治则治法：消食导滞，健脾和胃。

处方：太子参 12g，焦白术 8g，怀山药 10g，云苓 8g，川朴花 6g，砂仁 3g，鸡内金 8g，生山楂 8g，焦谷芽 15g，乌梅 8g，川石斛 8g，甘草 3g。

二诊：2014－10－16，诉药后精神稍好，仍纳差，呃逆，寐汗多，面黄，舌脉如前。拟前方加减。

处方：太子参 12g，焦白术 8g，怀山药 10g，云苓 8g，川朴花 6g，砂仁 3g，鸡内金 8g，生山楂 8g，焦谷芽 15g，姜半夏 8g，陈皮 8g，甘草 3g。

按语：小儿具有脾常不足的生理特点，加之饮食不知自节，脾胃之病较成人为多。王灿晖对儿童脾胃极为重视，因此在治疗小儿疾病时，往往加用砂仁等消食醒脾之品，用于治疗脾胃病，治取参苓白术散之意加减。

验案 31：焦某，男，14 岁．初诊：2014－10－18。

主诉：纳食不香半年。

现病史：患者半年前在无明显诱因的情况下发生纳食不香，口微渴欲饮，面色少华，舌胖，脉细。

辨证分析：中气受损，气血不足。

中医诊断：虚劳。

治则治法：补益气血。

处方：太子参20g，麦冬10g，五味子5g，鸡内金10g，生山楂10g，乌梅10g，怀山药12g，茯苓12g，炙全蝎20g，枸杞子10g，川石斛10g，焦白术10g。

二诊：2014-11-29. 患者诉药后少进饮食，口渴，余症如前。

处方：黄芪15g，太子参15g，焦白术10g，怀山药12g，川石斛10g，乌梅10g，生山楂10g，枸杞子10g，益智仁10g，炙龟板15g，何首乌10g，五味子5g。

按语：患者因"纳食不香半年"前来就诊，口微渴欲饮，面色少华，舌胖，患者中气受损，以致气血不足，不能上荣于面，气血不足则津液无以生化，故口渴。二诊时，患者气血不足之主证仍在，去茯苓、鸡内金，加黄芪15克，考虑久病入肾，加益智仁10g，龟板15g，何首乌10g。

验案32：杨某，女，41岁。初诊：2011-12-13。

主诉：胃脘嘈杂多年。

现病史：胃脘嘈杂多年，饥饿时显著，纳可，便调，舌红，苔黄腻，脉弦。

辨证分析：胃热亢盛。

中医诊断：嘈杂。

治则治法：清热和胃。

处方：苏叶10g，吴茱萸4g，黄连5g，仙鹤草20g，川芎12g，莪术10g，辛夷花5g，赤芍12g，焦白术10g，炒枳壳10g，蒲公英30g，玄胡索10g，八月札10g，甘草5g。

二诊：2011-12-20。患者诉药后胃部嘈杂感减轻，舌红，苔腻，脉数。据前法加减。

处方：苏叶10g，吴茱萸4g，黄连5g，仙鹤草20g，川芎12g，莪术10g，辛夷花5g，赤芍12g，焦白术10g，炒枳壳10g，蒲公英30g，玄胡索10g，八月札10g，甘草5g，瓦楞子30g。

按语：患者因"胃脘嘈杂多年"前来就诊，饥饿时加重，既往有"消化性溃疡"病史多年，结合苔脉，证属"胃热亢盛"。治以清热和胃。二诊时，患者胃部嘈杂感好转，考虑到既往病史，加瓦楞子 30g。

验案 33：李某，男，43 岁。初诊：2012 - 08 - 17。

主诉：呃逆 10 天不止。

现病史：患者因家庭不和睦，与爱人争吵后出现呃逆频作，呃声连连，自觉不舒，胸胁胀满。现症见：嗳气频作，呃逆，神态自如，不思渴饮。舌苔厚，舌质淡。

辨证分析：胃虚痰阻。

中医诊断：呃逆。

治则治法：和胃化痰。

处方：丁香 6g，柿蒂 9g，党参 10g，代赭石 20g，旋覆花 10g，法半夏 10g，陈皮 8g，生姜 6g，甘草 5g。

二诊：2012 - 08 - 24。患者诉药后症情减轻，仍有呃逆，胸胁胀满，应宽胸化痰止呃论治。

处方：丁香 6g，柿蒂 9g，党参 10g，代赭石 20g，旋覆花 10g，法半夏 10g，陈皮 8g，瓜蒌 10g，炒枳壳 8g，生姜 6g，甘草 5g。

按语：本案因争吵后，致呃逆不止，王灿晖辨证为情志不畅所致，加之苔厚腻，为脾胃气虚痰阻之证。故治疗在于疏理气机，健脾胃，化痰湿。经治两周，病瘥。

验案 34：俞某，女，44 岁。初诊：2012 - 11 - 26。

主诉：反流性食道炎 3 年。

现病史：患者 3 年前在单位体检时发现反流性食管炎，食后即反酸，胸口有烧灼感，平素咳喘胸闷，气短，出汗甚，易感冒。脉细，苔薄白。

辨证分析：患者平素肺气上逆，肝气不舒，导致肝气犯胃，使胃失和降，则易吞酸。

中医诊断：泛酸。

治则治法：理气制酸。

处方：焦白术 10g，川朴花 10g，焦枳壳 10g，姜半夏 10g，旋覆花 10g，苏叶 10g，吴茱萸 4g，黄连 5g，代赭石 20g，茯苓 12g，蔻仁 6g，瓦楞子 30g，广郁金 10g，蒲公英 25g。

二诊：2012 - 12 - 03。患者诉药后诸症减轻，但仍食后吐酸，拟前法加减。

处方：焦白术 10g，川朴花 10g，焦枳壳 10g，姜半夏 10g，旋覆花 10g，苏子 10g，吴茱萸 4g，黄连 5g，代赭石 20g，茯苓 12g，蔻仁 6g，瓦楞子 30g，广郁金10g，蒲公英25g。

按语： 患者曾有反流性食管炎，经常食后反酸，有烧灼感，平素易出汗，为肺气上逆，肝气不舒，导致肝气犯胃，使胃失和降，则易吞酸。治以理气和胃，制酸止汗。二诊时，患者主证减轻，但仍有食后吐酸，故加强降逆之力，去苏叶，加苏子10g。

四、肝胆病证

验案1： 刘某，男，66岁。初诊：2014－07－12。

主诉： 眩晕三天。

现病史： 患者诉三天前自感眩晕头痛，胸闷恶心，呕吐痰涎，食少寐多，舌苔白腻，脉细滑。既往有高血压病病史。

辨证分析： 痰浊中阻，上蒙清窍，清阳不升。

中医诊断： 眩晕。

治则治法： 化痰祛湿，调养心神。

处方： 天麻10g，姜半夏10g，焦白术10g，葛根20g，怀牛膝12g，泽泻10g，川芎10g，白蒺藜10g，钩藤15g，珍珠母（先煎）30g，当归10g，杜仲12g。

二诊： 2014－07－19。患者诉药后眩晕稍减，痰量减少，仍头痛，胸闷，呕恶，纳差多寐，舌红苔白，脉细滑数。拟前方加益气养阴论治。

处方： 天麻10g，焦白术10g，姜半夏10g，太子参20g，麦冬10g，五味子5g，女贞子12g，白蒺藜10g，葛根20g，当归10g，灵芝10g，黄芪20g。

按语： 患者属于中医范畴之眩晕，就诊时眩晕，头痛，胸闷恶心，呕吐痰涎，为痰浊中阻，上蒙清窍，清阳不升之象，舌苔白腻，脉细滑亦属痰浊之征。治疗应调畅情志，调养心神。首诊方中半夏健脾燥湿化痰，白术、泽泻健脾化湿，天麻、钩藤化痰熄风止头眩，川芎，当归补血以调养心神，杜仲、怀牛膝补益肝肾等。复诊患者症状减轻，原方加太子参、麦冬养阴黄芪以补气养阴之功效。

验案2： 王某，女，41岁。初诊：2014－07－12。

主诉： 眩晕时作2月余。

现病史： 2月来患者眩晕时作，头枕部有僵硬感，疼痛不舒，无呕吐，平素工作紧张，情绪不稳定，便调，寐不安。舌淡苔薄，脉弦。

辨证分析： 肝阳上扰，气血失和。

中医诊断：眩晕。

治则治法：平肝潜阳，行气活血。

处方：天麻 10g，葛根 20g，蒺藜 20g，当归 10g，川芎 12g，丹参 12g，钩藤 12g，杭菊花 10g，茺蔚子 10g，女贞子 12g，鸡血藤 15g，甘草 5g，枣仁 15g。

二诊：2014 - 07 - 19。患者药后证情改善，但由于长期固定姿势，颈部不适，气血不行，故有血瘀存在。治以平肝潜阳，行气活血。

处方：天麻 10g，葛根 20g，蒺藜 20g，当归 10g，川芎 12g，丹参 12g，钩藤 12g，地龙 15g，茺蔚子 10g，女贞子 12g，鸡血藤 15g，甘草 5g，枣仁 15g，郁金 15g。

按语：患者因"眩晕时作 2 月余"前来就诊，平素工作紧张，情绪不稳定，女子以肝为先天，肝失调达则易损肝阴，而肝阳则易上扰清空，以致眩晕时作。二诊时，由于长期固定姿势，颈部不适，气血不行，故有血瘀存在。去菊花加地龙 15g，夜寐不安，为气血不通所导致，加郁金 15g。

验案 3：卢某，女，39 岁。初诊：2014 - 10 - 11。

主诉：头晕一周。

现病史：患者诉一周前出现头晕目眩，神疲乏力，精神萎靡，腰膝酸软，少寐多梦，失眠健忘，五心烦热，舌红少苔，脉细数。

辨证分析：肾精不足，髓海空虚，脑失所养。

中医诊断：眩晕。

治则治法：滋养肝肾，益精填髓。

处方：黄芪 20g，生地 15g，苁蓉 10g，怀牛膝 10g，太子参 20g，山萸肉 10g，炙龟板（先煎）15g，女贞子 12g，当归 10g，巴戟天 10g，枸杞子 12g，灵芝 10g，怀山药 12g。

二诊：2014 - 10 - 18。患者诉药后眩晕减轻，其他症状也有改善，拟前法加减。

处方：黄芪 20g，太子参 20g，焦白术 10g，怀山药 12g，苁蓉 10g，枸杞子 10g，炒枳壳 10g，炙龟板（先煎）20g，芡实 12g，山萸肉 10g，鸡内金 10g。

按语：患者出现头晕目眩，神疲乏力，精神萎靡，腰膝酸软，少寐多梦，失眠健忘，五心烦热，舌红少苔，脉细数。此为肾精不足之征，为肾精不足，髓海空虚，脑失所养以致，属中医眩晕范畴。治应滋养肝肾，益精填髓。黄芪，太子参补益心气，山萸肉、怀山药滋阴补肾，炙龟板重镇安神，枸杞子补益肝肾，牛膝、苁蓉、巴戟天强肾益精，当归养血补血，白术健脾渗湿，鸡内金、枳壳健脾助运。

验案4：李某，男，60岁。初诊：2014－11－21。

主诉：头晕半年余，加重2月。

现病史：患者有高血压病史6年。半年来时感头晕目眩，眼冒金星，走路不稳，间断服用波依定、拜新同等抗高血压药，血压波动在170～130/100～85mmHg。现症见：头晕目眩、头痛、头重脚轻，走路不稳，口苦咽干，剧则伴泛恶，烦躁易怒，失眠多梦，两腿酸困，神倦乏力，舌红苔少欠润，脉弦细数，平素大便秘结，今有两日未解。测BP：170/100mmHg。

辨证分析：肝阳上亢证。

中医诊断：眩晕。

治则治法：平肝潜阳，清火息风。

处方：枸杞子12g，桑寄生12g，细生地20g，制首乌15g，川石斛20g，麦冬12g，玄参30g，明天麻10g，钩藤（后下）30g，滁菊花12g，川牛膝12g，生石决明（先煎）30g，珍珠母（先煎）30g，茯神12g，夜交藤30g。

二诊：2014－11－30。患者诉药后头晕减轻，头痛缓解，仍急躁易怒，失眠健忘，神倦乏力，大便尚可，舌干红少苔，脉弦细数。测BP：140/100mmHg。症状改善，则效不更方，仍以前方平肝潜阳，清火熄风之药论治，续服七剂，病情大缓，血压稳定。

按语：高血压病肝肾阴亏发展到阴虚不能制阳，或始于肝阳有余渐损及肝肾之阴，病机可归纳为阴亏于下、亢阳上逆，具有"下虚"和"上实"的特点。本例病人年已花甲，年老体虚，肝肾阴虚，水不涵木，木失滋养，肝阳上扰清空而见血压升高。故以枸杞、桑寄生、生地、制首乌滋阴补肾；玄参、麦冬清热生津、滋阴润燥；川石斛益胃生津，滋阴清热，且能滋肾阴，兼能降虚火，有养而不滞、清而不泄之特点；天麻、菊花、钩藤平肝息风；石决明、珍珠母重镇潜阳、凉肝除热；川牛膝引血下行；夜交藤、茯神安神定志，诸药相伍，共奏滋补肾阴，平抑肝阳之效。

验案5：陈某，男，15岁。初诊：2014－11－28。

主诉：头晕时作5年，加重半月。

现病史：患者五年前，出现不明原因的头晕症状，时轻时重，多方寻医，效果不佳，后因人介绍，特前来找王灿晖施诊。现症见：头晕时作，时轻时重，头不痛。夜寐不安，易醒，大便偏干，舌淡红，苔薄，脉略弦。

辨证分析：风邪上犯头目清窍，致使清窍不利，发为头晕。

中医诊断：头晕。

治则治法：祛风通窍。

处方：天麻10g，白芷10g，细辛6g，川芎10g，天麦冬各10g，夜交藤20g，炒玄胡索10g，制大黄9g，甘草4g。

二诊：2014－12－05。患者诉药后头晕症状减轻，仍夜寐欠安，舌脉如前，仍以前法论治。

处方：天麻10g，白芷10g，细辛6g，川芎10g，天麦冬各10g，夜交藤20g，炒玄胡索10g，炒白术10g，太子参15g，甘草4g。

按语：本症患者头晕历经五年，多方求治无效。痛苦异常。王灿晖经过认真辨证，认为是患者出麻疹时，护理不当，感受风邪，上犯清窍所致，故治疗以祛风通窍为主，初诊服三剂药，即显效。继服三剂诸症悉除，令患者家属感激万分。

验案6：王某，女，38岁。初诊：2014－11－28。

主诉：失眠头痛一周余。

现病史：患者自诉一周来夜难入眠，伴头额疼痛隐隐，面色少华，神疲乏力，遇劳加重，舌质淡，苔薄脉细。查体测血压正常。

辨证分析：阴血亏虚。

中医诊断：头痛。

治则治法：养血滋阴，和络止痛。

处方：天麻10g，灵芝10g，川芎12g，白芷8g，枣仁20g，夜交藤20g，炙远志6g，当归10g，石菖蒲6g，广郁金10g，玄胡索10g，甘草5g。

二诊：2014－12－08。诉药后头痛稍减，神疲，寐差，纳可，舌脉如前，遵前法加减论治。

处方：天麻10g，珍珠母（先煎）30g，代赭石（先煎）30g，茯神12g，石菖蒲8g，炙远志8g，枣仁20g，夜交藤20g，川芎12g，白芷8g，玄胡索20g，当归10g，甘草5g。

按语：本证患者头痛隐隐，失眠，面色少华，神疲乏力，遇劳加重，舌质淡，苔薄白，脉细，为血虚头痛，而舌苔脉象亦为血虚之征。应养血滋阴，和络止痛。方中川芎、当归养血滋阴，白芷为阳明经引经药，玄胡索缓急止痛，枣仁、夜交藤、远志养心安神，天麻，郁金燥湿。复诊时诸症减轻，偶有失眠，因而加用珍珠母、代赭石重镇安神，又加茯神安神。

验案7：高某，男，27岁。初诊：2014－12－12。

主诉：头痛一周余。

现病史：近一周来头痛，胀痛，有紧绷感，饭后尤甚，心烦易怒，目涩，口干，饮水不解渴，口中无味，手心发冷，咽喉部作痛，胃中有烧灼感，腰背痛，夜起小便不成，大便不成形，寐差，舌红苔黄，脉弦数。有手淫史。

辨证分析：肝失条达，气郁化火，阳亢风动，兼肝肾亏虚，水不涵木。

中医诊断：头痛。

治则治法：平肝息风潜阳。

处方：天麻10g，川芎12g，枣仁20g，姜半夏10g，石菖蒲6g，广郁金10g，太子参20g，黄芩10g，焦白术10g，怀山药12g，茯苓12g，玄胡索10g，炒枳壳10g。

二诊：2014-12-25。患者诉药后头痛，胀痛，腰背痛减轻，仍目涩、口干，心烦易怒，胃中灼热，大便溏，寐差，舌红苔黄，脉弦数。肝阳上亢，扰动心神，又加之脾胃虚弱，肝气乘脾，故治以平肝潜阳息风兼健脾安神之品平肝阳，健脾胃、安心神。

处方：天麻10g，川芎12g，姜半夏10g，枣仁20g，茯神12g，太子参20g，焦白术10g，川朴花10g，鸡内金10g，蔻仁6g，芡实10g，怀山药12g，广郁金10g，灵芝10g。

按语：患者头痛，胀痛，有紧绷感，饭后尤甚，心烦易怒，目涩，口干，饮水不解渴，口中无味，手心发冷，咽喉部作痛，胃中有烧灼感，腰背痛，夜起小便不成，大便不成形，寐差，舌红苔黄，脉弦数。肝失条达，气郁化火，阳亢风动，故出现头痛，胀痛，心烦易怒，目涩，口干，兼肝肾亏虚，水不涵木，因而腰背痛，夜起小便不成，舌脉均属肝阳之候。为头痛之肝阳头痛。治应平肝熄风潜阳，方中天麻平肝熄风潜阳，川芎为头痛引经药，怀山药、芡实、太子参益气补肾，枣仁、茯神养心安神，焦白术、茯苓、炒枳壳、鸡内金、蔻仁健脾助运化湿，玄胡索缓急止痛。

验案8：王某，女，68岁。初诊：2014-12-19。

主诉：头痛反复发作10年，加重半月。

现病史：患者有高血压病史10年，经常头痛、头胀，近半月来病情加重。现症见：头痛头胀发麻，自觉"脑"中鸣响，面颊有时亦麻，时有鼻衄，失眠多梦，口苦，脉弦数，舌红，苔薄。BP：185/100mmHg。

辨证分析：肝阳上亢，心神失宁。

中医诊断：头痛。

治则治法：平肝潜阳安神。

处方：天麻10g，生地15g，炙地龙10g，葛根15g，夏枯草12g，丹皮

10g，枣仁 20g，小蓟 20g，双钩藤 15g，珍珠母 30g，白蒺藜 10g，川芎 10g。

二诊：2014 - 12 - 29。患者诉药后头痛、头胀、"脑"中鸣响症状改善，仍有鼻衄，口苦，失眠梦多，舌红，少苔，脉弦数。肝阳偏亢，病久心肾失交，心神不宁，肝脉不和。治以平肝安神，活血通络。

处方：天麻 10g，怀牛膝 12g，杭菊花 10g，葛根 20g，白蒺藜 10g，枣仁 20g，女贞子 12g，生地 15g，夜交藤 20g，珍珠母 30g，炙地龙 10g，灵磁石 20g，丹皮 10g。

按语：本例患者有高血压病史，头痛头胀明显，且失眠较为显著、口苦、舌红、脉数，说明患者肝阳偏亢，郁而化火，干扰心神，故治以平肝潜阳，宁心安神。二诊时血压明显下降，头痛、头胀减轻，口苦消失，说明肝阳上亢得以控制。但病久肝肾损伤，心肾失交，故失眠仍较显著，且久病入络，故治疗在平肝的基础上，稍加活血通络和滋养肝肾阴液之品。

验案 9：徐某，男，27 岁。初诊：2014 - 12 - 31。

主诉：头痛 5 天，加重 2 天。

现病史：头痛 5 天，近两天来加重，头痛头昏，如裹，发热恶寒，不为汗衰，胸闷不知饥。查体温 39.7 度。苔腻，脉濡。

辨证分析：湿热困表证。

中医诊断：湿温。

治则治法：宣表化湿。

处方：藿香 12g，佩兰 12g，杏仁 10g，蔻仁 5g，生苡仁 30g，茯苓 12g，半夏 10g，六一散 15g。

二诊：2015 - 01 - 13。患者诉头痛症状减轻，患者发热日暮较重，舌苔仍垢腻，渴不欲饮。为湿邪未全化，且有化热之势。仍以宣表化湿为治，兼以利湿泄热。

处方：杏仁 15g，滑石 18g，白通草 6g，白蔻仁 6g，竹叶 6g，厚朴 6g，生苡仁 18g，半夏 15g。

按语：本病患者病发于长夏季节，属湿热病邪致病，先为湿邪困表，后邪有化热之势，故先于藿朴夏苓汤，再投三仁汤，药证相合，故起效较佳。

验案 10：王某，男，76 岁。初诊：2015 - 01 - 16。

主诉：中风后行走不稳一月

现病史：患者诉一月前中风后行走不稳，肢体偏枯不用，无力，面色萎黄，四肢末凉，偶头晕，口干，纳差，大便干结，舌质淡紫，苔薄，脉细弱。

辨证分析：气虚血瘀导致脉络阻痹，此为中风恢复期，证属气虚络瘀证。

中医诊断：中风。

治则治法：益气养血，化瘀通络。

处方：黄芪20g，葛根20g，炙地龙10g，生山楂10g，鸡血藤15g，瓜蒌仁15g，天麻10g，怀牛膝12g，赤芍12g，丹参12g，当归10g，白蒺藜10g，生地15g，炙全蝎5g。

二诊：2015-01-29。患者诉药后仍行走不稳，面色稍改善，舌脉如前，拟前方加减。

处方：天麻10g，葛根20g，炙地龙10g，赤芍12g，丹参12g，黄芩10g，竹茹10g，瓜蒌仁15g，苁蓉10g，黄精15g，决明子10g，炙全蝎5g，川石斛15g。

按语：患者中风后行走不稳，肢体偏枯不用，无力，面色萎黄，四肢末凉，偶头晕，口干，纳差，大便干结，舌质淡紫，苔薄，脉细弱。气虚血瘀导致脉阻络痹，此为中风恢复期，证属气虚络瘀证。治应益气养血，化瘀通络。方中黄芪补气以养血，赤芍、当归养血活血，化瘀通经，地龙、牛膝、鸡血藤引血下行，通络，炙全蝎、天麻息风止痉，复诊出现便秘的症状，因而加用决明子润肠通便，川石斛养阴生津。

验案11：翁某，男，12岁。初诊：2014-10-18。

主诉：时有右上腹疼痛半年。

现病史：患儿半年前在无明显诱因的情况下发生右上腹疼痛时作，嗳气，纳食一般。舌胖，苔腻。

辨证分析：患者病在肝，肝气不舒，则胁肋不舒，嗳气时作。

中医诊断：胁痛。

治则治法：理气和胃。

处方：苏叶6g，吴茱萸3g，黄连4g，焦白术10g，炒枳壳10g，川朴花10g，木香6g，蔻仁6g，姜半夏8g，蒲公英20g，青陈皮各10g，茯苓10g，八月札10g。

二诊：2014-10-25。患者诉药后右上腹疼痛改善，嗳气时作，纳可，舌胖，苔腻，脉弦细。以疏肝理气，降逆和胃之品为治。

处方：太子参12g，焦白术10g，炒枳壳8g，川朴花8g，姜半夏8g，生山楂10g，旋覆花10g，苏梗8g，吴茱萸3g，黄连4g，代赭石15g，茯苓10g，广郁金8g，砂仁3g。

按语：患者以肝气犯胃为主，肝气不调，则胃失和降，证见胁肋疼痛，嗳气不舒，治以疏肝理气和胃之品，二诊时，患者胁痛减轻，以嗳气为主，去苏叶、木香、青陈皮、蔻仁，加苏梗、旋覆花、代赭石、太子参、生山楂、郁金8克、砂仁等理气降逆。

五、肾系病证

验案1：苏某，女，44岁。初诊：2014 - 03 - 12。

主诉：腰痛2年。

现病史：患者2年前因突然改变姿势而导致腰痛，疼痛剧烈，遇冷而发，痛有定处。舌淡苔薄白，脉弦。

辨证分析：寒邪凝滞经络则易引起血液凝滞，形成血瘀之症。

中医诊断：腰痛。

治则治法：散寒活血。

处方：熟地15g，鹿角胶10g，肉桂5g，炒白芥子6g，制草乌6g，细辛4g，炙全蝎6g，制乳香5g，制没药5g，炙地鳖虫6g，怀牛膝10g，玄胡索10g，甘草5g，川芎12g。

二诊：2014 - 03 - 19。患者诉药后腰痛明显改善，舌脉如前，拟前方加减。

处方：细辛4g，鹿角胶10g，肉桂5g，炒白芥子6g，制草乌6g，炙全蝎6g，制乳香5g，制没药5g，炙地鳖虫6g，怀牛膝10g，玄胡索10g，甘草5g，川芎12g。

按语：患者因"腰痛2年"前来就诊，疼痛剧烈，遇冷而发，痛有定处，寒邪凝滞经络则易引起血液凝滞，形成血瘀之症。二诊时，患者疼痛明显缓解，加细辛4g，以增强通络作用。

验案2：王某，女，27岁。初诊：2015 - 11 - 09。

主诉：怀孕3个月腰痛。

现病史：患者怀孕3个月，近几天来出现腰痛不适，稍微活动即感困倦，余无特殊异常。舌红苔薄，脉滑。

辨证分析：肾阴不足兼气虚。

中医诊断：腰痛。

治则治法：益气养阴。

处方：熟地黄12g，山茱萸10g，山药20g，泽泻10g，丹皮10g，茯苓12g，太子参15g，黄芪18g，炒白术10g，当归10g，陈皮6g，炙甘草5g。

二诊：2005 - 11 - 16. 患者诉服益气养阴方药后，腰痛略减，说明药证合拍，拟方再进。

处方：熟地黄 12g，山茱萸 10g，山药 20g，泽泻 10g，丹皮 10g，茯苓 12g，太子参 15g，黄芪 18g，炒白术 10g，当归 10g，陈皮 6g，巴戟天 10g，肉苁蓉 10g，炙甘草 5g。

按语：本案为一孕妇患者，患者怀孕 3 个月，腰痛不适，滑略数，为肾阴不足之证，稍微活动即感困倦，为气虚之象。除出现腰痛外，余无异常，王灿晖仔细辨证，以养阴益气法治之，前后服药近 20 剂，腰痛症状完全消除。可见王灿晖临症经验丰富。

验案 3：陈某，男，22 岁。初诊：2014 - 08 - 23。

主诉：排尿不畅 2 年。

现病史：近 2 年来常觉排尿不畅，现尿道疼痛，尿频，量少，舌淡红，苔薄粘，脉细。

辨证分析：湿热蕴结下焦，膀胱气化失司。

中医诊断：淋证。

治则治法：清热利湿通淋。

处方：生苍术 12g，怀牛膝 12g，黄柏 10g，蒲公英 25g，荔枝草 20g，红藤 20g，石韦 12g，赤芍 12g，王不留行 10g，乌药 10g，炒枳壳 10g，银花 15g，土茯苓 15g，甘草 5g。

二诊：2014 - 08 - 30，诉前述排尿不畅症状稍减，尿痛减轻，仍量少，舌淡苔粘，脉细数，仍遵清热利湿通淋之法，拟前方加减。

处方：生地 15g，丹皮 10g，银花 20g，蒲公英 25g，红藤 20g，荔枝草 20g，黄柏 10g，知母 10g，海金沙 10g，炒枳壳 10g，王不留行 10g，石韦 10g，土茯苓 15g，甘草 5g。

二诊后诸症改善。

按语：本案患者近 2 年来排尿不畅，并有尿痛之象，为湿热下注膀胱之征象，故治疗当以清利膀胱湿热大法。本案病程虽已两年，但正虚之象并不显著，故治以清利为主，邪去则正安。

验案 4：潘某，男，60 岁。初诊：20013 - 11 - 15。

主诉：小便疼痛不畅 10 天，伴腰酸。

现病史：10 天前无明显诱因下小便频急。腰膝酸软，神疲乏力。舌质淡，苔薄，脉细弱。

辨证分析：脾肾两虚，膀胱气化无权。

中医诊断：淋证。

治则治法：益气活血通淋。

处方：黄芪 20g，炒枳壳 10g，丹参 12g，川芎 12g，赤芍 12g，红花 8g，桃仁 8g，炮甲 6g，王不留行 10g，怀牛膝 12g，石韦 10g，泽兰 10g，苍白术各 12g，甘草 5g。

二诊：2013 - 11 - 22。患者诉药后腰酸减轻，神疲，小便不畅，舌脉如前，拟法前方加减。

处方：黄芪 20g，怀牛膝 12g，王不留行 10g，丹参 12g，川芎 12g，炮甲 6g，赤芍 12g，红花 8g，泽兰 10g，生地 15g，山萸肉 10g，莪术 10g，炙地龙 10g。

按语：患者老年男性，脾肾两虚，膀胱气化无权，致尿痛不畅，辨证为淋证之劳淋。治疗以益气活血通淋为主。本方剂中莪术、炙地龙有活血化瘀，促进组织增生的作用。

验案 5：周某，女，25 岁。初诊：2014 - 05 - 17。

主诉：尿频、尿急、尿痛反复发作 1 年，加重 2 周。

现病史：一年前出现尿频、尿急、尿痛，诊断为急性肾盂肾炎，经治疗后病情好转，后时有发作，二周前因劳累致病情再次发作。现症见尿频、尿痛、腰酸胀，便秘，神疲乏力，精神萎靡，舌淡，苔薄腻，脉细。

辨证分析：湿热留恋，脾肾两虚，膀胱气化无权。

中医诊断：淋证。

治则治法：健脾益肾，清利湿热。

处方：黄芪 20g，党参 20g，山萸肉 10g，生地 10g，丹皮 10g，炒白术 15g，蒲公英 25g，茯苓 12g，荔枝草 20g，海金沙 10g，滑石 10g，知母 10g，炒黄柏 10g，生甘草 10g。

二诊：2014 - 05 - 25。患者诉药后病情稍有改善，舌脉如前，拟前法加减。

处方：黄芪 20g，党参 20g，山萸肉 10g，生地 10g，丹皮 10g，炒白术 15g，肉桂 5g，茯苓 12g，荔枝草 20g，淫羊藿 10g，滑石 10g，知母 10g，炒黄柏 10g，生甘草 10g。

按语：患者发时尿频、尿痛，可辨为淋证，腰胀，易疲劳，脉细提示劳淋，由湿热留恋下焦，脾肾两虚，膀胱气化无权所引起，治疗以补气养阴补肾，提高自身免疫力为主，发作时抗炎杀菌，平素补气固本，补肾。完全体现了中医"平时治本，发时治标"的治疗原则。

验案 6：张某，女，28 岁。初诊：2014 - 12 - 13。

主诉：尿少 3 月余，伴腰酸。

现病史：流产后当风，恶风自汗甚，后出现大便稀，再后来小便短少，无力，甚至出现尿闭，月经正常，小腹不胀，眼睑肿，怕冷。现症见情绪焦虑，腰酸，口中甜，长时间没尿。舌淡胖，苔薄，脉弱。

辨证分析：脾肾阳虚，气化不及州都。

中医诊断：癃闭。

治则治法：温补脾肾，化气利水。

处方：太子参 20g，焦白术 10g，五味子 5g，怀山药 12g，芡实 12g，炒柴胡 8g，炒白术 12g，青皮 10g，王不留行 10g，丹皮 10g，黄芩 10g，云茯苓 12g。

二诊：2014 - 12 - 24。患者诉药后诸症缓解，情绪改善，舌淡胖苔薄，脉细。拟前法加减。

处方：太子参 20g，焦白术 10g，炒白芍 12g，云茯苓 12g，五味子 5g，吴茱萸 3g，补骨脂 10g，芡实 12g，马齿苋 20g，石榴皮 10g，甘草 5g。

按语：患者女性，便稀（五更泻），小便短少，舌微齿痕，困倦伴腰酸，辨为癃闭之脾肾阳虚证，是由脾肾阳虚，气化不及州都引起，治疗当以温补脾肾，化气利水为主。

验案 7：朱某，女，43 岁。初诊：2014 - 11 - 12。

主诉：肢体浮肿 3 年余。

现病史：患者 4 年前患急性肾炎，经住院治疗"痊愈"。3 年前开始又出现肢体轻度浮肿，时发时消，检查见尿蛋白（＋＋＋），Hb：80g/L。经中西医治疗，尿蛋白持续在（＋＋），偶见浮肿。现症见：面色不华，唇淡，神疲乏力，食欲欠佳，双足按之轻度凹陷。尿蛋白（十十），BUN 尚不升高。舌淡稍胖苔白腻，脉沉。

辨证分析：脾肾阳虚，水湿内停。

中医诊断：水肿之阴水证。

治则治法：补肾健脾，温阳化水。

处方：熟附子 8g，僵蚕 8g，厚朴 8g，藿香 8g，淫羊藿 12g，白术 10g，茯苓 12g，枸杞 10g，苍术 10g，全蝎 3g。

二诊：2014 - 11 - 26。患者诉药后病情稍有改善，纳可，神疲，舌脉如前，因属慢性病，依前方加减，巩固治疗。

处方：熟附子 8g，僵蚕 8g，蝉衣 8g，淫羊藿 10g，茯苓 10g，金钱草 10g，枸杞 10g，白术 12g，桑螵蛸 3g。

按语：患者以脾肾阳虚为主，以尿蛋白阳性及浮肿为主症，治疗以温补脾肾为主。以附子、白术、淫羊藿、茯苓温补脾肾；尿蛋白之出现属肾虚不摄，精气下泄，故用僵蚕、蝉衣配桑螵蛸以固肾消蛋白。脾肾得固，则浮肿消退，肾气固密，则尿蛋白消除。

六、肢体经络病证

验案1：沈某，女，34岁。初诊：2014-03-05。

主诉：腕外侧麻，颈椎外侧疼痛月余。

现病史：患者在1月前在无诱因的情况下发生腕外侧麻，颈椎外侧疼痛，为进一步诊治，特来我门诊部就诊。神疲乏力，手腕外侧麻，颈椎外侧疼痛，夜间尤其明显，双眼、上下肢微肿，双腿无力，后脑有胀感。纳可，便调，夜寐可，舌淡苔薄，脉沉细涩。

辨证分析：气虚血瘀，经络失养。

中医诊断：痹证。

治则治法：补气活血。

处方：黄芪20g，天麻10g，当归10g，川芎12g，葛根20g，怀牛膝12g，鸡血藤15g，伸筋草10g，炙地鳖虫6g，炙全蝎5g，茯苓皮20g，甘草5g，骨碎补10g。

二诊：2014-03-12。患者服药后气色明显好转，颈部疼痛减轻，上肢麻木改善，方遵前法。

处方：黄芪20g，天麻10g，当归10g，川芎12g，葛根20g，怀牛膝12g，骨碎补10g，鸡血藤15g，伸筋草10g，片姜黄10g，炙地鳖虫6g，炙龟板15g，炙全蝎5g，茯苓皮20g。

按语：患者因"腕外侧麻，颈椎外侧疼痛月余"前来就诊，平素神疲乏力，为中气不足，难以上养所导致。"气为血之帅"，气不上养，则血液凝滞成瘀血，导致经络失养而肢体麻木，故痛有定处，夜间尤甚。"痹证"在临床多以实证论之，中气不足导致的血瘀之证在临床也很多见，尤其见于一些公司职员，由于长期固定姿势强负荷工作，缺乏运动，加之营养不均衡，由中气不足而致血瘀，虚证更加剧了血瘀的表现。而长期虚实夹杂的痹证则容易影响下焦肝肾，则需"先安未受邪之地"。

验案2：杨某，女，54岁。初诊：2014-04-30。

主诉：关节疼痛数年。

现病史：数年前患者在无明显诱因的情况下发生关节疼痛，关节疼痛，下肢不麻，舌暗，苔薄，脉结代。

辨证分析：寒凝血瘀，阻滞经络。

中医诊断：痹证。

治则治法：温阳利湿，补益肝肾。

处方：制草乌 5g，细辛 4g，炙全蝎 5g，怀牛膝 12g，杜仲 12g，骨碎补 10g，独活 10g，片姜黄 10g，川芎 12g，玄胡索 10g，仙鹤草 10g，生姜 3 片，甘草 5g。

二诊：2014 – 05 – 10。关节疼痛稍减，舌微暗，苔薄，脉结代。痹证日久可伤及真阴，加之外感后可触发原有病症。治以平肝潜阳，行气活血。

处方：制草乌 5g，细辛 4g，炙全蝎 5g，羌活 10g，独活 10g，汉防己 10g，生地 5g，知母 10g，怀牛膝 12g，骨碎补 10g，忍冬藤 20g，伸筋草 10g，海风藤 10g，生姜 3 片，川芎 12g，甘草 5g。

按语：患者因"关节疼痛数年"前来就诊，患者以关节疼痛为主证，参考舌象多为寒凝经络，加之痹证日久，则伤及肝肾并形成血瘀，阻滞心脉则现结代脉。痹证日久可伤及真阴，取阴中求阳之意。

验案 3：方某，女，64 岁。初诊：2014 – 05 – 10。

主诉：两腿关节疼痛 3 年。

现病史：患者 3 年前无任何明显诱因发生两腿关节疼痛，骨关节炎，半月板二级损伤，两腿关节疼痛，活动尚可。舌暗，苔薄，脉细弦。

辨证分析：肝阳上扰，瘀血阻滞。

中医诊断：痹证。

治则治法：平肝潜阳，化瘀通络。

处方：天麻 10g，杜仲 12g，怀牛膝 12g，骨碎补 10g，当归 10g，鸡血藤 15g，炒白芥子 5g，海风藤 10g，伸筋草 10g，片姜黄 10g，炙龟板 5g，丹参 12g，甘草 5g。

二诊：2014 – 05 – 17。患者诉药后关节疼痛稍减，舌脉如前。遵前法拟方论治。

处方：天麻 10g，杜仲 12g，怀牛膝 12g，骨碎补 10g，当归 10g，鸡血藤 20g，炒白芥子 5g，海风藤 10g，伸筋草 10g，片姜黄 10g，炙龟板 5g，丹参 12g，甘草 5g。

按语：患者因"两腿关节疼痛 3 年"前来就诊，由于患者长期痹证，伤及肝肾，容易导致肝阳上扰，气血不调，则瘀血阻滞，证见关节疼痛，痛有定处。二诊时，患者疼痛减轻，血压平稳，加鸡血藤至20g，以加强通络。

验案4：孙某，男，34岁。初诊：2014 – 06 – 04。

主诉：腰痛时作4年。

现病史：患者4年前在无明显诱因的情况下发生腰痛，后时有发作，痛剧，腿部麻木感明显。腰痛时作，腿麻，舌淡，苔薄白，脉沉紧。

辨证分析：寒瘀阻络，肝肾不足。

中医诊断：痹证。

治则治法：温阳通络，补益肝肾。

处方：制草乌6g，细辛4g，炙全蝎6g，炙蜈蚣2条，制乳香5g，制没药5g，鸡血藤15g，熟地15g，肉桂5g，怀牛膝12g，鹿角片10g，骨碎补10g，独活10g，川芎12g，甘草5g，生姜3片。

二诊：2014 – 06 – 11。患者诉药后腰痛麻木减轻，舌脉如前，拟前方加减。

处方：制草乌5g，细辛4g，炙全蝎6g，制乳香5g，制没药5g，肉桂5g，熟地5g，怀牛膝12g，骨碎补10g，伸筋草10g，葛根20g，鹿角片10g，川芎12g，独活10g，甘草5g。

按语：患者因长期肾病，导致其肝肾不足，外感寒邪后由于寒性凝滞导致血液瘀滞，故疼痛明显。结合苔脉，证属"寒瘀阻络，肝肾不足"。二诊后疼痛减轻，去原方中通络之蜈蚣，减温阳之草乌的用量为4g，去生姜，加伸筋草10g，及葛根20g，以舒项背之经络。

验案5：张某，女，45岁。初诊：2014 – 06 – 11。

主诉：腰腿痛发作3日。

现病史：患者3日前因劳累后腰腿痛发作，腿麻木。平素汗多，动辄汗出，夜寐不安。舌淡苔薄白，脉细弦。

辨证分析：虚火上扰所至，加之天癸已绝，肾虚更甚。

中医诊断：痹证。

治则治法：填补真阴。

处方：熟地15g，当归10g，怀牛膝12g，巴戟天10g，苁蓉10g，淫羊藿10g，紫草10g，羊蹄根12g，知母10g，夜交藤20g，珍珠母20g，枣仁10g，丹皮10g。

二诊：2014 – 06 – 25。患者目前腰腿疼缓解，但肢体麻木，仍有自汗，考虑为经络失养，气不固摄。拟前方加减。

处方：熟地15g，当归10g，怀牛膝12g，巴戟天10g，苁蓉10g，淫羊藿

10g，紫草 10g，羊蹄根 12g，知母 10g，夜交藤 20g，黄芪 20g，枣仁 10g，丹皮 10g，龟板 20g。

按语： 患者因"腰腿痛发作 3 日"前来就诊，患者因劳累而发病，平素自汗，腰为肾之府，夜寐不安为虚火上扰所至，加之天癸已绝，肾虚更甚。二诊时，患者疼痛改善，但肢体麻木、自汗，去珍珠母，加黄芪 20g、龟板 20g。

验案 6： 李某，男，92 岁。初诊：2014 - 08 - 20。

主诉： 右髋关节周边疼痛 3 年。

现病史： 患者 3 年前在无明显诱因的情况下发生右髋关节周边疼痛，活动时显著，休息时痛止，口干，BP160/90mmHg，大便秘结，肾结石及肾囊肿，冠心病，手脚四肢麻木，脊柱尾骨错位，骨质疏松。

辨证分析： 肝肾长期不足，气血阻滞。

中医诊断： 痹证。

治则治法： 益肾壮骨，活血通络。

处方： 当归 10g，独活 10g，怀牛膝 12g，生地 15g，细辛 4g，骨碎补 10g，川断 10g，炙地鳖虫 6g，炙全蝎 15g，片姜黄 10g，川芎 10g，甘草 5g。

二诊： 2014 - 08 - 27。患者目前腰腿疼缓解，但肢体麻木，仍有自汗，考虑为经络失养，气不固摄。拟前法加减。

处方： 当归 10g，独活 10g，怀牛膝 12g，生地 15g，细辛 4g，骨碎补 10g，川断 10g，炙地鳖虫 6g，炙全蝎 15g，片姜黄 10g，川芎 10g，甘草 5g，鹿角片 20g，肉桂 4g，黄芪 20g。

按语： 患者因"右髋关节周边疼痛 3 年"前来就诊，患者年高，肝肾长期不足，基础病比较多，气血长期不足则导致血行不畅，因此证情不易改善，加肉桂 4g，黄芪 20g。

验案 7： 王某，男，80 岁。初诊：2014 - 08 - 27。

主诉： 左髋关节周围疼痛 2 年余。

现病史： 患者 2 年前在无明显诱因的情况下发生左髋关节周围疼痛，活动时显著，休息时痛止，口干，手脚四肢麻木，大便秘结，舌淡红，苔薄白，脉细。查：肾结石及肾囊肿，冠心病，BP160/90mmHg。

辨证分析： 患者年老体迈，肝肾不足，筋脉失于濡养，温煦，以致引发此病，为痹症，肝肾两虚证。

中医诊断： 痹证。

治则治法： 培补肝肾，舒筋止痛。

处方：当归 8g，独活 10g，怀牛膝 10g，生地 15g，细辛 4g，骨碎补 10g，川断 12g，炙地鳖虫 6g，炙全蝎 15g，片姜黄 10g，川芎 10g，甘草 5g。

二诊：2014－09－11。患者诉药后关节疼痛减轻，四肢麻木缓解，大便可，舌红，苔薄，脉细涩。仍以培补肝肾，舒筋止痛为治。拟前法加减。

处方：当归 10g，独活 10g，怀牛膝 12g，生地 10g，细辛 4g，骨碎补 10g，川断 10g，炙地鳖虫 6g，炙全蝎 15g，片姜黄 10g，川芎 10g，甘草 5g，肉桂 4g，黄芪 20g。

按语：患者在无明显诱因的情况下发生左髋关节周围疼痛，活动时显著，休息时痛止，口干，手脚四肢麻木，大便秘结，舌淡红，苔薄白，脉细。查：肾结石及肾囊肿，冠心病，BP160/90mmH 克。患者年老体迈，肝肾不足，筋脉失于濡养，温煦，以致引发此病，为痹症，肝肾两虚证。治应培补肝肾，舒筋止痛。方中当归、川芎活血化瘀，牛膝、川断、骨碎补补肾壮骨，地鳖虫、全蝎通络止痛，肉桂、片姜黄祛风散寒，黄芪大补元气。

验案 8：周某，男，71 岁。2014－10－11。
主诉：四肢关节肌肉酸痛 2 年。
现病史：患者 2 年前在无明显诱因的情况下出现四肢关节肌肉酸痛，呈游走性（老年性关节肌肉综合征），食欲不振。舌淡胖，苔根稍厚，脉沉弱。
辨证分析：脾胃不调，导致其经络失养，又内生水湿无以运化，流窜经络而成痹症。
中医诊断：痹证。
治则治法：调补气血。
处方：当归 10g，赤芍 12g，天麻 10g，葛根 20g，片姜黄 10g，鸡血藤 15g，苍术 12g，炙全蝎 5g，路路通 10g，海风藤 10g，枣仁 20g，伸筋草 10g，木瓜 10g。

二诊：2008－10－18。患者诉药后疼痛减轻，仍不思饮食，舌淡胖，苔白腻，脉沉弱，拟前法加减。

处方：当归 10g，赤芍 12g，天麻 10g，葛根 20g，片姜黄 10g，鸡血藤 15g，苍术 12g，炙全蝎 5g，路路通 10g，海风藤 10g，枣仁 20g，伸筋草 10g，木瓜 10g，藿香 10g。

按语：患者素体中气不足，脾胃不调，导致其经络失养，故肢体以酸痛为主，脾胃不足，又内生水湿无以运化，流窜经络而成痹证。患者水湿内生，故二诊稍加醒脾之藿香。

验案 9：杨某，女，43 岁。初诊：2014－10－25。

主诉：脚跟部疼痛 8 月余。

现病史：近八个月来，感脚跟部疼痛，发麻，但下肢不麻，影响走路，局部怕冷，舌质淡，苔薄白，脉弦紧。

辨证分析：风寒湿邪留滞经脉，气滞血瘀，不通则痛。

中医诊断：痹证。

治则治法：散寒通络，祛风除湿，行气活血。

处方：制草乌 5g，细辛 4g，炙全蝎 5g，怀牛膝 12g，杜仲 12g，骨碎补 10g，独活 10g，片姜黄 10g，川芎 12g，玄胡索 10g，仙鹤草 10g，生姜 3 片，甘草 5g。

二诊：2014 - 11 - 08。患者诉药后疼痛稍减，仍足跟发麻，怕冷，舌脉如前。仍以前法论治。

处方：制草乌 5g，细辛 4g，炙全蝎 5g，羌活 10g，独活 10g，汉防己 10g，生地 5g，知母 10g，怀牛膝 12g，骨碎补 10g，忍冬藤 20g，伸筋草 10g，海风藤 10g，生姜 3 片，川芎 12g，甘草 5g。

按语：患者脚跟部疼痛发麻，且遇冷加重，是为痹证中之寒痹，由寒邪兼加风湿，留滞经脉，气血运行不畅引起，治疗当散寒通络，祛风除湿，行气活血。

验案 10：邱某，男，45 岁。初诊：2015 - 02 - 22。

主诉：左右两侧跖趾关节及内踝关节反复肿痛 1 年，加重半月。

现病史：患者为干部，工作应酬较多，嗜酒。1994 年 8 月开始，时感右侧跖趾及内踝关节疼痛，无红肿，常在休息后自行缓解，未予重视。在春节期间，因应酬太多，在一次饮用大量的白酒后，原来疼痛部位突发肿痛明显，局部皮肤发红，并发现皮下硬块，逐步加剧，遂来求诊。现症见：左右两侧内踝及大跖趾关节皮肤红肿，左内踝关节皮肤高凸，皮温升高，触及皮下硬块约 1.8cm×2.1cm。舌淡胖有瘀斑、苔黄腻，脉细弦。

辨证分析：本证患者多为形体丰腴、痰湿之体，并有嗜酒、喜啖之好，导致脏腑功能失调，升清降浊无权，痰湿不能泄化，并与血相结为浊瘀，滞留于经脉，则骨节肿痛、关节畸形，甚则溃破，渗溢脂膏。

中医诊断：痹证。

治则治法：泄化浊瘀，祛风通络。

处方：威灵仙 12g，秦艽 12g，土茯苓 30g，怀牛膝 12g，炒赤芍 10g，归尾 12g，泽泻 12g，独活 10g，地鳖虫 12g，乌梢蛇 12g，酒地龙 12g。

二诊：2015 - 02 - 28。患者诉药后疼痛症状明显改善，肿胀减轻，舌脉如前，拟前方加减。

处方：威灵仙12g，秦艽12g，土茯苓30g，怀牛膝12g，炒赤芍10g，归尾12g，泽泻12g，独活10g，地鳖虫12g，乌梢蛇12g，酒地龙12g，山药30g，白术12g，茯苓12g，山茱萸12g。

按语：本症患者在治疗初期，急则治其标，复诊后，症状改善明显，故重在治本，以补益先天、后天为期。患者的诸症得到明显改善。后在王灿晖的近两个月的调理下，痛风症状多年未发。

验案11：顾某，男，48岁。初诊：2015－11－02。

主诉：大母趾关节，踝关节，膝关节疼痛五年，加重一个月

现病史：大母趾关节，踝关节，膝关节疼痛五年，局部红肿。一般多在子夜发作，疼痛剧烈，致使经常从睡眠中惊醒，舌淡，苔腻。

辨证分析：为风湿热邪窜于肌络所致，证属湿热闭阻。

中医诊断：痹证。

治则治法：祛湿清热疏风。

方剂组成：黄芪20g，苍术15g，土茯苓15g，黄柏10g，忍冬藤20g，怀牛膝12g，炙地龙10g，炮山甲6g，粉萆薢10g，苡仁20g。

二诊：2012－11－16。药后关节疼痛稍减，余证同前，遵前法拟方论治。

处方：秦艽10g，苍术15g，土茯苓15g，黄柏10g，忍冬藤20g，怀牛膝12g，炙地龙10g，炮山甲6g，粉萆薢10g，苡仁30g，乌梢蛇15g，生甘草5g。

按语：患者大母趾关节，踝关节，膝关节疼痛，局部红肿，多在子夜发作，舌淡，苔腻。为风湿热邪窜于肌络所致，证属湿热闭阻。本病好发于40岁以上的中青年人，尤于男性为主。并与饮食和生活方式密切相关。中医辨证当属风湿热邪浸淫血络所致。故以祛风清热化湿为治疗大法。患者经近半年的治疗，症状改善显著，关节已无明显的红肿热痛表现。说明治疗得法。

验案12：龚某，女，33岁。初诊：2015－12－02。

主诉：周身疼痛3年

现病史：患者3年前生产后一直周身疼痛，形寒怕冷。月经先后无定期，经前少腹疼痛坠胀。平素白带多，色黄稠。上次月经2015年11月19日来潮，有血块，5天干净。苔薄白微腻，脉沉。

辨证分析：属肾元亏虚，寒湿内阻，郁久化热。

中医诊断：痛证。

治则治法：益肾通络祛寒，调理冲任。

处方：威灵仙、生地黄、桃仁、牡丹皮、丹参各12g，制附片、鹿角胶、

当归、赤芍、白芍、香附、延胡索、红花各1g，麻黄、青皮、陈皮各6g，细辛5g。

二诊：2015 - 12 - 09。患者诉药后周身疼痛症状减轻，仍形寒怕冷，舌苔白腻，脉沉。肾亏兼寒湿内阻，依前法加减论治。

处方：威灵仙、生地黄、桃仁、牡丹皮、丹参各12g，制附片、鹿角胶、当归、赤芍、白芍、香附、延胡索、红花各1g，麻黄6g，仙茅10g，淫羊藿10g，细辛5g。

按语：患者先天禀赋不足，又产后气血空虚，外感寒湿，营血津液运行不畅，以致寒凝津滞，痹阻于筋骨、肌肉、血脉而致周身疼痛，形寒怕冷；寒湿困脾，则白带多，郁久化热则见带下稍黄稠；痹阻日久，肝气不疏，则见月经不调，经时少腹坠胀；湿阻经脉，血行不畅，则有血块，经来时痛。故辨证属肾元亏虚，寒湿内阻，郁久化热。本症患者之身痛，乃先天肾元亏虚，产后调摄不慎，感寒遇冷，致络脉不通，冲任失调。故治疗以补先天，温通经脉，调理冲任。守法治疗近一个月，诸症殆失。

七、气血津液病证

验案1：王某，男，44岁。初诊：2014 - 11 - 12。

主诉：小便出血3月余。

现病史：有慢性肾炎病史10年，反复发作，近3月来，时感腰酸，小便次数增多，尿中红细胞升高。

辨证分析：虚火内炽，灼伤脉络。

中医诊断：尿血。

治则治法：滋阴降火，凉血止血。

处方：生地15g，丹皮10g，山萸肉10g，羊蹄根12g，紫珠草10g，茅根20g，炒槐米10g，旱莲草12g，莲须10g，芡实12g，小蓟20g，石韦10g，杜仲12g。

二诊：2014 - 11 - 26。诉药后腰痛减轻，小便次数稍减，拟前方加减。

处方：生地15g，丹皮10g，小蓟20g，羊蹄根12g，炒槐米10g，钩藤20g，山萸肉10g，茅根20g，莲须12g，杜仲12g，桑寄生10g，血余炭10g。

按语：本案患者尿血，尿检红细胞（＋＋），但患者无尿痛，故辨为血证之尿血。腰酸，颧红，故为肾虚火旺证，治疗以滋阴降火，凉血止血为主。

验案2：杨某，男，54岁。初诊：2014 - 11 - 17。

主诉：黑便两天。

现病史：患者诉既往有胃溃疡病史。前两天出现胃出血，泛酸，食少，面色萎黄，黑便，舌质淡，脉细。

辨证分析：气虚不摄证，由中气亏虚，气不摄血，血益胃肠所致。

中医诊断：便血。

治则治法：益气摄血。

处方：黄芪20g，焦白术10g，炒枳壳10g，当归10g，制乳香5g，蒲公英30g，羊蹄根12g，仙鹤草10g，紫珠草10g，炒地榆10g，三七6g，白及15g，血余炭10g。

二诊：2014-11-24。患者诉药后黑便减少，泛酸减轻，仍纳差，舌淡脉细，拟前法论治。

辨证分析：患者既往有胃溃疡病史。前两天出现胃出血，泛酸，食少，面色萎黄，黑便，舌质淡，脉细。此为血证中的便血，气虚不摄证，由中气亏虚，气不摄血，血溢胃肠所致。

治则治法：益气摄血。

处方：黄芪20g，焦白术10g，炒枳壳10g，吴茱萸4g，黄连4g，仙鹤草20g，陈棕炭10g，炒地榆10g，羊蹄根12g，白及15g，三七6g，甘草5g，制乳香6g。

按语：患者既往有胃溃疡病史。前两天出现胃出血，泛酸，食少，面色萎黄，黑便，舌质淡，脉细。此为血证中的便血，气虚不摄证，由中气亏虚，气不摄血，血溢胃肠所致。治应益气摄血。方中白术补气健脾，黄芪益气升陷，当归养血补血，羊蹄根、仙鹤草、紫珠草、炒地榆、血余炭、陈棕炭养血止血，三七、白及温经固涩止血，炒枳壳行气，复诊时加入吴茱萸、黄连开胃导滞。

验案3：刘某，男，45岁。初诊：2014-11-24。

主诉：发热5天。

现病史：患者5天前沐浴受凉，随即恶寒，发热，自服感冒药和抗生素无效，恶寒消失，但发热渐盛，刻下：身热，体温38.5℃，口苦而渴，干呕心烦，小便短赤，胸胁不舒，舌红苔黄，脉象弦数。

辨证分析：胆热犯胃，胃失和降。

中医诊断：发热。

治则治法：苦寒清热，宣郁透邪。

处方：黄芩12g，黄连6g，山栀10g，知母10g，淡豆豉9g，银花10g，连翘 10g，玄参 12g，赤芍 6g，甘草 3g。

二诊：2014－12－01。诉药后发热已退，仍口苦，咽干，小便短赤，舌红，少苔，脉细数。邪热已退，气阴损伤。以益气养阴，兼清余邪论治。

处方：细生地 12g，玄参 15g，麦冬 12g，太子参 15g，知母 10g，天花粉 12g，炙黄芪 15g，生甘草 6g。

按语：邪热郁于胆腑，胆火上扰，则口苦心烦；胆热犯胃，胃失和降，则发干呕；里热伤津，故见口渴而小便短赤；胸胁为肝胆经脉所循之处，邪郁胆腑，经脉不畅，故胸胁不舒，舌红苔黄，脉象弦数为里热郁于胆经之征。治以清热泄火，宣郁透邪。主用黄连解毒汤加减，以黄芩、黄连、山栀、知母苦寒清热，银花、连翘辛寒清透，淡豆豉宣郁透邪，玄参、赤芍、甘草清热养阴，并监制苦寒之品燥伤阴液之弊。

验案 4：陈某，女，66 岁。初诊：2015－02－14。

主诉：畏寒肢冷半年。

现病史：患者有心悸病史。诉半年来，畏寒肢冷，手足不温，面色苍白，精神疲倦，气息微弱，足跗不利，舌质胖嫩，苔淡白而润，脉细微。

辨证分析：心阳虚弱，温煦无力，此为虚劳之征，为心阳虚。

中医诊断：虚劳。

治则治法：益气温阳。

处方：黄芪 20g，太子参 20g，焦白术 10g，炒白芍 12g，肉桂 5g，巴戟天 10g，苁蓉 10g，怀牛膝 12g，枸杞子 12g，生地 15g，骨碎补 10g，甘草 5g。

二诊：2015－02－21。患者诉药后畏寒减轻，四肢渐温，面白，神疲，气微声低，舌淡胖嫩，苔白润，脉细。仍遵前法益气温阳论治。

处方：黄芪 20g，熟地 15g，鹿角片 10g，当归 10g，苁蓉 10g，怀牛膝 12g，巴戟天 6g，肉桂 5g，淫羊藿 10g，川断 10g，菟丝子 10g，甘草 5g，地肤子 10g。

按语：患者畏寒肢冷，手足不温，面色苍白，精神疲倦，气息微弱，小腹似觉凉，腰痛怕冷，足跗不利，舌质胖嫩，苔淡白而润，脉细微。又有心悸病史，此为虚劳之征，为心阳虚。治应益气温阳，方中黄芪，太子参益气扶正，肉桂，生姜温阳通气，患者形寒肢冷，为阳虚较甚，加巴戟天，淫羊藿，鹿角片温补阳气，足部不适，加骨碎补，川断，复诊腰痛怕冷，运用苁蓉，怀牛膝，枸杞子，菟丝子补肾强腰。

验案 5：刘某，女，25 岁。初诊：2015－02－28。

主诉：自觉情绪不稳三月。

现病史：患者三月前自觉疲乏，情绪不稳，恐惧，脘闷，不思饮食，多梦，苔薄，脉弦。

辨证分析：肝气郁滞，脾胃失和，属中医郁证之肝气郁结证。

中医诊断：郁证。

治则治法：疏肝解郁，理气畅中。

处方：太子参20g，麦冬10g，五味子5g，炒柴胡8g，炒白芍12g，当归10g，茯神12g，川朴花10g，砂仁（后下）4g，石菖蒲6g，广郁金10g，枣仁20g，甘草5g。

二诊：2015－03－07。患者诉药后诸症改善，但肩背疼痛，多梦，纳差，舌红，苔薄，脉弦细。肝气郁结，络脉阻滞，治以疏肝解郁兼活血通络。

处方：太子参20g，麦冬10g，五味子5g，炒柴胡8g，炒白芍12g，当归10g，茯神12g，石菖蒲6g，葛根20g，片姜黄10g，鸡血藤15g，玄胡索10g，炙全蝎4g，枣仁20g。

按语：患者自觉疲乏，情绪不稳，恐惧，脘闷，不思饮食，多梦，苔薄，脉弦。此为肝气郁滞，脾胃失和，属中医郁证之肝气郁结证。治应疏肝解郁，理气畅中，方中柴胡疏肝解郁，白芍、甘草柔肝缓急，当归养血补血，厚朴、郁金调气解郁，茯神、枣仁安养心神，复诊时兼见肩背疼痛，故加用鸡血藤、片姜黄、玄胡索通络止痛，葛根舒缓肩背部疼痛。

验案6：姚某，男，42岁。初诊：2015－03－10。

主诉：口渴，饮水多，小便多。

现病史：糖尿病史3年左右，平素服二甲双胍治疗，血糖控制不好。现症见：口渴，饮水多，小便多，腰酸，纳寐可，大便调，舌红少苔，脉细数。

辨证分析：久病气血阴阳俱虚，阴虚生内热。病机为阴虚燥热。

中医诊断：消渴。

治则治法：滋阴清热。

处方：生地黄12g，黄芪20g，苍术12g，玄参10g，山萸萸15g，黄连6g，地骨皮15g，炙龟板20g，炮甲10g，知母10g，白花蛇舌草20g，女贞子12g。

二诊：2015－03－18。患者诉药后腰酸缓解，口渴，饮水多，小便多，纳寐可，大便可，舌脉如前。拟前法加减论治。

处方：生地黄12g，苍术12g，玄参10g，山萸萸15g，黄连6g，地骨皮15g，炙龟板20g，炮甲10g，知母10g，女贞子12g，葛根20g，天花粉10g，太子参20g，鬼箭羽15g。

按语：糖尿病以阴虚为本，燥热为标，兼有气虚，病程日久往往气阴两虚。病位多肺脾肾同时受累。病机以益气养阴为主，常见血瘀，治疗以益气养阴为主，兼清热泻火，活血通络。本例患者病已3年，久病气血阴阳俱虚，阴虚生内热。病机为阴虚燥热，拟滋阴清热为主，兼益气温阳。予黄芪益气，生地、玄参增液，炙龟板、女贞子、山茱萸滋补肝肾之阴，山茱萸能固肾定精，不使水谷精微下注。黄连、地骨皮、知母、白花蛇舌草清热，配苍术以防滋阴药碍胃生湿，配炮甲以防热灼血瘀。二诊患者腰酸缓解，口渴明显，所以加葛根生津止渴，天花粉清热生津，鬼箭羽清热且有降糖之效。

验案7：姚某，男，47岁。初诊：2015-03-17。

主诉：口干尿多，形体变瘦11年。

现病史：患者11年前大学毕业后分配至某金融单位工作，因单位效益好，免费提供可乐等饮料。故其每天饮用，后出现糖尿病酮症酸中毒，急到省人民医院急救治疗。出院后，餐前血糖一直波动在7.8~10.5mmol/L之间，餐后血糖波动在11.5~13.8mmol/L之间，一直服西药降糖治疗。现症见：患者自觉口干尿多，形体变瘦，手、脚趾有麻木或刺痛感，入夜尤甚。面色晦黯，肌肤甲错，唇紫不华，舌质黯，略显有瘀斑，脉弱。

辨证分析：病久导致气阴亏虚，血脉瘀滞，瘀血闭阻，故面色晦黯，肌肤甲错，舌质黯，为本证血瘀证的辨证要点。

中医诊断：消渴。

治则治法：活血化瘀通络，兼以扶正。

处方：炮山甲10g，炙鳖甲30g，炙龟板30g，土牛膝12g，太子参20g，黄芪20g，黄精15g，山萸肉15g，生地15g，丹皮12g，玄参10g，麦冬10g，地骨皮15g，黄连8g，拔葜20g，知母10g。

二诊：2015-03-31。患者诉药后诸症改善，因属慢性疾病，效不更方，依前方续服七剂。

辨证分析：患者病久导致气阴亏虚，血脉瘀滞，瘀血闭阻，故面色晦黯，肌肤甲错，舌质黯，为本证血瘀证的辨证要点。

治则治法：活血化瘀通络，兼以扶正。

处方：炮山甲10g，炙鳖甲30g，炙龟板30g，土牛膝12g，太子参20g，黄芪20g，黄精15g，山萸肉15g，生地15g，丹皮12g，玄参10g，麦冬10g，地骨皮15g，黄连6g，拔葜20g，焦白术10g，生甘草5g。

按语：本案患者为2型糖尿病患，经过王灿晖的治疗后，诸症明显减轻，并未服用西药降糖，血糖一直控制在正常围内。现在已成为王灿晖的忠实病人。

验案 8：俞某，男，25 岁。初诊：2015 - 04 - 07。

主诉：常坐卧不安，心烦意乱 1 年。

现病史：一年来，时常坐卧不安，心烦意乱，入睡困难、做噩梦、易惊醒，或彻夜难眠，对外界事物失去兴趣。咽中如有物梗，吐之不出，咽之不下。胸闷，胸部有紧压感或窒息感、食欲不振。面色苍白欠润，舌淡，苔白腻，脉沉迟无力。

辨证分析：胸阳不振，痰湿阻滞，弥漫胸膈，致气机阻滞，升降失调而发为本病。

中医诊断：郁证。

治则治法：宣阳通痹，化痰理气，重镇安神。

处方：薤白头 5g，桂枝 10g，姜半夏 10g，广郁金 10g，川朴 10g，云茯苓 12g，炒枳壳 10g，苏叶 10g，全瓜蒌 20g，旋覆花 10g（包），代赭石 30g，炒酸枣 20g，夜交藤 20g，石菖蒲 6g，甘草 5g。

二诊：2015 - 04 - 14。患者诉服药后失眠症状改善，能食，胸闷症状改善，依前法加减。

方剂组成：薤白头 5g，桂枝 10g，姜半夏 10g，广郁金 10g，川朴 10g，云茯苓 12g，炒枳壳 10g，苏叶 10g，旋覆花 10g（包），代赭石 30g，炒酸枣 20g，夜交藤 30g，石菖蒲 6g，炒柴胡 10g，炙甘草 5g。

按语：患者胸闷，胸部有紧压感或窒息感、食欲不振，苔白腻，属胸阳不振，痰湿阻滞，弥漫胸膈，致气机阻滞，升降失调而发为本病。本案经初诊服药七剂后，患者夜寐能安，说明药已对症，故续以此方加减调理近半年，患者精神状态明显好转，能以较饱满的热情投入到学习生活中去。

验案 9：周某，女，29 岁。初诊：2015 - 04 - 14。

主诉：神疲体倦半月。

现病史：嗜睡疲乏，耳鸣目眩，视力下降，精神疲乏，时咸倦怠，气短，面色无华，舌质淡，边有齿痕，苔白，脉细弱。

辨证分析：气血两虚。

中医诊断：虚劳。

治则治法：补益气血。

处方：黄芪 15g，巴戟天 10g，炙龟板 15g，太子参 20g，苁蓉 10g，天麻 10g，生地 15g，焦白术 10g，女贞子 12g，山萸肉 10g，怀山药 12g，丹参 10g，当归 10g。

二诊：2015 - 04 - 21。患者诉药后症状改善，头晕耳眩症状减轻，稍有精神，气短，面白无华，

舌淡苔薄白，脉细弱无力。证属气血两虚。仍遵补益气血之法加减论治。

处方：黄芪 15g，太子参 20g，生地 15g，山萸肉 10g，巴戟天 10g，苁蓉 10g，炙龟板 15g，女贞子 12g，黄精 15g，当归 10g，五味子 5g，何首乌 12g，灵芝 10g，枸杞子 12g。

按语：本例患者为知识分子，平素工作繁忙，耗伤气血，致气血两虚，而形成此证。经补益气血方药治疗后，病情明显好转。且八珍汤的治疗指征，亦不必必须出现大出血方可投用。只用见气血两虚之证，便可用之。

验案 10：金某，女，53 岁。初诊：2015 - 05 - 05。

主诉：易健忘半年。

现病史：疲乏少力，夜寐多梦，腰有时酸痛。易惊健忘，寝汗发热，食少无味，身倦肌瘦，色枯气短，毛发脱落，小便赤涩。苔薄，脉细。

辨证分析：气血两虚。

中医诊断：健忘。

治则治法：气血双补。

处方：黄芪 15g，太子参 20g，炙龟板 15g，生地 15g，山萸肉 10g，葛根 20g，灵芝 10g，枣仁 15g，鸡内金 10g，巴戟天 10g，苁蓉 10g，杜仲 10g，怀牛膝 10g。

二诊：2015 - 05 - 12。患者诉药后症状稍微改善，仍有腰酸、出汗，纳差，神疲，小便可。舌淡，苔薄，脉细。气血久虚，无以濡养，仍遵补气养血论治。

处方：黄芪 15g，太子参 20g，炙龟板 15g，淫羊藿 10g，生地 15g，山萸肉 10g，灵芝 10g，怀山药 12g，巴戟天 10g，苁蓉 10g，枣仁 15g，鸡内金 10g，女贞子 12g。

按语：此便患者为韩国女商人，由于生意难做，劳心烦神，耗伤气血，而发为健忘之症，经气血双补之后，诸症明显好转，故心神内耗，气虚血弱者，王灿晖常以此方为基本主加减治疗，而起效显著。

验案 11：董某，男，38 岁。初诊：2015 - 05 - 26。

主诉：低热持续 10 个月。

现病史：患者十个月前出现不明原因的消瘦，发热，咯痰，痰中带血丝，诊断为肺结核。经服抗生素后，肺结核已痊愈。唯剩低热之症不除。遂来就诊。现症见：晚上发热，早晨热退，热退无汗，能食形瘦，舌红少苔，脉数。

辨证分析：本证为正虚无少抗邪，致邪留伏阴分之证。邪热久留，损伤营阴，肌肤失于充养。

中医诊断：低热。

治则治法：滋阴清热透邪。

处方：青蒿 6g，鳖甲 30g，细生地 12g，知母 10g，丹皮 10g，白薇 10g，生甘草 5g。

二诊：2015 - 05 - 29。患者诉药后发热症状缓解，仍有夜热早凉，手足心热，形瘦，舌红少苔，脉细数。仍以滋阴清热，搜络透邪论治，依前方加减。

处方：青蒿 6g，鳖甲 30g，细生地 12g，知母 10g，丹皮 10g，太子参 12g，麦冬 10g，生甘草 5g。

按语：本例为肺结核病后之低热证。王灿晖用青蒿鳖甲汤治之，初诊服三剂药，发热即除，后以此方加减善后，调理近月余，患者明显感觉"长肉了"，体重较前长了 15 斤。

验案 12：周某，女，33 岁。初诊：2015 - 06 - 09。

主诉：眼睛常觉干涩近两年。

现病史：两年前起眼睛常觉干涩，视物模糊，口渴欲饮，偶或胸闷气短，夜寐欠佳，伴关节痛，双腕关节及右手指关节肿痛，固定性关节肿痛，其他关节呈游走性疼痛，晨僵不明显。现症见：眼微干，口稍渴。查无口咽溃疡，无光敏，无脘痛。舌干红，苔少欠润，脉细略弦。

辨证分析：肝肾阴虚、燥邪内攻、气虚血枯，致津液不足。筋脉失养，风邪痹阻，以致骨节疼痛，是以肝肾阴虚为本，筋脉痹阻为标。

中医诊断：燥证。

治则治法：滋养肝肾阴液，佐以祛风通络。

处方：细生地 12g，怀山药 12g，泽泻 12g，云茯苓 12g，粉丹皮 10g，枸杞子 12g，杭菊花 10g，南沙参 15g，北沙参 15g，麦冬 10g，天花粉 12g，太子参 12g，桑枝 9g，酒地龙 6g，乌梢蛇 9g，佛手 10g，藿香（后下）10g。

二诊：2015 - 06 - 15。患者诉药后眼睛干涩、关节疼痛等症状均有改善，舌红，少苔，脉弦细。仍以前方滋补肝肾、祛风通络论治。

处方：细生地 12g，怀山药 12g，泽泻 12g，云茯苓 12g，粉丹皮 10g，枸杞子 12g，杭菊花 10g，南沙参 15g，北沙参 15g，麦冬 10g，天花粉 12g，太子参 12g，桑枝 9g，酒地龙 6g，乌梢蛇 9g，佛手 10g，川石斛 10g。

按语：本病属燥证范畴，乃肝肾阴虚、燥邪内攻、气虚血枯，以致津液不足所致。治疗以滋补肝肾之阴、养阴润燥，兼以祛风通络。方以杞菊地黄汤滋补肝肾之阴；沙参、麦冬、天花粉、太子参清润燥热，生津止渴效果显著，清而不凉，补而不腻；桑枝、酒地龙、乌梢蛇祛风通络以止痛。芳香理气药能行气、助气化而敷布津液，故佐以佛手、藿香等助津液的敷布和气化，以达到养阴润燥之目的。

验案 13：周某，男，26 岁。初诊：2011 - 03 - 22。

主诉：慢性鼻炎病史 5 年，加重一个月

现病史：患者五年前由于起居不慎，患了感冒，一直未予以重视，也未治疗，后逐渐发展为慢性鼻炎，在冬春两季容易出现鼻塞、流涕的症状。现症见鼻塞、流涕，为清水样，喷嚏阵作，鼻子不闻得香臭，自觉脑子反应有点迟钝。小便量多。舌淡，苔白，脉弱。

辨证分析：外感风寒，寒饮内停。

中医诊断：饮证。

治则治法：散寒通窍，温肺化饮。

处方：麻黄9g，芍药9g，细辛5g，干姜10g，桂枝9g，五味子6g，姜半夏9g，炙甘草5g。

二诊：2011 - 03 - 29。患者诉药后诸症稍有改善，仍鼻塞，流涕，舌脉如前，拟前方加减。

处方：麻黄6g，芍药9g，细辛5g，干姜10g，桂枝9g，五味子6g，姜半夏9g，辛夷花10g，川芎10g，炙甘草5g。

按语：本案患者面白，形寒怕冷，鼻塞、流涕，为清水样涕，小便量多，舌淡，苔白，为外感风寒，寒饮内停之证慢性鼻炎，属外寒内饮之证，若不疏表而徒治其饮，则表邪难解；不化饮而专散表邪，则水饮不除。故治宜解表与化饮配合，一举而表里双解。

八、外科病证

验案 1：朱某，女，28 岁。初诊：2013 - 12 - 01。

主诉：面部出疹 2 月余。

现病史：近两月来面生痘点，色红，时已时伏，大便干燥，梦多，口干，舌红苔薄，脉弦数。

辨证分析：血热夹风上郁颜面。

中医诊断：痤疮。

治则治法：凉血泄热疏风。

处方：生地 15g，山萸肉 10g，紫草 10g，银花 20g，黄芩 10g，羊蹄根 12g，丹皮 10g，薏仁 20g，蝉衣 10g，荆芥 10g，丹参 12g，赤芍 12g，炙鳖甲 20g，怀牛膝 12g。

二诊：2013 - 12 - 08。患者诉药后痘点减少，仍多梦，便秘，口干，舌脉如前，前法加减。

处方：生地 15g，丹皮 10g，山萸肉 10g，炙鳖甲 20g，赤芍 12g，银花 15g，瓜蒌仁 12g，蝉衣 8g，荆芥 10g，紫草 10g，怀牛膝 12g，羊蹄根 12g，丹参 12g，枸杞子 10g，当归 10g。

按语：患者因血热夹风上郁颜面，引起痤疮，治疗以凉血泄热疏风，热清、血凉、风散，则痘疹自消。

验案 2：李某，男，35 岁。初诊：2014 - 05 - 07。

主诉：面部丘疹、瘙痒 1 周。

现病史：一周以来面部皮肤出现丘疹，色红，瘙痒，舌红，苔薄，脉数。

辨证分析：风邪侵袭颜面，血分有热。

中医诊断：风疹。

治则治法：凉血祛风。

处方：荆芥 10g，防风 10g，蝉衣 10g，生地 15g，丹皮 10g，赤芍 12g，黄芩 10g，银花 15g，羊蹄根 12g，紫草 10g，丹参 10g，地肤子 10g，甘草 5g。

二诊：2014 - 05 - 13。患者诉药后症状改善，舌脉如前，仍遵清热解毒，凉血疏风为治。

处方：生地 15g，丹皮 10g，赤芍 12g，丹参 12g，山萸肉 10g，银花 15g，紫草 10g，羊蹄根 12g，荆芥 10g，防风 10g，蝉衣 10g，漏芦 10g，地肤子 10g，川芎 10g，生甘草 5g。

按语：患者因血热内郁而外而发则丘疹，风邪为阳邪，易袭阳位，故颜面部发疹。治疗以祛风凉血为主。

验案 3：温某，女，27 岁。初诊：2014 - 10 - 13。

主诉：痤疮病史十余年。

现病史：双侧面颊部、上额部红色突出于皮肤表面的红色皮疹，大者约黄豆大，双颊部皮疹融合成片，轻度瘙痒，小便偏多，大便偏干，稍有口干，薄白苔，舌质较红，脉数。

辨证分析：根据温病卫气营血辨证，当属热入营血证。

中医诊断：痤疮。

治则治法：清热解毒，凉血活血。

处方：生地黄15g，牡丹皮10g，赤芍12g，丹参12g，川牛膝10g，金银花15g，焦山栀10g，紫草10g，羊蹄根12g，炙甘草5g，当归10g，黄芩10g。

二诊：2014－10－23。患者诉药后诸症改善，仍遵前法论治。

处方：生地黄15g，牡丹皮10g，赤芍12g，丹参12g，当归10g，桃仁10g，红花8g，紫草10g，羊蹄根12g，炙甘草5g，山萸肉10g，川牛膝10g，炮甲5g。

按语：此患者痤疮诊断无疑，且病情较重，病程较长，就诊时面颊部痘点基本融合成片，薄白苔，舌质较红，脉数，根据温病卫气营血辨证，当属热入营血证，治疗上当以清营凉血为主。但具体治疗上，有应分早期及后期分步治疗。早期患者表现为痘点频发，颜色偏红，伴瘙痒等症状，治疗上在清营凉血的基础上应加用清热解毒之品；而后期，主要表现为无新发痘点，或偶有少个新发痘点，原发痘点基本消退，但局部可能遗留暗色色素沉着，此期治疗应在清营凉血基础上，加用活血之品，以促进局部病变逐渐愈合。而清营凉血则贯穿于整个疾病治疗过程中，王灿晖把犀角地黄汤加紫草、羊蹄根作为基本方，分期加减治疗，往往能取得较好疗效。

验案4：顾某，男，21岁。初诊：2015－04－04。

主诉：皮肤剧痒1天。

现病史：患者昨日上午外出游玩，下午全身皮肤即现潮红斑、风团块，引起彼伏，伴皮肤瘙痒，当时未注意。今天瘙痒加剧，特来就诊。现症见：皮疹为风团、潮红斑，大小不等，形状各异。舌红嫩，脉偏细。

辨证分析：风热袭表。

中医诊断：荨麻疹。

治则治法：疏风清热。

处方：荆芥10g，银花20g，赤芍12g，防风10g，蝉衣10g，地肤子12g，生地15g，丹皮10g，炙全蝎5g，苦参10g，羊蹄根12g，白鲜皮10g，水牛角15g，甘草5g。

二诊：2015－04－11.患者诉药后皮疹减少，症状改善，依前法加减论治。

处方：太子参20g，生地15g，当归10g，丹皮10g，赤芍12g，山萸肉10g，银花20g，何首乌12g，地肤子12g，荆芥10g，防风10g，蝉衣10g，甘草5g，苦参10g，徐长卿10g。

按语：本案患者所患荨麻疹，主要表现为瘙痒症，乃为外出感外风邪所致,故治疗始终以祛风止痒为主要治疗大法,前后服药近 30 帖,风疹未再发。

验案 5:徐某,女,20 岁。初诊:2014 – 11 – 11。

主诉:发热,右脚面红肿疼痛 5 天。

现病史:患者近五天来,发热、寒战、体温 39.5 度,右脚面出现水肿性鲜红斑,迅速扩大,局部热疼痛难忍,行走不便。刻下身热不退,体温 39.2 度,右脚面红肿疼痛,不能着地行走。烦躁,便秘,口干,舌红赤,苔黄薄腻,脉数。

辨证分析:此为丹毒,为热毒下注,气血凝滞所致。

中医诊断:丹毒。

治则治法:清热解毒,调畅气血。

处方:赤芍 12g,丹皮 10g,水牛角片 25g,怀牛膝 12g,金银花 20g,黄连 8g,炙地龙 10g,炒黄柏 10g,野菊花 12g,红藤 15g,蒲公英 20g,瓜蒌仁 20g,制大黄 6g,生甘草 5g。

二诊:2014 – 11 – 18。患者诉药后疼痛缓解,仍口干,排便困难,舌红,苔黄腻,脉数。为热毒未净,气血稍和,气阴不足。以益气养阴,调畅气血,兼清热毒为治。

处方:太子参 15g,炙黄芪 12g,川石斛 12g,天花粉 12g,细生地 12g,赤芍 12g,丹皮 10g,怀牛膝 10g,金银花 20g,野菊花 12g,红藤 15g,生甘草 5g。

按语:本案患者热毒下注,气血凝滞,故致发热,右脚面红肿热痛,经清热解毒,调畅气血之治后,热毒得解,气血稍和,但气阴不足之显现,故治拟益气养阴,调畅气血,兼清热毒以收功。

验案 6:江某,男,40 岁。初诊:2015 – 06 – 06。

主诉:下肢皮肤突然发红,色如涂丹 3 天。

现病史:患者三天前有恶寒发热、头身痛等症。下肢随即出现小片红斑迅速蔓延成片,并有红肿热痛感。现症见患处中间较淡,边界清楚,高出皮面,灼热疼痛光亮,压之红退,放手又复。见水疱、紫斑,苔黄腻,脉滑数。

辨证分析:湿热毒蕴,郁于肌腠。

中医诊断:丹毒流火。

治则治法:利湿清热解毒。

处方:茯苓 12g,金银花 15g,牛膝 10g,车前子 10g,紫花地丁 20g,萆薢 10g,薏苡仁 25g,泽泻 10g,黄柏 10g,丹皮 10g,通草 5g,滑石 10g。

二诊：2015 - 06 - 13。患者诉药后痛感减轻，皮疹减少，舌脉如前，拟前法加减论治。

处方： 茯苓 12g，金银花 15g，牛膝 10g，车前子 10g，紫花地丁 20g，萆薢 10g，薏苡仁 25g，泽泻 10g，黄柏 10g，丹皮 10g，通草 5g，白花蛇舌草 25g，党参 10g，甘草 5g。

按语： 丹毒流火一病，病因大多由于患者素体血分有热，外受火毒，热毒搏结，郁阻肌肤；或由于皮肤黏膜有破碎（如搔抓后鼻黏膜或耳道皮肤或头皮破伤、脚湿气糜烂、毒虫咬伤、臁疮等），毒邪乘隙侵入，最终发为丹毒。本病发于下肢，夹有湿热之邪为患，故治疗以清热利湿为大法，经过近一月的治疗，病瘥。

验案 7： 戴某，男，13 岁。初诊：2012 - 04 - 13。

主诉： 左腮肿大疼痛 3 天。

现病史： 患者 3 天前出现不明原因的头痛，发热，微恶寒的症状，继而出现左腮肿大疼痛，未作治疗，后症状加重，遂来就诊。现症见：腮肿，估温 39.1℃，舌尖红，苔薄黄，脉数。

辨证分析： 本证为热壅肺胃，充斥于头面脉络，致使发热逐渐加重等症。

中医诊断： 温毒。

治则治法： 清热解毒，疏风消肿。

处方： 黄芩 10g，黄连 6g，陈皮 8g，元参 15g，连翘 12g，板蓝根 20g，马勃 5g，牛蒡子 10g，薄荷 5g，僵蚕 10g，升麻 8g，柴胡 10g，桔梗 9g，甘草 5g。

二诊：2012 - 04 - 17。患者诉服药后诸症减轻，以前发加减，巩固治疗。

处方： 野菊花 15g，蝉衣 10g，黄芩 10g，黄连 6g，陈皮 8g，元参 15g，连翘 12g，板蓝根 20g，马勃 5g，牛蒡子 10g，薄荷 5g，僵蚕 10g，升麻 8g，柴胡 10g，桔梗 9g，甘草 5g。

按语： 本案初起虽见表证，但不适宜辛温表散，只宜凉解。用普济消毒饮治疗流行性腮腺炎，临床运用得法，确有良效。

验案 8： 龚某，男，31 岁。初诊：2013 - 03 - 11。

主诉： 结婚五年不育。

现病史： 尿道口有时不适，会阴部作胀。舌质暗红，苔根厚。

辨证分析： 下焦郁热。

中医诊断： 不育症。

治则治法： 清热凉血，利湿泄热。

处方：生地 15g，红藤 20g，丹参 12g，青皮 10g，丹皮 10g，黄芩 10g，炮甲 6g，赤芍 12g，蒲公英 20g，广郁金 10g，山萸肉 12g，怀牛膝 12g，甘草 5g。

二诊：2013 - 03 - 25. 患者经方药治疗后，实验室检查无异常，遵前法拟方治疗。

处方：苍术 12g，怀牛膝 12g，黄柏 10g，炙地龙 10g，丹参 12g，红藤 20g，赤芍 12g，炮甲 6g，乌药 10g，青皮 10g，红花 10g，丹皮 10g，甘草 5g。

按语：本案患者以不育症前来就诊，实验室检查，并结合症状体征，乃为前列腺炎，经过前后一个多月的凉血清热化瘀治疗，理化检查无异常，症状全部消失。其妻子亦于半年后怀孕。

验案 9：郭某，男，30 岁。初诊：2013 - 11 - 07。

主诉：结婚四年未育，爱人体健。

现病史：结婚四年未育，爱人体健。冬季怕冷明显，四肢欠温，腰酸软食少怕腹胀便溏。舌淡脉沉细。

辨证分析：脾肾阳虚。

中医诊断：不育症。

治则治法：温补脾肾。

处方：党参 10g，怀山药 10g，补骨脂 10g，山萸萸 10g，巴戟天 10g，菟丝子 10g，肉桂 8g，炙甘草 5g。

二诊：2013 - 11 - 27。患者诉症状改善，仍腰酸，怕冷。舌脉如前，拟以前法加减。

处方：原方加鹿角胶 10g，五味子 6g。

按语：本例病人属肾精虚少，脾肾阳虚，故应温补为主，但用药温而不燥，佐益阴之品，收效明显。

九、妇科病证

验案 1：阎某，女，39 岁。初诊：2013 - 11 - 29。

主诉：月经未潮两月余。

现病史：既往月经量少，色淡红，近两月月经未潮，少腹、乳房时有胀痛，面部痘点，色淡红，口中有异味，舌质淡，苔薄白，脉细涩。

辨证分析：肝肾两虚，精血不足，冲任不充，血海空虚，血行不畅，郁而生热，上蕴颜面。

中医诊断： 闭经。

治则治法： 补益肝肾，调畅气血，凉血泄热。

处方： 生地15g，萸肉10g，炙鳖甲20g，枸杞子12g，丹皮10g，川牛膝12g，紫草10g，羊蹄根12g，赤芍12g，知母10g，水牛角15g，芡实10g，鸡血藤15g，生甘草10g。

二诊： 2013 - 12 - 06。患者诉药后乳房胀痛改善，面部痘点减少，余症同前，前方加减。

处方： 熟地15g，当归10g，山萸肉10g，苁蓉10g，巴戟天10g，川牛膝12g，丹参12g，鸡血藤15g，菟丝子10g，淫羊藿10g，紫草10g，生茜草12g，炙鳖甲20g。

按语： 患者肝肾两虚，精血不足，冲任不充，血海空虚，血行不畅，无血可下，发为闭经。血行不畅，郁而生热，上蕴颜面，故生痤疹。治疗应当补益肝肾，调畅气血，凉血泄热。

验案2： 孙某，女，31岁，初诊：2014 - 04 - 11。

主诉： 月经退后半月。

现病史： 患者诉月经退后半月余，量少，色暗淡，质清稀，腰膝酸软，面色晦暗有白斑，舌淡胖，苔薄白，脉沉细。

辨证分析： 肾虚精血亏少，冲任不足，血海不能按时满溢。

中医诊断： 月经后期。

治则治法： 补肾养血调经。

处方： 黄芪20g，太子参20g，生地15g，当归10g，赤芍12g，山萸肉10g，丹皮12g，丹参12g，何首乌12g，芫蔚子10g，女贞子12g，炙鳖甲（先煎）20g，甘草5g。

二诊： 2014 - 04 - 18。患者诉药后病情减轻，时有头痛，失眠，舌脉如前，拟方依前法加减。

处方： 熟地15g，当归10g，山萸肉10g，黄芩10g，川芎10g，天麻10g，灵芝10g，枣仁20g，夜交藤20g，怀牛膝12g，炙远志6g，枸杞子12g，白蒺藜10g。

按语： 患者月经推后半月余，量少，色暗淡，质清稀，腰膝酸软，面色晦暗有白斑，舌淡胖，苔薄白，脉沉细。此为月经后期，证属肾虚证，为肾虚精血亏少，冲任不足，血海不能按时满溢所致。治应补肾养血调经。方中当归、熟地、山萸肉养血益精，牛膝强腰膝，通经血，使补中有行，芫蔚子调经。复诊时诉有失眠，头痛症状，因而方中加入川芎引经，天麻熄风，夜交藤、枣仁、炙远志安神。

验案3：季某，女，23岁。初诊：2015-03-11。

主诉：头部稍觉胀痛3天。

现病史：正值月经来潮，头部稍觉胀痛，鼻腔欠通。月经量少色红，平素爱生气，舌偏红。

辨证分析：肝阳化火，上犯清窍。

中医诊断：经期头痛。

治则治法：清泄肝火。

处方：天麻10g，川芎15g，白蒺藜10g，丹皮10g，杭菊花10g，辛夷花5g，白芷6g，女贞子12g，生地15g，当归10g，赤芍12g，黄芩10g。

二诊：2015-03-18. 患者诉药后病情减轻，仍急躁易怒，舌红，脉弦细，拟前法加减。

处方：天麻10g，白蒺藜10g，川芎15g，女贞子12g，当归10g，葛根20g，丹皮20g，辛夷花5g，细辛3g，生地12g，山萸肉10g，白芷6g。

按语：本案患者行经期头痛，平素性情急躁，爱发脾气，为肝阳有余，化火上炎，上犯头目，故在经期易作为头痛。治疗以清泄肝火为主，佐以宣通鼻窍。故治疗易以得手，症情很快祛除。

验案4：徐某，女，29岁。初诊：2011-03-11。

主诉：结婚五年未孕。

现病史：结婚已有五年，有正常的夫妻生活，但至今未孕，前查输卵管不通，现正值经期，月经色黑，有块，少腹疼痛。舌红，苔薄。

刻下症：月经色黑，有块，少腹疼痛。

辨证分析：郁热阻闭胞宫。

中医诊断：不孕症。

治则治法：活血清热养阴。

处方：生地15g，广郁金10g，白芍12g，当归10g，红藤20g，炮山甲5g，川芎10g，丹皮10g，炙龟板15g，怀牛膝10g，女贞子12g，甘草5g，蒲黄（包煎）8g。

二诊：2007-04-11。患者诉药后诸症减轻，舌红苔薄，脉弦数，拟法前方加减，清热活血通瘀为治。

处方：黄芩10g，焦山栀10g，焦白术10g，炒白芍12g，玄胡索10g，红藤 20g，红花 10g，桃仁 10g，丹皮 10g，丹参 12g，炙龟板 15g，当归 10g，女贞子 12g。

按语： 由于输卵管不通，致使不孕，辨证属郁热阻闭胞宫，故以自拟方清宫汤清热活血通瘀。